U0218522

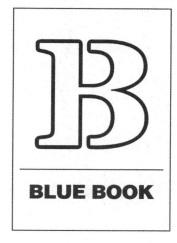

BLUE BOOK

智 库 成 果 出 版 与 传 播 平 台

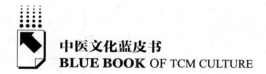

中医文化蓝皮书
BLUE BOOK OF TCM CULTURE

中国中医药发展报告（2021）
REPORT ON THE DEVELOPMENT OF TCM IN CHINA (2021)

名誉主编 / 毛嘉陵
主　　编 / 李瑞锋
副 主 编 / 侯胜田　郭　平

社会科学文献出版社
SOCIAL SCIENCES ACADEMIC PRESS（CHINA）

图书在版编目（CIP）数据

中国中医药发展报告.2021／李瑞锋主编.--北京：
社会科学文献出版社，2022.3
（中医文化蓝皮书）
ISBN 978-7-5201-9896-7

Ⅰ.①中… Ⅱ.①李… Ⅲ ①中国医药学-文化传播
-研究报告-中国-2021②中国医药学-产业发展-研究
报告-中国-2021 Ⅳ.①R2-05②F426.77

中国版本图书馆 CIP 数据核字（2022）第 048593 号

中医文化蓝皮书
中国中医药发展报告（2021）

名誉主编／毛嘉陵
主　　编／李瑞锋
副主编／侯胜田　郭　平

出 版 人／王利民
责任编辑／陈　颖
责任印制／王京美

出　　版／社会科学文献出版社·皮书出版分社（010）59367127
　　　　　地址：北京市北三环中路甲 29 号院华龙大厦　邮编：100029
　　　　　网址：www.ssap.com.cn
发　　行／社会科学文献出版社（010）59367028
印　　装／天津千鹤文化传播有限公司

规　　格／开本：787mm×1092mm　1/16
　　　　　印张：19.5　字数：289 千字
版　　次／2022 年 3 月第 1 版　2022 年 3 月第 1 次印刷
书　　号／ISBN 978-7-5201-9896-7
定　　价／158.00 元

读者服务电话：4008918866

《中国中医药发展报告（2021）》
编　委　会

《中国中医药发展报告（2021）》
课 题 组

组　长　李瑞锋

副组长　侯胜田　郭　平

成　员　么向凝　赵　劲　王　超　王　冬　赵宏扬
汪晓凡　朱春雪　耿格格　郑秋莹　时生辉
王　晨　王三矫　贺　楠　刘宏伟　范霖杰
赵冀校　王　成　徐铭遥　张钟文　马　爽
王鸿蕴　王天琦　李艺清　焦科兴　董美佳
田　甜　王　娟　刘冬杪　黄子鑫　高　鹏
周尚成　赵兰慧　梁珊珊　李正龙　闫志来
焦　楠　袁　娜　黄友良　卢建秋　姚　远
丁胜云　田　蕾　赵元辰　王晓琦

秘书长　李婧昳

《中国中医药发展报告（2021）》
发展委员会组成

主要编撰者简介

毛嘉陵 北京中医药大学研究员。先后担任北京中医药大学中医药文化研究与传播中心主任、国家中医药发展与战略研究院副院长、中医传播学研究所所长。"中医文化蓝皮书"发起人，2015～2020年五部"中医文化蓝皮书"主编。成都中医药大学第一届董事会常务董事，国家中医药管理局中医药文化科普巡讲团专家，中华中医药学会国际智库专家，中华中医药学会中医药文化分会副主任委员和学术顾问，北京金匮中医药文化发展基金会理事长。成都中医药大学毕业，曾在中医药信息报社、中国中医药报社长期从事中医药新闻传播工作。主要研究方向为中医药传播学、中医药发展战略与智库建设、中医文化入学教育等。

李瑞锋 北京中医药大学管理学院院长，教授、博士生导师。中华中医药学会人文与管理科学分会副会长兼秘书长，学校智库国家中医药发展与战略研究院特聘研究员。近几年主持北京市社会科学基金、教育部人文社科基金、国务院经济普查办公室、国家医保局、国家中医药管理局等课题20多项。近五年在《中国卫生政策研究》等杂志以及《光明日报》《健康报》等发表论文和文章30余篇。撰写的政策研究报告被国务院文件《中医药发展战略规划纲要（2016—2030年)》部分采纳，并参与国家中医药相关政府文件起草工作。

摘　要

　　中医药作为我国特色卫生健康服务体系的重要组成部分，具有鲜明特色和优势。进入新时代以后，中医药振兴发展迎来了天时地利人和的大好时机，中医药在疾病预防、治疗和康复中的作用不断彰显，中医药在传承创新发展、深化医改、健康中国建设中发挥着重要作用，在疫情防控中做出突出贡献，公众对中医药的认知评价不断提升，公民中医药健康文化素养水平不断提高。

　　近年来，国家出台系列重要文件推进中医药发展。例如，国务院办公厅印发《关于加快中医药特色发展若干政策措施的通知》，提出夯实中医药人才基础、提高中药产业发展活力、增强中医药发展动力、完善中西医结合制度、实施中医药发展重大工程、提高中医药发展效益、营造中医药发展良好环境七大举措，推动中医药特色发展。党的十八大以来，以习近平同志为核心的党中央高度重视中医药工作，中医药发展已经上升为国家战略。北京中医药大学在连续编写出版5部"中医文化蓝皮书"的基础上，围绕2021年中医药改革发展领域的新进展，编写本报告，通过实地调查、问卷调研、统计分析、文献整理等研究方法，对全国中医药事业发展与中医药文化传播年度状况进行系统分析，并提出了未来发展策略和完善建议。

　　本书包括总报告、热点篇、医疗发展篇、教育传承篇、文化传播篇五个部分，涵盖医疗、教育、文化、产业、国际化等多个主题。总报告在总结2021年中医药改革发展的基础上，分析了中医药改革发展面临的挑战、存

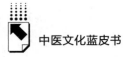

在的困难和问题，提出了进一步发展的策略和建议。分报告围绕现阶段中医药改革发展的重点领域和问题，进行了系统的分析，希望能起到指导实践和启发读者的作用。

关键词： 中医药文化　中医药抗疫　中医药传播

目 录

Ⅰ 总报告

Ⅱ 热点篇

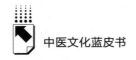
Ⅲ 医疗发展篇

Ⅳ 教育传承篇

Ⅴ 文化传播篇

皮书数据库阅读 **使用指南**

总 报 告

General Report

B.1

2021年中医药改革发展现状及展望

北京中医药大学管理学院 *

摘　要： 本报告认为，当前中医药总体处于重要的发展机遇期。目前我国中医药改革和发展依旧面临中医药特色优势发挥不足、中西医协同防治疾病的机制尚不健全、优质中医医疗资源明显不足、中医医疗资源配置布局不均衡、中医服务价格相对较低、技术价值体现不足等问题。对此，本报告提出未来应进一步发挥中医药的特色优势，充分发挥中医药在重大疾病和新发传染病治疗等方面的独特价值，在发展优质中医医疗资源的同时均衡配置中医医疗资源，提高中医医疗服务的价格以体现其技术价值，探索中西医协同治疗疾病的机制，推进中医药传承创新发展。

* 执笔人：李瑞锋，博士，北京中医药大学管理学院教授，研究方向为中医药政策与管理；马爽，博士，北京中医药大学管理学院讲师，研究方向为医疗卫生政策；王鸿蕴，北京中医药大学管理学院助理研究员，研究方向为中医药政策与管理；李婧昳，北京中医药大学助理研究员，研究方向为中医药发展战略研究、中医药文化传播；赵冀校，北京中医药大学管理学院在读博士，研究方向为中医药政策与管理。

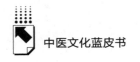
关键词：　中医药文化　医疗资源　中医药教育　中医药发展

一　2021年中医药改革发展总体形势

中医药学是中华民族的伟大创造，是中国古代科学的瑰宝，是打开中华文明宝库的钥匙。传承创新发展中医药是新时代中国特色社会主义事业的重要内容，中医药振兴发展正迎来天时地利人和的大好时机。新冠肺炎疫情发生后，中医药全面参与疫情防控救治，做出了重要贡献。党和国家高度重视中医药发展，政府出台多个重要文件，部署解决中医药传承创新发展等核心问题。2021年2月，国务院办公厅印发《关于加快中医药特色发展的若干政策措施》，明确提出夯实中医药人才基础、提高中药产业发展活力、增强中医药发展动力、完善中西医结合制度、实施中医药发展重大工程、提高中医药发展效益、营造中医药发展良好环境。同年12月，国家医疗保障局、国家中医药管理局出台《关于医保支持中医药传承创新发展的指导意见》，详细部署了如何充分发挥医疗保障制度优势，最大限度支持中医药传承创新发展，更好地满足人民群众对中医药服务的需求。

本次疫情抗击过程中，中医药参与面之广、力度之深、受关注程度之高，都是新中国成立以来前所未有的。目前中医药处于重要的发展机遇期，在此背景下做出2021～2022年中医药发展总体形势的基本判断：抗击新冠肺炎疫情中医药勇担抗疫重担，获得广泛的社会影响力和高度评价，在国际上也得到较大发展；中西医协同应对公共卫生应急事件的机制不断优化；中医药医疗卫生服务体系的高质量发展有序推进。

二　2021年中医药改革发展现状分析

2021年中医药改革发展稳步推进，本报告选取几个有代表性的领域进行深入分析，以反映中医药事业在2021年所取得的成绩和进展。

（一）中医药抗疫方面

1. 中医药参与抗疫后的社会影响力变化

新冠肺炎疫情突袭而至，中医药全面参与救治，在不同阶段都取得了明显成效，赢得了患者赞誉和群众好评。中医药在抗击新冠肺炎疫情中的显著作用，不仅促进了自身的发展，而且影响了民众对中医药的认知和看法。本研究围绕中医药社会影响力主题进行问卷设计，通过问卷调查的方式获取数据，共回收有效问卷534份。数据结果显示：疫情后大多数居民的中医药感知均优于疫情前，疫情后中医药知名度、美誉度、形象、信任度均得到提升；中医药感知质量评价方面，居民对中药产品的感知质量评价、中医服务的感知质量评价和中医药总体品质的感知质量评价均较好。在抗击疫情的过程中，中医药的介入让居民对中医药的认可和理解更加深刻，并且在常态化抗疫形势下，中医药感知质量评价和中医药忠诚度评价在居民中均有比较好的反馈，说明中医药的社会影响力得到提升。

2. 中医药抗疫推动中医药国际化

中西医结合是这次新冠肺炎疫情防控的一大特色和亮点。在没有特效药和疫苗的情况下，我国发挥中医药治未病、辨证施治、多靶点干预的独特优势，探索形成了以中医药为特色、中西医结合救治患者的系统方案，成为中医药传承创新的一次生动实践，特别是通过临床筛选出的"三药三方"疗效确切，发挥了重要作用，在阻断疾病发展、改善症状，特别是在缩短病程方面有着良好的疗效，形成了抗击疫情的"中国方案"，也为多国抗击疫情提供了重要支持。"三药"指的是金花清感颗粒、连花清瘟胶囊及血必净注射液三味中成药，"三方"则是指清肺排毒汤、化湿败毒方、宣肺败毒方三味中药汤剂。其中，连花清瘟胶囊已在全球20余个国家和地区获得注册批文，覆盖加拿大、俄罗斯、新加坡、菲律宾、肯尼亚等国，并在全球数十个国家启动了注册申请工作；以连花清瘟胶囊为代表的中成药作为重要援外物资，随中医医疗团队出征抗疫前线。金花清感颗粒获得泰国卫生监管部门的许可，目前正在筹备泰国上市事宜；血必净注射液可促进炎症因子的消除，主要用于重型和危重型患者的早期和中期治疗，可以提高治愈率、出院率，减少重型向危重型方面的转化概率。目前，血必净注射液的海外注册工作已经启动。"三方"中的"化湿败毒方"和"宣肺败毒方"是此次疫情期间我国根据临床观察总结出来的有效方剂，现已被开发成中药颗粒剂，在海外申请注册。

（二）医疗发展方面

1. 中医医疗资源变化状况

党的十八大以来，党中央、国务院高度重视中医药传承创新发展。对"十三五"期间我国中医医疗服务现状进行分析，结果显示：中医医疗机构数出现较大增长，增幅达 31.55%；中医医疗机构床位数有较大增长，增幅达 28.87%；中医类医疗卫生机构人员数逐年增加，增幅达 25.4%；中医类医疗机构总诊疗量有较大增长，从 2016 年的 96225.1 万人次，增加到 2020 年的 105764.1 万人次，增幅达 9.91%；中医类医院诊疗人次有不同程度的增长，但村卫生室中医诊疗人次降幅为 18.98%；中医占村卫生室诊疗量，2016 年为 40.2%，2020 年为 42.3%，增幅为 2.1 个百分点。受疫情等多重因素影响，虽然在这五年中村卫生室中医诊疗人次有所下降，但中医在村卫生室总诊疗量中的占比却超过了 40%，说明中医药在广大农村仍然发挥着重要的作用。

2. 中医医疗资源配置均衡性现状

卫生资源配置是我国医疗卫生事业发展和改革过程中的重要一环。目前，我国卫生资源配置缺乏一定的公平性，本报告搜集整理《全国中医药统计摘编》及《中国卫生健康统计年鉴》中相关数据，以中医类医院机构数、卫生技术人员数等多个指标为基础，运用统计学方法对我国中医医疗资源配置的均衡性进行分析。研究发现，地区间存在中医类医院卫生资源分布不均的状况，其中包括卫生资源密度指数在省际的差异较大和卫生资源的地理配置公平性较差两方面。东部地区资源密度显著大于中、西部，东部地区尤其是北京等大城市聚集着优质的中医药资源；而西部地区卫生资源供给和需求处于不平衡的状态，其资源数量、质量、空间可及性均有待提高。

3. 全国中医医馆发展现状

中医养生保健服务因人们对自身健康的重视程度不断提高而被推崇至空前高度，而养生保健热潮亦推动各地中医医馆行业的蓬勃发展。中医医馆包括社区卫生服务中心和乡镇卫生院内设的中医馆，也包括民营的中医馆。国家中医药管理局有关数据显示，2020年底全国基层中医馆总数已经达到3.63万个，85.4%的社区卫生服务中心和80.1%的乡镇卫生院都已设置中医馆。目前来看，中医馆包含有大型综合性中医馆、健康会所型医馆、药店诊所型医馆等类型，其经营模式向连锁运营、优势产品独特化、线上线下一体化等方向发展。

中医馆能否健康蓬勃发展主要取决于自身的"软实力"，这里的"软实力"即医馆文化。医馆文化应当包含其在长期发展过程中所体现的物质文化、制度文化、行为文化、精神文化四个方面，物质文化属于硬实力，而行为文化、制度文化和精神文化则属于软实力。中医医馆文化建设应与中医药文化相契合，其品牌建设离不开对于传统中医药文化的批判性继承和创新性表达。为更好地了解中医医馆的文化特征，并在此基础上对不同类型的中医医馆差异化发展提出具体策略，本报告在查阅大量相关文献的基础上，结合专家意见，建立了中医医馆评价指标体系，并选取8家中医医馆进行实证研究。调查结果显示，8家中医医馆的文化软实力总体均值为4.331，文化硬实力总体均值为3.783，将8家中医医馆划分为4种类型，将4类中医医馆分别命名为卓越型、强劲型、潜力型和灵秀型。为了更好地推动中医医馆行业的整体发展，不同类型的中医医馆应具有差异化的发展策略。卓越型医馆应该强优势补短板，维持强势品牌；强劲型医馆应该发挥资源优势，健全以人为本；潜力型医馆应该强基建重服务，着眼长期效益；灵秀型医馆应该完善硬件保障，强化自身优势。

（三）教育传承方面

1. 全国中小学中医药教育现状

习近平总书记在全国宣传思想工作会议上强调："要抓住青少年价值观

形成和确定的关键时期，引导青少年扣好人生第一粒扣子"。青少年正处于人生的起步阶段，更要利用中医药文化瑰宝充分做好德育教育工作，因此让中医药文化走进中小学是一件功在当代、利在千秋的伟大举措。在疫情席卷全球的背景下，全国范围内掀起了"中医药文化进校园"热潮，特别是在北京、浙江、江西、河北、广州、山东、上海等地，政府相继推出的系列政策及举措，更加促进中医药文化扎根于中小学教育体系。

目前中小学开展中医药教育主要有三种形式。一是联动高等院校、专科医院及中小学协同育人，例如北京、江西等地的政府牵头顶层设计，规划引领，联动当地中医药大学、特色中医医院以及中小学教育教学资源，建立起"专业教师—中小学教师—大学生志愿团队"的教育培训团队。二是开展"四个一"举措深度挖掘"中医药＋"的多维教育路径，即撰写一批适应学生发展的专业教材；推出一系列普适性强的科普读物；建立一批特色鲜明的学生社团；筹建一批中医药文化场馆及文化角。三是因地制宜，深入挖掘中医药历史文化资源。例如，河北安国、甘肃庆阳等地充分利用地域优势深入挖掘具有当地特征的中医药历史文化资源，将中医药的科学和文化双重属性有机嵌入中小学的中医药学教育体系，努力向青少年一代讲好中医故事。

2. 中医药院校校园文化认同调查研究

中医药文化是中华民族传统文化的重要组成部分，是中国优秀传统文化在中医药领域的具体体现，是中医药事业的根基和灵魂。中医药院校学生作为中医药事业未来的主力军，他们对中医药文化的认同度对未来中医药事业和中医药的文化发展至关重要，而学生对中医药文化的认同离不开中医药院校自身对中医药文化的建设和重视程度。为较为真实地反映我国中医药院校文化建设情况，从中医药文化认同的认知维度、情感维度、行为维度三个方面设计了中医药文化认同量表，以广州中医药大学学生为调研对象，在全校范围内发放问卷，累计回收有效问卷1498份。调查结果显示，学生对中医药文化的认同水平较高，并且在其主观上具备学习中医药文化的积极性，侧面反映出中医药院校中医药文化建设的程度较好；但同样存在认同认知维度的评分、认同情感维度的评分和认同行为维度的评分呈现递减趋势的问题。

3. 中医人才培养现状

截至 2021 年，全国共有独立设置的中医药高等院校 25 所，除西藏藏医药大学外，其余 24 所均设置有中医学专业。在全国全部高等院校中，开设中医学专业共 62 所院校，其中独立学院 9 所。以全国所有开设中医学专业的 53 所院校（不含独立学院）人才培养方案为依据，参考《全国中医药统计摘编》、全国中医药教育发展中心相关研究项目等，调研当前中医药院校中医学的专业、课程设置情况及人才培养现状。根据《全国中医药统计摘编》，2019 年全国中医学类专业毕业生 35966 人，招生数 41379 人，在校生 173573 人（含本、硕、博）。其中，中医药院校中医学类专业毕业生 30440 人，招生数 34854 人，在校生 144975 人。中医药院校以中医学专业为主体，中医专业学生人数占比最多；经过不断改革，当前中医学专业以 5 年制为主，另有"5+3"一体化及九年制学制；中医学专业必修课程设置中，中医类课程与西医类课程占比为 6∶4，中医类课程为中医学专业人才培养的主体内容。

（四）文化传播方面

1. 中医药抗疫信息媒体传播动态

中医药抗疫信息的广泛且及时传播，对于新冠肺炎疫情防控和救治起到了重要作用。本报告以 2020 年和 2021 年中医药抗击新冠肺炎疫情的微博博文、微信公众号文章和中国知网收录相关文献为研究对象，通过研究不同媒体平台的传播主体、传播受众、传播内容和传播效果，分析中医药抗疫信息传播力，总结中医药文化媒体平台传播经验，以期为后续相关研究提供借鉴和参考。通过对中医药抗疫微博、微信和期刊信息实证研究与分析可得，当前社交媒体平台对中医药的传承、发展和推广具有重要的作用和影响。以期刊为代表的传统媒体在传播中医药抗击新冠肺炎疫情信息时，传播力有限，传播形式单一，内容相对专业，传播覆盖范围较小，传播存在一定的滞后性，难以使广大民众在较短时间内了解中医药在抗击新冠肺炎疫情中发挥的作用。而以微信、微博为代表的新媒体平台在中医药抗击新冠肺炎疫情信息传播时，信息发布相对较为灵活，内容丰富多样，不仅包含中医药抗疫专业科研成果、中医药科普知识，还有中医药抗疫微电影、漫画等通俗易懂的中医药文化知识。新媒体的传播不仅打破了中医药抗击新冠肺炎疫情信息传播的时空限制，还能让更多的民众能够参与到中医药抗疫活动中。无论是传统媒体还是新媒体在中医药文化传播过程中，都需要注重高质量内容的生产、高水平的媒体运营技术、完善的传播生态监督制度和信息媒介的建设，更好地营造传播环境、推广中医药文化，为中医药发展注入新动力。

2. 中医药抗疫学术论文发表动态

中医药在抗击新型冠状病毒肺炎疫情中所发挥的作用举世瞩目。中医药深度介入、全程参与疫情防控和救治过程，并将科研攻关与临床救治、防控实践紧密结合。中医专家通过发表学术论文和进行学术交流活动来分享中医药防治新冠肺炎策略、经验和成果，促进中西医共同抗击疫情的交流与合作，传承创新发展中医药事业，彰显中医药特色优势，贡献中医药智慧与力量。

本报告以 2009 年甲型 H1N1 流感病毒、2013 年 H7N9 禽流感病毒、2014 年登革热局部疫情，以及 SARS 和 COVID－19 等为研究对象，对 2009～2020 年的中医药抗疫学术论文发表情况进行分析。采集的所有论文来源于中国知网和 Web of Science 数据库，图书来源于读秀数据库和北京人天书店有限公司的中国可供书目网。结果显示：（1）在学术论文方面，检索到学术期刊论文 3014 篇，发文主要作者是刘清泉、王玉光、刘永琦等，发文主要机构是北京中医药大学、天津中医药大学等，发文主要由国家自然科学基金、国家重点研发计划、国家科技重大专项等资助，发文主要内容包括中医理论、病因病机、用药规律、中药作用机制等方面；（2）在引文数据库方面，共检出 3791 篇文献被引，被引作者排名前 20 的是王玉光、刘清泉、张忠德等，被引图书有《新型冠状病毒肺炎中医诊疗手册》《中医抗击 SARS 启示录》《新型冠状病毒肺炎中医医案精选》等；（3）在 SCI 数据库方面，检索论文 309 篇，其中高被引论文 33 篇，热点论文 1 篇，综述论文 111 篇，主要研究方向是中药药效、中药作用机制机理等，主要发文的机构是北京中医药大学、成都中医药大学等，主要刊物是 *MEDICINE*、*FRONTIERS IN PHARMACOLOGY* 等；（4）通过中国引文数据库和北京人天书店有限公司的中国可供书目网，检索到《新型冠状病毒肺炎中医诊疗手册》《中医抗击 SARS 启示录》等 20 种图书。

3. 中医药科技成果动态

《中医药发展战略规划纲要（2016—2030 年）》中明确指出，要支持中医药相关科技创新工作，促进中医药科技创新能力提升，加快形成自主知识产权，促进创新成果的知识产权化、商品化和产业化。2011 年以来，我国在中医临床诊疗新方法新思路、中药新药研发、中医相关实验室基础研究、中医经典及经验传承、新体系及平台建设、中医药标准化领域规范建设等诸多方面取得了丰硕的成果。

本研究对 2011~2020 年中医药科技成果获得的国家科技奖励、中医药成果转化以及基于区域分布的全国中医药院校科技投入产出三个方面近十年的中医药科技成果动态进行分析，结果显示如下。（1）国家科技奖励方面：2011~2020 年，中医药科技成果获国家科技奖励数量呈波浪式下降趋势，主要原因为 2017 年 5 月，《国务院印发关于深化科技奖励制度改革方案的通知》发布，要求大幅减少国家科技奖励数量，三大奖总数由不超过 400 项减少到不超过 300 项。整体奖项数量的"缩水"是中医药科技成果获得国家科技奖励数量下降的重要原因，而 2020 年中医药科技成果受新冠肺炎疫情影响，获得国家科技奖励数量大幅减少。（2）中医药国家科技成果转化方面：本次统计基于国家科技成果登记工作平台及国家科技成果转化项目库两个主要网站的数据，分为 2011~2017 年总结及 2018~2020 年总结两个时间段。从总体的成果数量来看，自 2011 年开始的这 7 年，分别为 1884 件、1869 件、1892 件、1838 件、2310 件、2308 件、2385 件，中医药科技成果的项目数量是总体递增的，也合理地反映了国家政策的扶持力度越来越强，同时也说明中医药工作者在得到充分支持的情况下能够有较多的成果产出。在国家科技成果转化项目库平台中可查询到 2018~2020 年中医中药相关科技成果的总结细目分别为 10 项、3 项、1 项，成果多集中在中药新药研发方面，中药新药目前在中医药标准化的路线指导下，已经基本形成了一套从临床经验总结收集、基础实验药物机制研究、新药行程临床观察研究，最终到产业化落地的成熟体制。（3）基于区域分布的全国中医药院校科技投入产出方面：本次研究资料来源于教育部官网公示的 2011～2020 年《高等学校科技统计资料汇编》，结果显示，东、中、西部地区中医药院校科技投入不均衡，我国东、中、西部地区中医药院校的科技投入存在东部大于中部、西部最少的情况，且这种差距随着时间的变化逐渐增大。东、中、西部地区中医药院校科技产出有较大差异，西部地区中医药院校科技产出处于最低位置，中部地区的应用型指标排名较高，东部地区学术型指标的排名高。东、中、西部地区中医药院校科技投入产出结构与机制有待挖掘与调整。

三 中医药改革发展的挑战和展望

（一）中医药未来改革发展面临的困难

1. 中医药特色优势发挥仍然不足

中医药与西医药优势互补、相互促进，共同维护和增进民众健康，已经成为中国特色医药卫生与健康事业的重要特征和显著优势。但当前我国中医类医疗机构服务能力相对不足，中医服务诊疗量在整个医疗服务中的比重依然偏低，在部分地区，中医医院面积、规模、科室设置未达到相应标准。综合医院、专科医院中医药服务能力偏弱，有的医院未设置中医临床科室，有的医院无中医病房。中医药在疾病预防、治疗和康复中的重要作用发挥不够充分。

此外，中医药在重大疾病和新发传染病治疗方面具有独特优势和价值，中医药治疗涉及多个优势病种，这些病种通过中医药治疗的效果非常显著。面对疫情仍旧不断蔓延的形势，中医药在防治此类传染病中的价值和作用还有待进一步发挥与挖掘，中医药在重大疾病和传染病治疗中的参与方式、参与机制有待进一步探索。

2. 中西医协同防治疾病的机制尚不健全

中西医协同应对疫情，已经产生了较好效果，已经形成了相关规范做法，积累了经验。但是除了应对突发疫情外，中西医结合仍然不够紧密、合作参与模式不够完善的问题依然存在，即使在综合医院内部，中西医协同也非常不足，并没有达到中西医结合工作"有机制、有团队、有措施、有成效"的状态。因此，需要系统研究梳理中西医结合、中西医协同的政策设计，建立能够发挥中西医协同优势的合作模式，让中西医真正协同进行疾病防治。

3. 优质中医医疗资源明显不足，中医医疗资源配置布局不均衡

目前具有区域影响力的中医医疗机构还相对较少，具有示范引领作用的中医特色鲜明的医院还不多，优质中医医疗资源明显不足，区域医疗中心的功能发挥不够明显。

同时，中医医疗资源配置不均衡问题也依然存在。调查显示，2019 年我国中医类医院卫生资源主要集中在经济发达的东部地区，例如上海市、北京市和天津市，远高于其他地区。而经济欠发达的西部地区中医卫生资源明显不足。卫生资源密度指数的省际差异同样较大，东部地区资源密度显著大于中、西部，东部地区尤其是北京等大城市聚集着优质的中医药资源，北京、上海、天津、山东、河南等经济发达省份不论从哪个指标进行评判，其卫生资源密度指数均排在全国前十位以内，而西藏、新疆、青海、内蒙古、云南、黑龙江等省区的卫生资源密度指数排序则较靠后，卫生资源配置公平性较差，西部地区资源数量、质量、空间可及性有待提高。

从全国各地中医类资源占总体卫生资源的比重来看，我国中医卫生人力资源占总的卫生人力资源比重较低，大部分省份中医执业（助理）医师占比在 20% 以下，卫生技术人员数和注册护士数占比同样较低，均在 10% 左右。卫生技术人员数与注册护士数省际差异也十分明显，仅 6 个省份中医类别执业（助理）医师占该地执业（助理）医师总数的比重超过 20%。中医类医院机构数占该地区医院总数之比最高的省份是北京，占比为 31.02%，最低是上海，占比为 8.29%。各省份中医类医院实有床位数占该地区所有医院实有床位数之比中，内蒙古自治区最高，为 24.52%，最低是上海，占比为 8.57%。

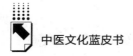

4. 中医服务价格相对较低，技术价值体现不足

中医在疾病诊疗过程中很少用到大型的仪器设备，更多体现的是技术劳务价值，这一特点有助于改变长期存在的医疗费用物耗多、人力少的现状，医疗费用结构可以得到优化。但是中医医疗服务项目定价一直偏低，无法全面体现中医技术劳务价值，成本和价格偏离比较突出。中医需通过"望、闻、问、切"进行诊断，了解患者综合病史，判断病症、交代各种禁忌，辅以养病法门等，诊疗耗时长，且中医诊治周期长，使得中医医疗服务一直以来呈现出耗时长、收费却偏低的特征①。中医服务项目定价长期偏低，极大地影响了医生和医院的积极性，很多有独特疗效的中医疗法的使用不断减少，甚至逐渐失传，影响到中医特色诊疗技术的应用与推广。

（二）中医药未来改革发展展望

中医药处于重要的发展机遇期，未来要充分考虑中医医疗服务特点，制定系统性中医药发展政策，支持中医传承创新发展，未来中医药发展应当进一步做好以下重点工作。首先，发挥中医药在重大疫情防控救治中的独特作用，规划布局中医疫病防治及紧急医学救援基地，打造高水平中医疫病防治队伍，平战结合，进一步挖掘、梳理中医药抗疫的模式和制度，充分发挥中西医协同防治疾病的优势。其次，完善布局中医医疗资源，进一步提升中医医疗服务能力，加强综合医院中医临床科室建设，提高中医医院服务水平，广泛开展中医药适宜技术，促进各地区中医医疗资源均衡发展，创新中西医协作医疗模式，完善中西医协同救治重大疾病的相关机制。最后，系统化、成体系推进中医药文化传播，进行多元整合，全面推进中医药文化进校园，加强中医机构文化建设，大力推进媒体中医药文化传播，研发中医药文化创意产品，推进中医药与体育旅游等融合发展，形成中医药文化广泛传播的立体局面。

---

① 张文东、周霞：《浅议调整中医服务价格之策略——以镇江市为例》，《卫生经济研究》2021 年第 8 期，第 69 ~ 72 页。

热 点 篇
Hot Topics

B.2

2021年中医药热点话题
及舆论形象报告

么向凝 赵劲 王超 王冬 郭平*

本文通过观察热点事件舆论特征，分析中医药文化传播在当下互联网舆论场中面临的机遇及挑战。研究发现，中医药在全球疫情防治中发挥作用获得舆论重视；有关部门优化中医药顶层设计凝聚舆论共识；热点话题带动青年、老年群体进一步接触中医药文化，国际性活动扩大中医药文化影响力等因素为中医药文化传播提供了新的机遇。同时，市场乱象使中医药舆论形象蒙尘、中医药文化信息传播走偏影响公众认

---

* 么向凝，人民舆情数据中心企业舆情部副主任、主任舆情分析师，研究方向为医药、食品、消费舆情，报告撰写的主要贡献为整体内容设计与数据分析；赵劲，人民舆情数据中心主任舆情分析师，研究方向为医药、食品舆情，报告撰写的主要贡献为整体内容设计与数据分析；王超，人民舆情数据中心舆情分析师，研究方向为医药、食品舆情，报告撰写的主要贡献为图表绘制与数据分析；王冬，人民舆情数据中心舆情分析师，研究方向为医药、食品舆情，报告撰写的主要贡献为数据采集；郭平，人民舆情数据中心大健康事业部主任、舆情分析师，研究方向为医药舆情，报告撰写的主要贡献为数据采集。

013

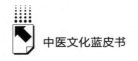

知等问题也给中医药文化传播带来挑战。研究认为，可从改进传播方式和手段、数字化推动跨界融合、创作优秀文艺作品及加强各方协作等方面入手，以做好中医药文化传播、改善中医药声誉形象。

关键词：　中医药文化　网络舆论　热点事件　舆论形象

中医药全面参与新冠肺炎疫情防控救治工作，为抗击新冠肺炎疫情做出了重要贡献，获得舆论高度认可。随着公众健康意识的提升，中医药文化传播步入新的机遇期。在公众健康素养与当下舆论环境等多种因素的影响下，公众对中医药形象的认知也不断发生变化。本报告梳理了2021年中医药互联网热点话题，分析其传播特征及舆论反馈，总结当下中医药声誉提升所面临的机遇与挑战，为各方进一步做好舆论引导工作、提升中医药舆论形象提供建议。

一　疫情防控与政策解读是2021年中医药领域的主要热点话题

（一）2021年中医药关注度热度走势

以"中医药、中医药文化、中医、中药、中成药、中草药、民族医药"为关键词，通过人民众云平台对2021年中医药相关信息进行监测，中医药相关信息关注度如下（见图1）。

2021年与中医药相关信息量达4099万篇，月平均为341万篇，相关信息关注度走势曲线呈波动上升态势，传播热度峰值出现在12月，当月传播总量达419万篇。从中医药热点话题舆论关注走势来看，中医药热点话题大多呈现热度集中态势，在传播阶段上呈现为潜伏期、高峰期、蔓延期及衰退

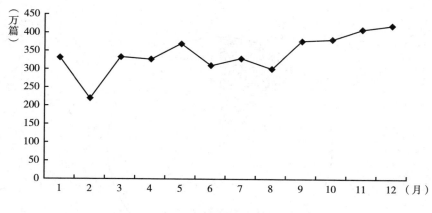

图1　2021年中医药关注度热度走势

期四个阶段。从传播特征上看，四个阶段的时段范围均较短，热度集中在高峰期及蔓延期。其中，全年传播高峰节点多与"政策出台加快中医药发展""促进中医药传承创新""舆论呼吁整治行业乱象""提供优质中医药服务""中医药参与疫情防控""探索中西医结合协调发展"等六大领域的热点话题相关。

（二）2021年中医药话题情感倾向

如图2所示，2021年中医药相关信息情感倾向整体呈现积极态势，其中，正面/中性话题信息占比88.14%，敏感话题信息占比11.86%。正面/中性话题主要聚焦在三个方面：其一是中医药积极参与疫情防控收获舆论认可；其二是中医药文化借"养生热"等契机迎来"破圈"传播机遇；其三是多个关涉中医药发展的政策吸引舆论解读。敏感话题相关内容主要涉及中医药市场乱象，热点事件主要与不法分子借中医药旗号进行虚假宣传、个别网民质疑中医药有效性及安全性相关。

（三）2021年中医药领域高频词

2021年中医药相关信息高频词主要关涉"中医药、传承、治疗、建设、执法检查、中医、国家中医药管理局、事业、推动、冠状病毒、中

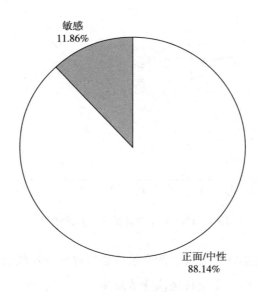

图2 2021年中医药话题情感倾向

药、文化、创新发展、实施、德尔塔、政策措施、卫生健康、患者、中西医结合、新冠肺炎、服务能力"等，上述热词体现了中医药关注度主要受政策驱动及疫情防控客观环境背景影响（见图3）。

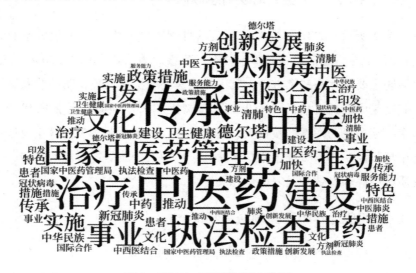

图3 2021年中医药领域高频词

（四）2021年中医药互联网热点话题 TOP 30

对中医药领域互联网热点话题进行统计，并采用德尔菲法①对互联网热点话题进行热度②排行（见表1），以反映舆论聚焦2021年中医药领域的热点内容。

从话题分布来看，一是聚焦中医药疫情防控工作。南京所有成人确诊病例都用了中药治疗、甘肃新冠确诊病例中医药参与治疗率为100%、多地推出中药汤剂助力疫情防控等话题热度高涨，显示出2021年在多点散发及局部聚集性发生的新冠肺炎疫情防控工作中，中医药力量持续受到重视，成为舆论关注的一大焦点。二是聚焦中医药政策红利更加密集。2021年以来，中医药行业重磅支持政策频发，《"十四五"优质高效医疗卫生服务体系建设实施方案》《关于加快中医药特色发展的若干政策措施》《中医药文化传播行动实施方案（2021—2025年）》等政策吸引各方关注、解读，带动中西医同病同效同价、医疗机构炮制中药制剂实行自主定价、中医药服务体系更加健全等话题讨论。其中，多个关涉"十四五"规划及产业发展方向的政策法规热度高涨，显示出在"十四五"开局之年，舆论聚焦我国中医药事业高质量发展之路。舆论认为，中医药行业格局将进一步得以优化。三是关涉中医药的热点事件引发舆论争议。部分涉及疫情及纠纷争议的敏感事件关注度较高，针对不法商贩假借"老中医""神医"名义行虚假宣传遭曝光、医疗机构医疗欺诈引发医患纠纷等事件，舆论在呼吁整治行业乱象的同时，也剖析其中显现的中医药文化传播困境。

---

① 德尔菲法，也称专家调查法，该方法是由若干专家和组织者组成预测小组，按照规定的程序，征询专家对研究内容的意见或者判断，然后进行预测的方法。

② 本报告利用德尔菲法，研究出热度指标。报告使用的热度指标包含网媒、纸媒、新闻客户端（App）、微信、微博、论坛、博客七类媒介形态。

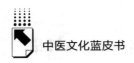

表1　中医药领域互联网热点话题排行 TOP30

序号	热点话题	热度
1	中成药片仔癀价格引发关注	88.0
2	作家紫金陈打祛炎针陷医患纠纷事件	81.0
3	母亲吃中药母乳喂养婴儿核酸转阴	80.9
4	《"十四五"优质高效医疗卫生服务体系建设实施方案》发布	79.7
5	多部门对"神医宇宙"展开联合调查	76.4
6	多地推出中药汤剂助力疫情防控	76.3
7	南京所有成人确诊病例都用了中药治疗	76.2
8	三部委出台《关于进一步加强综合医院中医药工作推动中西医协同发展的意见》	74.0
9	商家推出"中药奶茶"主打养生宣传	73.9
10	《关于加快中医药特色发展的若干政策措施》印发	73.1
11	7 部门印发通知支持国家中医药服务出口	72.8
12	德尔塔毒株仍属中医"疫病"范畴	72.1
13	科研人员发现中医经络存在证据	71.4
14	《中医药文化传播行动实施方案(2021—2025 年)》出台	70.9
15	全国人大常委会开展中医药法执法检查	69.9
16	老人高铁抽搐昏迷,中医用别针施救	69.3
17	中药市场出现涨价潮	68.7
18	3 种治疗新冠肺炎中药颗粒获批上市	67.9
19	多举措规范中药配方颗粒管理	67.5
20	药企人士称"喝板蓝根不用戴口罩"遭舆论批评	67.1
21	我国已基本完成"十四五"中医药发展规划编制工作	65.6
22	多个商家及机构推出中药文创月饼	65.4
23	三级综合医院将全部设置中医科室	60.5
24	全国基层中医馆总数达 3.63 万	59.9
25	甘肃新冠确诊病例中医药参与治疗率为 100%	59.9
26	郑州对确诊患者实施"一人一案"治疗,中医药使用率达到 100%	59.8
27	中成药带量采购提上日程	58.7
28	中医药全程介入四川绵阳首例德尔塔变异毒株新冠肺炎患者治疗	54.2
29	国家中医药管理局办公室印发通知:从严从紧做好中医药系统疫情防控	48.6
30	教育部鼓励有条件的中医药院校开设中医师承班	48.0

二 中医药舆论形象提升面临的机遇及挑战

（一）中医药在全球疫情防治中发挥重要作用，展示核心价值

2021年新冠肺炎疫情防控工作面临着德尔塔、奥密克戎变异毒株等带来的新挑战，在这个过程中，中医药仍是抗击疫情的"生力军"。在总结国内疫情防控救治经验的基础上，我国积极同国际社会分享中医药抗疫经验①，例如，我国中医药团队总结出的"德尔塔"和"德尔塔＋"变异毒株新冠肺炎的核心病机和用药规律等，充分展示了中医药在应对新冠病毒及其变异毒株造成的疫情中的重要作用。此外，新冠肺炎疫情发生以来，国家中医药管理局已支持举办110余场抗疫专家视频交流和直播活动，向150余个国家或地区介绍中医药诊疗方案，为10余个有需求的国家和地区提供中医药产品，还选派部分中医药专家帮助28个国家和地区阻击疫情。② 在全球抗击疫情的大背景下，我国持续紧抓中医药这一重要法宝，积极发挥中医药助力防疫的独特优势，中医药的作用得到了积极体现。

（二）顶层设计助推中医药发展提速，凝聚舆论共识

在中医药为阻断新冠肺炎疫情做出积极贡献的背景下，有关部门不断优化中医药顶层设计，提振中医药行业发展。如国务院办公厅印发《关于加快中医药特色发展的若干政策措施》，提出夯实中医药人才基础、提高中药产业发展活力、增强中医药发展动力、完善中西医结合制度、实施中医药发展重大工程、提高中医药发展效益、营造中医药发展良好环境七大举措，推

---

① 《新冠肺炎疫情不断变化，中医药防治发生了哪些变化》，新华网，http://www.news.cn/health/20211217/38b7744c78084beeb254d15893198665/c.html，最后检索时间：2021年12月29日。
② 《中医药管理局：提升中医药参与国际抗疫的贡献度》，光明网，http://m.gmw.cn/baijia/2021－12/16/35386008.html，最后检索时间：2021年12月29日。

动中医药特色发展。为营造中医药发展良好环境，国家中医药管理局、中央宣传部、教育部、国家卫健委、国家广电总局共同制定了《中医药文化传播行动实施方案（2021—2025 年)》，要求深入挖掘中医药文化精髓、推动中医药融入生产生活、推动中医药文化贯穿国民教育始终、推进中医药文化传播机制建设等，为中医药振兴发展、健康中国建设注入源源不断的文化动力。另外，中医药服务出口基地是中医药文化传播的重要载体之一，为贯彻习近平总书记在 2020 年中国国际服务贸易交易会致辞中关于拓展特色服务出口基地的重要讲话精神，商务部、国家中医药管理局、外交部、财政部、人力资源和社会保障部、国际发展合作署、国家移民管理局印发《关于支持国家中医药服务出口基地高质量发展若干措施的通知》，从完善体制机制、创新支持政策、提升便利化水平、拓展国际合作空间、加强人才培养和激励五方面提出具体举措，助推中医药文化传播迈上新台阶。从前述政策的发布主体看，多部门旨在形成政府主导、部门联动、社会参与、多元投入的中医药文化弘扬工作格局。在这一工作格局带动下，社会公众将逐步形成中医药促进健康中国建设的文化自觉。

（三）"养生热"等话题带动青年、老年群体进一步接触中医药文化

传统的养生观念旨在通过调养生息实现延年益寿，往往与老年群体所关联。而随着健康意识的提升，青年群体为应对生活及工作压力，纷纷加入了"养生大军"，追求健康的生活方式。一方面，"中药月饼""中药奶茶"等热点话题，折射出中医药具备的保健功能在"网红"事物的加持下形成跨界效应，打破了传播圈层。青年群体主动参与此类事件传播活动，寻找中医药文化亮点，有利于形成二次传播效应，增强传播效果，促进青年群体对我国中医药文化的理解和认同。另一方面，我国已经进入老龄化社会，康养产业加速崛起。随着老年服务供给侧改革的持续推进，中医药在老年保健中的作用持续凸显，从而促使中医药文化在老年群体中得到进一步的传播。

（四）北京冬奥会、服贸会等相关活动扩大中医药文化影响力

在全球化趋势、"一带一路"国际合作倡议、北京冬奥会等客观环境与主动作为的加持下，中医药文化的国际传播不再"长路漫漫"。一方面，我国举办或参与的多个国际性活动成为向世界弘扬中医药文化的"传送带"，推动中医药文化"走出去"的同时，也彰显我国对中医药文化的自信，如在北京冬奥村设置中医药展示区、在服贸会举办中医药主题活动、中医药亮相第61届津巴布韦国际贸易博览会等。另一方面，诸多热点事件也显示出中医药正逐步获得国际社会认可，如中国中医科学院中医临床基础医学研究所教授赵静等人在《印度尼西亚中医药发展现状与分析》《波兰中医药发展现状与分析》中称，印尼作为华侨最多的国家，具有良好的中医药发展基础；针灸的疗效与机理不断被证实，得到越来越多波兰民众的认可。舆论还关注到，针灸成为塞尔维亚的合法医疗手段、乌克兰举办中医药发展研讨会等国际动态，可见，中医药文化在国外已形成一定的影响力，尤其在共建"一带一路"国家中逐渐收获更多认可。

（五）中医药市场乱象在一定程度上影响中医药舆论形象

近年来，有关部门对中医药市场监管采取了切实有力的措施，进一步打击了假借中医药旗号进行虚假宣传和售卖虚假产品的行为，重拳惩治中医药市场乱象，有力地维护了中医药市场的秩序。然而一些中医药市场乱象依旧在一定程度上影响着中医药的舆论形象。比如2021年4月，某知名药企领导人在公开场合称，"喝了白云山板蓝根，不用戴口罩"引发舆论争议。舆论认为，宣称板蓝根对于治疗新冠肺炎有"奇效"不仅是对生命的极度不尊重、对疫情防控的不负责，更抹黑了中医药的舆论形象。又如2021年6月，"药中茅台片仔癀被炒到一粒1600"上了热搜，引发了大量网民讨论。针对此次片仔癀"一粒难求"的现象，舆论分析认为，一方面是原材料和产量原因造成供需失衡，另一方面也不排除"黄牛"借机炒作的可能性。

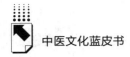

此外，饮片质量及安全性问题也不时有媒体报道，饮片品质问题已经在一定程度上影响了中医药的形象。

（六）警惕"把关人"作用缺失，中医药文化信息传播走偏影响公众认知

中医药文化因其专业属性影响而存在认知门槛，在话题传播过程中易受到噪声影响，导致传播效果受限，这就对传播媒介做好"把关人"提出了要求。2021年以来，诸如"神医宇宙""母亲吃中药母乳喂养婴儿核酸转阴"等个别热点事件引发舆论争议，显示出当下中医药文化传播仍面临着"把关人"角色弱化、作用缺失的困境。具体分析，首先，健康素养及中医药专业知识欠缺，导致内容发布者或平台审核方不能很好地辨别中医药信息中存在的内容风险；其次，一些媒体或自媒体在获取广告收益、制造流量噱头等利益因素驱使下，主动传播敏感信息；最后，个别媒体囿于"眼球情结"，没有对新闻事实进行详细的验证和多方核查即予以发布，导致不准确、不完整的信息反而由媒体背书。此类现象，一定程度上误导了受众对于中医药疗效的获知，也损害了中医药的舆论形象。

三 凝聚舆论共识，多措并举提升中医药形象

为了进一步实施中医药文化传播行动，加大中医药文化保护传承和传播推广力度，多部门印发《中医药文化传播行动实施方案（2021—2025年）》，方案提出要推动中医药文化传播，深入挖掘中医药文化内涵和时代价值，凝练推出一批具有中医药特色和底蕴的中医药典故和名家故事。中医药从业者、中医医院、中医药高校、中医药企业要响应国家大力发展中医药的号召，做好中医药文化的宣传工作，提升中医药文化软实力和中医药形象。

（一）改善传播方式，促进中医药文化高水平传播

国家中医药管理局关于"十三五"全国中医药健康文化知识普及工作

及中国公民中医药健康文化素养水平调查结果显示，2020年中国公民中医药健康文化素养水平达到20.69%，较"十三五"初期增长近8个百分点①。中医药对公众生活的影响越发显著，中医药文化的社会影响力越发增强，群众肯定舆论氛围更加浓厚。因此，有关部门、相关单位要加强健康知识宣传引导，丰富中医药文化传播手段，推广传播中医药文化，提升城乡居民中医药素养。一方面，要改进中医药文化传播方式和手段，充分发挥报刊、广播、电视、网络等不同媒体优势，推广正确的中医药知识和养生保健有效方法，如打造中医药健康文化新媒体平台，使其形成中医药文化传播矩阵，传播正确的中医药健康知识。另一方面，针对一些不法人员冒充"中医人员"或假借"中医方法"做养生保健虚假宣传或非法开展医疗活动的乱象，有关部门不仅要加强监管，及时打击违法违规行为，还要联合主流媒体、发挥行业专家协同配合作用，及时进行辟谣，回应舆论关切。此外，由于中医药健康知识较为晦涩，有关部门、相关单位也需要培育一支中医药文化传播工作队伍，用通俗易懂的宣传方式将中医药健康知识传递到千家万户。

（二）以数字化升级，加快中医药产业跨界融合发展

中医药为文旅、食品等产业注入了独特的活力，以数字化推动中医药产业跨界融合发展、进一步展现中医药的良好声誉是当前所需。

一是"民以食为天"，可创新发展中药美食。近年来，越来越多的中药创意料理走红，中药面包、中药奶茶等饮食受到大众喜爱。随着新国潮消费时代的到来，打造新式餐饮文化是创新消费的趋势之一。在此背景下，有关企业可尝试研制中药美食，倡导合理膳食、健康饮食。

二是参加中医药文化主题交流活动，展示中医药传统技艺，推进中医药传承创新。从古代的"丝绸之路"到现在的"一带一路"，中医药文化让海外民众更容易了解中国的哲学、文化和历史。中医药相关单位、机构可参加

---

① 《"十三五"期间中国公民中医药健康文化素养水平提升》，中国政府网，http://www.gov.cn/xinwen/2021－10/26/content_5645005.htm，最后检索时间：2021年12月29日。

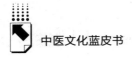

国内、国际中医药文化主题活动，并利用网络直播、短视频等方式向公众展示传统医药、非遗项目传统手工技艺、传统制药技法等，传播中医药文化理念，提升中医药文化的影响力。

三是创作一批中医药相关文创产品，将数字技术与创作、生产、传播相结合。当前，中医药文化文创产业的基础还较为薄弱，各地有关部门、单位、机构可鼓励更多优质文创设计者参与中医药文化产品创作，探索"中医药＋文化创意"的数字融合发展模式，使中医药与文旅融合成为中医药高质量发展的重要引擎。

四是可尝试开发沉浸式体验项目，展现中医药特色文化。随着人工智能、大数据、5G等现代信息技术的发展，虚拟现实、增强现实等技术在文化领域被推广应用，沉浸式体验项目势头正热。各地可充分利用数字语音、全景影像、三维影像以及虚拟现实、增强现实等技术手段，开展中医药文化数字展馆、虚拟景区、中医药康养体验等服务，生动形象地展现各地方中医药文化发展历程，让游客能充分了解地方中医药文化特色、学习中医药健康知识和体验中医药诊疗活动等。

（三）创作更多更优秀的传播中医药文化的文艺作品

优秀影视作品作为传播中医药文化的重要载体之一，丰富中医药文化纪录片、影视剧、动漫创作，让优秀的影视作品成为中医药文化的传播者，助力中医药的传播力进一步提升。近年来，《本草中国》《老中医》《功勋》等中医药题材影视剧以及影视剧中的中医药元素层出不穷，引发舆论对中医药文化的高度关注。中医药相关影视作品立足于传播中医药文化，有利于推动中医药文化舆论形象建设。中医药相关单位、机构可联合有关部门、影视剧制作单位，通过创作更多承载中医药文化内涵的中医药题材影视剧、纪录片、动漫、短视频等作品，讲好中医药传承创新发展故事，有助于进一步传播中医药文化、弘扬中医药精神、塑造中医药形象，展现中医药文化之美，推动中医药文化的影响力。但值得注意的是，由于影视剧具有强大的传播力，一些错误的中医药健康知识也更容易误导观众，对此，相关单位还需要协调中医药专家在影视作品创作过程中给予意见和建议，以避免此类问题发生。

（四）各方协作主动展现中医药在新时代的传承创新发展

中医药文化作为中华优秀传统文化的重要组成部分，各方主动宣传中医药文化也十分重要。中医药相关单位要发挥主观能动性，展现中医药在新时代传承创新发展。比如，地方政府及相关社会组织可联合地方媒体主动设置议题，通过短视频、"一图秒懂"等新颖的传播方式，介绍当地扶持中医药产业发展政策、中药材种植情况、当地中医药产业发展动态、中医药老字号传承创新等；中医药院校可利用学校官网、微信、微博等平台，介绍中医药学科建设、创新教学模式、人才培养、学术研究成果等；中医院可展现其精湛的诊疗技术、高质量的诊疗服务、良好的患者口碑等；中医药相关企业可利用自身的宣传渠道，针对企业诚信经营、提升产品疗效展开中医药健康知识科普公益活动等。各方共同努力，传播中医药文化"好声音"，为中医药传承创新发展营造良好的舆论氛围，促进广大民众"信中医、爱中医、用中医"。

B.3
中医药参与抗疫社会影响力评价报告

汪晓凡　朱春雪　耿格格　郑秋莹*

摘　要：　本文通过问卷调查了解疫情前后居民对中医药的感知变化以及中医药参与抗疫后居民对其评价结果，以分析疫情前后中医药社会影响力的变化，并据此为优化中医药发展的人文与社会环境提出针对性建议。调查结果显示，疫情后居民对中医药知名度、美誉度、中医药形象以及中医药信任的感知均大幅优于疫情前居民对中医药的感知情况。此外，中医药参与抗疫后，居民对中医药感知质量评价与中医药忠诚度评价均较好，但社区层面中医药参与抗疫的频率较低。

关键词：　中医药抗疫　中医药社会影响力　中医药社会认知与评价

新冠肺炎疫情发生以后，中医药全面参与救治，赢得了患者赞誉和群众好评，政府也出台了多项关于发展中医药的政策和措施，充分肯定

---

* 汪晓凡，管理学博士，北京中医药大学管理学院副教授，北京中医药大学国家中医药发展与战略研究院特聘副研究员，研究方向为中老年健康与消费行为，对报告撰写的主要贡献为整体内容设计与问卷编制；朱春雪，北京中医药大学管理学院在读硕士，研究方向为中老年健康与消费行为，对报告撰写的主要贡献为问卷编制与数据分析；耿格格，北京中医药大学管理学院在读硕士，研究方向为中老年健康与消费行为，对报告撰写的主要贡献为图表绘制与数据分析；郑秋莹，管理学博士，北京中医药大学管理学院副教授，研究方向为健康服务管理，对报告撰写的主要贡献为数据采集。

了中医药在抗击新冠肺炎疫情中所发挥的作用，也为中医药进一步发展并发挥优势和特色指明了方向。在进一步促进中医药发展的过程中，中医药社会影响力既是衡量其发展水平的重要指标，也是促进其发展的重要基础。

中医药社会影响力是指中医药相关产品、服务及文化等对居民认知、倾向、意见和评价等方面产生作用的效力。中医药社会影响力主要包括两个方面，一是居民对中医药的社会认知与评价，二是居民对中医药的感知质量评价与忠诚度评价情况。强大的中医药社会影响力一方面能够反映居民的中医药文化认同与文化自信，另一方面能够使中医药成为居民促进健康的文化自觉，为中医药传承创新提供强大的群众基础。

本研究通过问卷调查的方式获取数据，统计分析并描述中医药参与抗疫前后居民对其社会认知与评价的变化，以及中医药参与抗疫后居民的感知质量评价与忠诚度评价情况，呈现中医药参与抗疫后的社会影响力现状，为优化中医药发展的人文与社会环境提供依据。

一　调研的设计与实施

（一）问卷设计

目前，学术界尚无社会影响力的测量工具，尤其是中医药的社会影响力，相关讨论仅停留于定性阶段，缺乏相关量表。但通过对中医药社会影响力的概念进行理论分析，我们认为可以部分借鉴品牌资产理论来分析中医药社会影响力的相关问题。因而，本文在品牌资产相关变量量表的基础上，结合中医药领域特点，自行设计"中医药参与抗疫后社会影响力"调查问卷。问卷分为四个部分。第一部分为受访者的个人基本信息，共有7个条目，包括性别、年龄、城乡分布、地区、学历、月收入和身体健康状况。第二部分为受访者所在社区推广中医药参与抗疫的基本情况，共有2个条目，包括抗疫期间社区发放中医药类产品的频率和社区宣传中医药抗

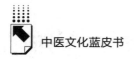

疫资料的频率。第三部分为中医药参与抗疫后社会认知与评价的变化，共有13个条目，包括中医药知名度、中医药美誉度、中医药形象和中医药信任四个方面。第四部分为中医药参与抗疫后居民对其感知质量评价与忠诚度评价情况，共有8个条目。

（二）调研与统计方法

本文采用便利样本抽样方法，使用问卷星生成电子问卷在全国范围内发布问卷进行线上调研，收集中医药参与抗疫前后居民对其社会认知与评价的变化以及中医药参与抗疫后居民对其感知质量评价与忠诚度评价情况的数据，分析中医药参与抗疫后中医药社会影响力的现状。

（三）样本总量

本次调查回收有效问卷共534份。534名受访者中，从性别分布来看，女性人群占大多数，有354人，占比66.29%，男性有180人，占比33.71%；从年龄分布来看，18～29岁人群最多，有332人，占比62.17%，其次是30～39岁人群，有79人，占比14.79%，最少的是18岁以下人群，有18人，占比3.37%；从城乡分布来看，受访者为城市人口的为大多数，有455人，占比85.21%；从地区分布来看，受访者最多的为东部地区，有398人，占比74.53%，最少的为国外地区，有3人，占比0.56%；从学历分布来看，大学/大专学历人群最多，有275人，占比51.50%，学历为小学及以下的人最少，有3人，占比0.56%；从月收入分布来看，每月收入在2000元及以下的人群最多，有257人，占比48.13%，每月收入在30001元及以上的人群最少，仅有15人，占比2.81%；从身体健康状况分布来看，大部分受访者评价自己身体比较好，有212人，占比39.70%，评价身体很不好的受访者最少，仅有1人，占比0.19%（见表1）。

表 1　受访者基本信息汇总

单位：人，%

基本情况	分类	人数	占比
性别	男	180	33.71
	女	354	66.29
年龄	18 岁以下	18	3.37
	18～29 岁	332	62.17
	30～39 岁	79	14.79
	40～49 岁	50	9.36
	50～59 岁	27	5.06
	60 岁及以上	28	5.24
城乡分布	农村	79	14.79
	城市	455	85.21
地区	东部	398	74.53
	中部	45	8.43
	西部	44	8.24
	东北	44	8.24
	国外	3	0.56
学历	小学及以下	3	0.56
	初中	17	3.18
	高中/中专/中技	52	9.74
	大学/大专	275	51.50
	硕士及以上	187	35.02
月收入	2000 元及以下	257	48.13
	2001～5000 元	111	20.79
	5001～10000 元	95	17.79
	10001～30000 元	56	10.49
	30001 元及以上	15	2.81
身体健康状况	很不好	1	0.19
	不太好	25	4.68
	一般	200	37.45
	比较好	212	39.70
	很好	96	17.98

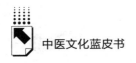

二 中医药参与抗疫后社会认知与评价的变化

中医药参与抗疫后的社会影响力变化主要表现为居民对中医药社会认知与评价的变化，包括中医药知名度、中医药美誉度、中医药形象和中医药信任四个方面的感知变化。本文通过对比中医药参与抗疫前后受访者在这四个方面的感知差异来描述其认知与评价的变化。

（一）中医药知名度

本次调查测量中医药知名度的共有 3 个条目，包括受访者的中医药回忆（2 个条目）和中医药知识（1 个条目）。中医药回忆的问项分别是"身体不适时会马上想起中医药"以及"能想起中医药相关元素（如中医药诊疗手法、相关中成药）"，同时设置了"很不同意"、"不太同意"、"一般同意"、"比较同意"和"非常同意"共 5 个程度有所区别的答项。中医药回忆可以检测中医药在受访者心里的整体知晓度，在对受访者不进行深一步的提示时，让受访者回忆疫情前后中医药在受访者心中的知晓度能够反映疫情前后中医药的影响力变化。中医药知识的问项为疫情前后受访者自评"了解中医药"的程度，答项同上依次设置成 5 个程度。受访者了解的中医药知识代表了受访者对中医药的主观认识和中医药对受访者的客观影响。

调查结果显示，对于"身体不适时会马上想起中医药"这一陈述，疫情前大部分受访者表示"一般同意"，占比 43.07%，"比较同意"和"非常同意"的受访者共占比 41.19%。疫情后情况有所变化，"很不同意"、"不太同意"和"一般同意"的受访者占比均有所下降，"比较同意"和"非常同意"的受访者占比均有所上升，其中"比较同意"这一陈述的受访者占比最多，达到 33.90%（见图 1）。

对于"能想起中医药相关元素"这一陈述，疫情前大部分受访者表示"一般同意"，占比 36.52%，"比较同意"和"非常同意"的受访者共占比 43.82%。疫情后情况有所变化，"很不同意"、"不太同意"和"一般

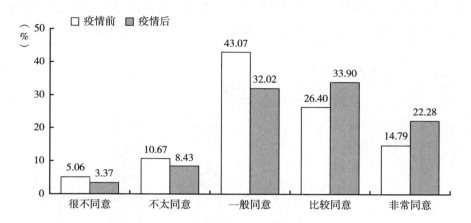

图1 疫情前后受访者在"身体不适时会马上想起中医药"的情况对比

同意"的受访者占比均有所下降，"比较同意"和"非常同意"的受访者占比均有大幅上升，其中"比较同意"这一陈述的受访者占比最多，达到40.64%（见图2）。

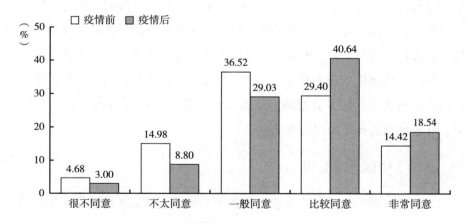

图2 疫情前后受访者"能想起中医药相关元素"的情况对比

对于"了解中医药"这一陈述，疫情前大部分受访者表示"一般同意"，占比43.82%，"比较同意"和"非常同意"的受访者共占比38.95%。疫情后情况有所变化，"很不同意"、"不太同意"和"一般同意"的受访者占比均有所下降,"比较同意"和"非常同意"的受访者占比均有大幅上升,其中"比较同意"这一陈述的受访者占比最多,达到35.77%(见图3)。

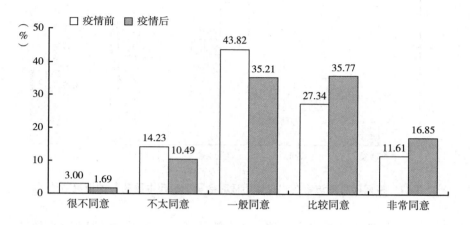

图3 疫情前后受访者"了解中医药的程度"的情况对比

综上可知,受访者关于疫情前后中医药知名度的3个条目结果分布类似,疫情前受访者自我评价认为对中医药的回忆和对中医药知识的了解均为一般程度,中医药在疫情前让受访者深刻认识和选择的能力较为有限。然而疫情后该情况得到了较大改善,在中医药知名度的3个方面,受访者中选择正向答项的比例均有所上升,居民持一般或负向答项的比例均有所下降,这表明中医药在参与抗击新冠肺炎疫情过程中做出的巨大贡献获得了居民认可,并较好地提高了中医药知名度。

(二)中医药美誉度

本次调查测量中医药美誉度的共有3个条目,包括调查受访者是否同意中医药有好声誉、好口碑和社会价值,并设置了"很不同意"、"不太同意"、"一般同意"、"比较同意"和"非常同意"共5个程度不同的答项。中医药美誉度是中医药影响力的组成部分之一,通过测量疫情前后居民对中医药美誉度的感知情况能体现其对中医药的好感和信任程度的变化。

调查结果显示,对于"中医药有好声誉"这一陈述,疫情前表示"比较同意"和"一般同意"的受访者较多,分别占比 37.27% 和 34.46%,其次是表示"非常同意"的受访者,占比 19.66%,"很不同意"的受访者最少,仅有 0.94%。疫情后表示"比较同意"和"非常同意"的受访者较多,分别占比 44.38% 和 32.02%,其次是表示"一般同意"的受访者,占比 20.41%,"很不同意"的受访者最少,与疫情前一样仅有 0.94%(见图 4)。

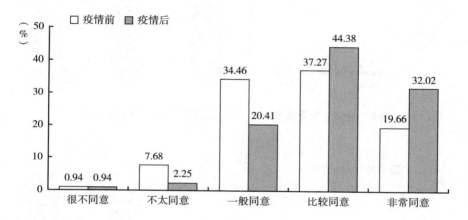

图 4 疫情前后受访者认为"中医药有好声誉"的情况对比

对于"中医药有好口碑"这一陈述,疫情前表示"比较同意"和"一般同意"的受访者较多,分别占比 37.08% 和 35.77%,其次是表示"非常同意"的受访者,占比 21.16%,"很不同意"的受访者较少,仅有 1.31%。疫情后表示"比较同意"和"非常同意"的受访者最多,分别占比 44.76% 和 32.21%,其次是表示"一般同意"的受访者,占比 20.22%,"很不同意"的受访者最少,占比 0.75%(见图 5)。

对于"中医药有社会价值"这一陈述,疫情前表示"比较同意"和"非常同意"的受访者较多,分别占比 42.88% 和 32.58%,其次是表示"一般同意"的受访者,占比 22.47%,"不太同意"的受访者最少,仅有 0.94%。疫情后表示"非常同意"和"比较同意"的受访者较多,分别占比 45.32% 和 41.57%,其次是表示"一般同意"的受访者,占比 11.99%,"不太同意"的受访者最少,占比 0.37%(见图 6)。

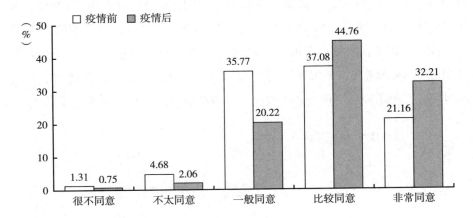

图 5　疫情前后受访者认为"中医药有好口碑"的情况对比

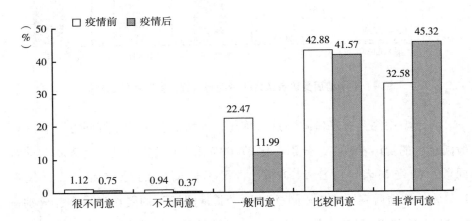

图 6　疫情前后受访者认为"中医药有社会价值"的情况对比

综上所述，疫情前居民对中医药的声誉、口碑和社会价值均呈现比较肯定的态度，疫情后居民对该三个方面的态度均呈现由"一般同意"上升到"比较同意"、由"比较同意"上升到"非常同意"的态势，绝大多数居民对中医药美誉度保持认可，这表明中医药在疫情中发挥的作用得到了居民的一致好评和口口相传。然而在疫情前后，一小部分居民对中医药美誉度的否定态度几乎没有变化，说明中医药的价值始终不被一小部分人接受。

（三）中医药形象

本次调查中医药形象共有 3 个条目，包括受访者是否认为中医药的形象是健康的、成功而自信的、有吸引力的，并设置了"很不同意"、"不太同意"、"一般同意"、"比较同意"和"非常同意"共 5 个程度有所区别的答项。通过测量疫情前后居民对于中医药形象的认同程度能体现中医药媒体传播的效果。

调查结果显示，对于"中医药形象是健康的"这一陈述，疫情前大部分受访者表示"比较同意"，占比 38.58%。疫情后情况有所变化，"很不同意"、"不太同意"和"一般同意"的受访者占比均有所下降，"比较同意"和"非常同意"的受访者占比均有所上升，其中"比较同意"这一陈述的受访者占比上升到 43.07%，"非常同意"这一陈述的受访者占比上升到 39.51%（见图 7）。

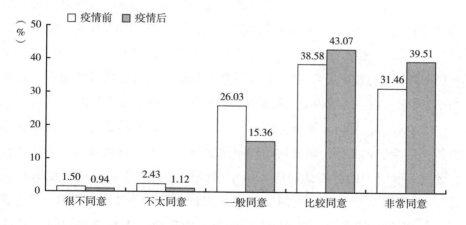

图 7　疫情前后受访者认为"中医药形象是健康的"情况对比

对于"中医药形象是成功而自信的"这一陈述，疫情前大部分受访者表示"比较同意"，占比 34.46%，其次为"一般同意"，占比 33.52%。疫情后情况有所变化，"很不同意"、"不太同意"和"一般同意"的受访者占比均有所下降，"比较同意"和"非常同意"的受访者占比均有所上升，其中"比较同意"这一陈述的受访者占比上升到40.07%,"非常同意"这一陈述的受访者占比上升到34.27%(见图8)。

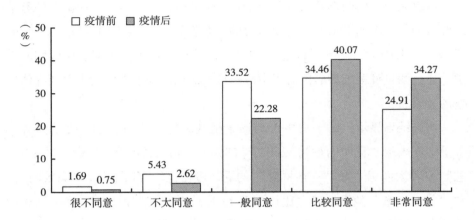

图8 疫情前后受访者认为"中医药形象是成功而自信的"情况对比

对于"中医药形象是有吸引力的"这一陈述,疫情前大部分受访者表示"比较同意"和"一般同意",分别占比35.02%和32.40%。疫情后情况有所变化,"很不同意"、"不太同意"和"一般同意"的受访者占比均有所下降,"比较同意"和"非常同意"的受访者占比均有所上升,其中"比较同意"这一陈述的受访者最多,占比为40.26%(见图9)。

综上可知,受访者关于疫情前后中医药形象认知的3个条目结果分布类似,疫情前大部分受访者均比较同意中医药的形象是健康的、成功而自信的、有吸引力的。疫情后居民对于中医药正面形象的认同程度有所提升,"很不同意"、"不太同意"和"一般同意"的占比显著下降,"比较同意"和"非常同意"的占比上升明显,两项合计占比超过70%。这表明中医药在抗疫过程中所发挥的作用得到了居民的认可,中医药的正面形象深入人心。

(四)中医药信任

本次调查中医药信任共有4个条目,包括受访者认为中医药安全可靠、

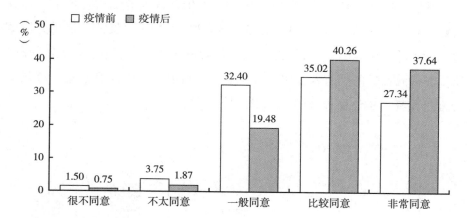

图9　疫情前后受访者认为"中医药形象是有吸引力的"情况对比

名副其实、有能力保障患者利益、可以信赖的情况，并设置了"很不同意"、"不太同意"、"一般同意"、"比较同意"和"非常同意"共5个程度有所区别的答项。

　　调查结果显示，对于"中医药安全可靠"这一陈述，无论是疫情前还是疫情后，"比较同意"的受访者占比均最多，为43%左右。疫情后"非常同意"的受访者占比由疫情前的29.03%提高到38.39%，"很不同意"、"不太同意"和"一般同意"的受访者占比下降（见图10）。

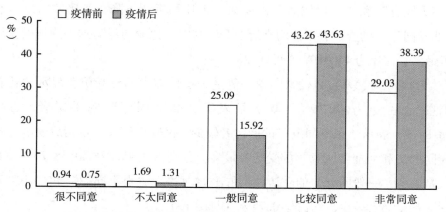

图10　疫情前后受访者认为"中医药安全可靠"的情况对比

对于"中医药名副其实"这一陈述，疫情前大部分受访者表示"比较同意"和"一般同意"，分别占比 38.58% 和 29.40%。疫情后情况有所变化，"不太同意"和"一般同意"的受访者占比均有所下降，"比较同意"和"非常同意"的受访者占比均有所上升，其中"比较同意"这一陈述的受访者最多，占比为 40.64%（见图 11）。

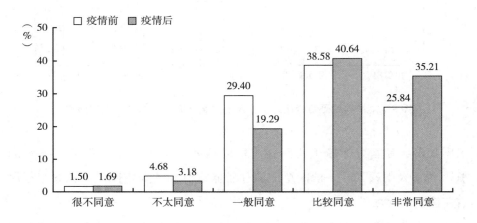

图 11　疫情前后受访者认为"中医药名副其实"的情况对比

对于"中医药有能力保障患者利益"这一陈述，疫情前大部分受访者表示"比较同意"，占比为 43.45%。疫情后情况有所变化，"很不同意"、"不太同意"和"一般同意"的受访者占比均有所下降，"比较同意"和"非常同意"的受访者占比均有所上升，其中"比较同意"这一陈述的受访者最多，占比为 44.01%（见图 12）。

对于"中医药可以信赖"这一陈述，疫情前大部分受访者表示"比较同意"，占比为 44.76%，其次是表示"非常同意"的受访者，占比 28.84%，表示"很不同意"的受访者较少，仅有 0.75%。疫情后表示"比较同意"和"非常同意"的受访者最多，分别占比 45.32% 和 38.76%，其次是表示"一般同意"的受访者，占比 14.42%，"很不同意"和"不太同意"的受访者较少，均占比 0.75%（见图 13）。

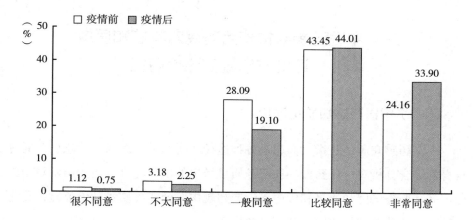

图 12　疫情前后受访者认为"中医药有能力保障患者利益"的情况对比

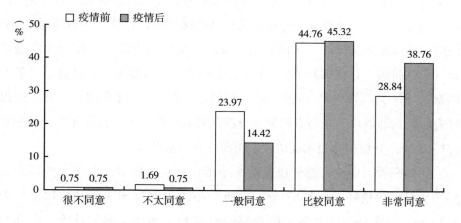

图 13　疫情前后受访者认为"中医药可以信赖"的情况对比

综上可知，疫情前居民对中医药信任四个方面均持比较肯定的态度，疫情后居民对中医药信任程度均呈现由"一般同意"上升到"比较同意"、由"比较同意"上升到"非常同意"的态势。这表明经过此次疫情，公众进一步认识到了中医药的治疗效果，中医药理念及其作用得到了更多人的认可。

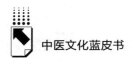

三 中医药参与抗疫后居民对其感知质量 评价与忠诚度评价情况

（一）中医药感知质量评价

中医药感知质量是指人们通过各种途径获得有关中医药的信息后，通过自身的综合分析对中医药产品和服务质量做出的主观评价。当受访者对中医药产品和服务的感知质量和价值接近或超越中医药实际质量和价值时，受访者就有可能购买和使用中医药产品和服务。

考虑到中药产品和中医服务具有不同特点，其感知质量也有所差异，故本文分开测量中药产品和中医服务的感知质量。受访者的中医药感知质量评价归纳为三部分5个维度，包括中药产品的感知质量评价（内容质量）、中医服务的感知质量评价（硬件质量、服务质量）和中医药总体感知质量评价（感知价值、正面体验感）。在测量不同维度的感知质量时设置了"很不同意"、"不太同意"、"一般同意"、"比较同意"和"非常同意"共5个程度有所区别的答项，受访者根据自身感知对每个维度进行打分评价，每题对应1~5分，分数越高表明受访者中医药感知质量越高。

总体来看，中医药感知质量的5个维度评价均较好。其中，中医服务感知质量评价最好，为3.87分，中药产品的内容感知质量评价次之，为3.86分，再次是受访者对中医药感知价值和正面体验感的评价，分别为3.82分和3.75分，评价最低的为中医服务硬件感知质量，为3.64分（见图14）。

1. 中药产品感知质量评价

中药产品的感知质量是受访者对内容质量的感知评价，测量时向受访者陈述"中药产品是优质的"，通过受访者对其打分结果来评价受访者对中药产品的感知质量。

调查结果显示，受访者表示"比较同意"的占比最高，为44.57%，表

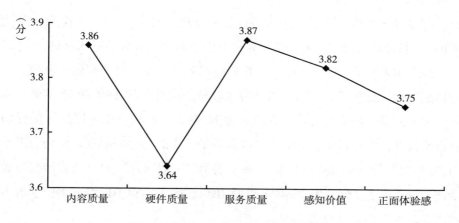

图14 受访者中医药感知质量评价情况

示"一般同意"和"非常同意"的受访者占比次之，分别为 27.53% 和 23.41%，表示"很不同意"的受访者占比最少，为 0.75%（见图15）。

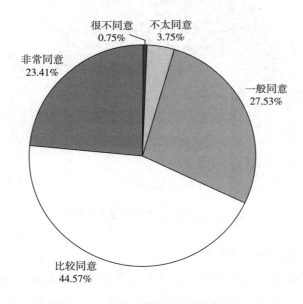

图15 中药产品感知质量评价情况

2. 中医服务感知质量评价

中医服务感知质量是受访者对中医服务的硬件质量和服务质量的感知评

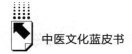

价，测量时向受访者陈述"中医医疗机构基础设施好"和"中医服务是优质的"，通过受访者的打分结果来评价受访者对中医服务的感知质量。

调查结果显示，对于"中医医疗机构基础设施好"这一陈述，表示"一般同意"和"比较同意"的受访者占比较高，分别为37.64%和36.14%，表示"非常同意"的受访者占比次之，为18.54%，表示"很不同意"的受访者占比最少，为1.12%。对于"中医服务是优质的"这一陈述，受访者表示"比较同意"的占比最高，为41.57%，表示"一般同意"和"非常同意"的受访者占比次之，分别为28.84%和25.09%，表示"很不同意"的受访者占比最少，为0.75%（见图16）。

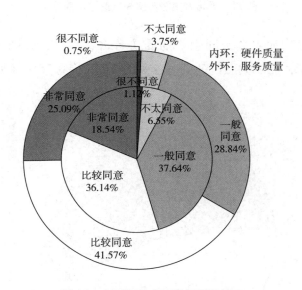

图16　中医服务感知质量评价情况

3. 中医药总体感知质量评价

中医药总体感知质量是受访者对中医药感知价值与正面体验感的评价，测量时向受访者陈述"使用中医药花费金钱、时间和精力是物有所值的"和"中医药使我感到愉悦和放松"，通过受访者的打分结果来评价其对中医药的总体感知质量。

调查结果显示，对于"使用中医药花费金钱、时间和精力是物有所值

的"这一陈述，受访者表示"比较同意"的占比最高，为 41.39%，表示
"一般同意"和"非常同意"的受访者占比次之，分别为 28.46% 和
23.97%，表示"很不同意"的受访者占比最少，为 1.12%。对于"中医药
使我感到愉悦和放松"这一陈述，受访者中表示"比较同意"的占比最高，
为 41.01%，表示"一般同意"和"非常同意"的受访者占比次之，分别
为 32.21% 和 20.79%，表示"很不同意"的受访者占比最少，为 1.12%
（见图 17）。

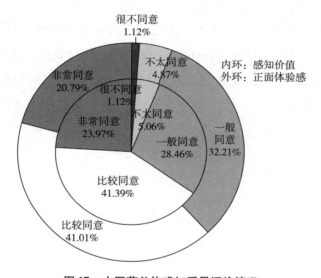

图 17　中医药总体感知质量评价情况

综上所述，受访者在对中医药 5 个维度的感知质量进行评价时，认为
中医服务的硬件感知质量最低，这表明中医医疗机构基础设施较大程度影
响受访者对中医服务的感知质量评价，进而也对中医药总体感知质量评价
有所影响。中医医疗机构应注意改善老旧和不灵活基础设施，提升中医就
诊体验。

（二）中医药忠诚度评价

中医药忠诚度主要是指在中医药质量、服务、价格等多种因素的影响

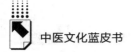

下，居民对中医药产品或服务产生满意感和认同感，愿意购买并且长期重复购买中医药产品或服务的程度。居民对于中医药的忠诚度越高，中医药的优势就愈加凸显，中医药产业的可持续发展能力就越强。

中医药忠诚度包括4个维度，分别是中医药满意度、中医药认同、重复消费意愿以及推荐意愿，在测量时设置了"很不同意"、"不太同意"、"一般同意"、"比较同意"和"非常同意"共5个程度有所区别的答项，受访者根据自身感知对每个维度进行打分评价，每题对应1~5分，分数越高表明受访者对中医药的忠诚度越高。

总体来看，中医药忠诚度4个维度的评价情况均较好，均在3.7分以上，其中重复消费意愿和推荐意愿两个维度的平均分较高，分别为4.02分和4.01分；其次是中医药满意度，为3.91分；中医药认同得分最低，为3.77分（见图18）。

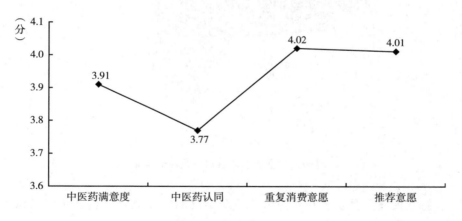

图18　受访者中医药忠诚度评价情况

1. 中医药满意度评价

中医药满意度是受访者对中医药产品和服务的满意程度，测量时向受访者陈述"中医药让我感到满意"，通过受访者的打分结果来评价受访者对中医药的满意度。

调查结果显示，对于"中医药让我感到满意"这一陈述，受访者表示

"比较同意"的占比最高，为43.82%，表示"一般同意"和"非常同意"的受访者占比次之，分别为27.72%和25.28%，表示"很不同意"的受访者占比最少，为0.56%（见图19）。

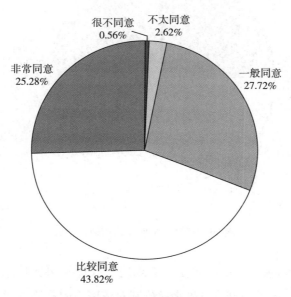

图19 受访者中医药满意度评价情况

2. 中医药认同评价

中医药认同是指受访者对于中医药的天人合一、顺应四时、形神兼顾、阴阳平衡等文化内涵理念赞同或认可，测量时向受访者陈述"使用中医药适合我的个性和风格"，通过受访者的打分结果来评价其对中医药的认同情况。

调查结果显示，对于"使用中医药适合我的个性和风格"这一陈述，受访者中表示"比较同意"的占比最高，为37.08%，表示"一般同意"和"非常同意"的受访者占比次之，分别为29.40%和24.91%，表示"很不同意"的受访者占比最少，为0.94%（见图20）。

3. 中医药重复消费意愿评价

中医药重复消费意愿是指受访者对中医药及衍生产品或服务的反复使用

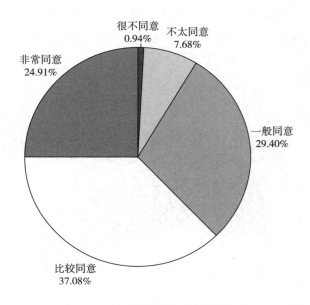

图20　受访者中医药认同评价情况

和再次消费的意愿。测量时向受访者陈述"我愿意再次使用中医药产品和服务",通过受访者的打分结果来评价其对中医药的重复消费意愿。

调查结果显示,对于"我愿意再次使用中医药产品和服务"这一陈述,受访者中表示"比较同意"的占比最高,为42.70%,表示"非常同意"和"一般同意"的受访者占比次之,分别为31.46%和22.66%,表示"很不同意"的受访者占比最少,为0.56%(见图21)。

4. 中医药推荐意愿评价

中医药推荐意愿是指受访者愿意将中医药产品或服务推荐给他人的程度。测量时向受访者陈述"我愿意推荐周围的人购买或使用中医药",通过受访者的打分结果来评价其对中医药的推荐意愿。

调查结果显示,对于"我愿意推荐周围的人购买或使用中医药"这一陈述,受访者中表示"比较同意"的占比最高,为43.07%,表示"非常同意"和"一般同意"的受访者占比次之,分别为30.71%和22.85%,表示"很不同意"的受访者占比最少,为0.56%(见图22)。

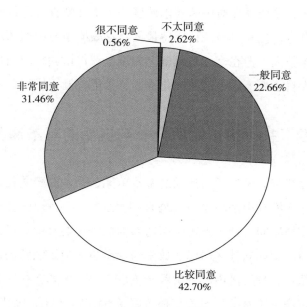

图21　受访者中医药重复消费意愿评价情况

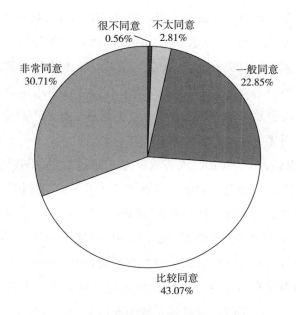

图22　受访者中医药推荐意愿评价情况

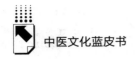

综上所述，受访者在对中医药忠诚度的 4 个维度进行评价时，对于使用中医药适合自身个性和风格的认同感最低，这表明虽然中医药从古至今发挥其效力救治无数人，但在个性与风格上却难以获得认同，应当加强中医药文化宣传，加大自上而下的中医药文化推广、传播普及力度。

四　社区推进中医药参与抗疫的基本情况

社区作为我国居民生活与活动的基本单元，是中医药文化传播与推广的重要阵地。社区推进中医药参与抗疫是中医药社会影响力提升的重要来源。在新冠肺炎疫情期间，社区推进中医药参与抗疫主要有两种形式：一是社区内发放中医药，例如向社区居民发放中药烟熏包、中药预防汤剂和中成药等中医药类产品；二是社区内宣传中医药抗疫资料，例如在社区宣传栏上定期更换中医药防疫宣传海报、通过广播等宣传途径向社区居民普及穴位贴敷、太极拳、八段锦等中医养生知识。

在 534 名受访者中，大部分人表示在抗疫期间社区从不发放中医药类产品，占比 50.56%；部分受访者表示抗疫期间社区偶尔和有时发放中医药类产品，占比分别为 19.29% 和 17.23%；有 9.18% 的受访者表示抗疫期间社区经常会发放中医药类产品；仅有 3.75% 的受访者表示抗疫期间社区总是会发放中医药类产品。调查结果显示，社区推进中医药产品参与抗疫仍有较大提升空间（见图 23）。

在 534 名受访者中，小部分人表示在抗疫期间社区从不宣传中医药抗疫资料，占比 36.70%。大部分人表示抗疫期间社区或多或少宣传了中医药抗疫资料，占比 63.30%，其中有 5.43% 的受访者表示社区总是会宣传中医药抗疫资料。调查结果显示，抗疫期间大多数社区能够重视中医药抗疫资料的宣传（见图 24）。

新冠肺炎疫情期间，中医药全面参与抗疫并取得明显成效，中医药影响力在社区层面因而有所体现，不同社区采用不同的中医药防疫形式参与抗疫。总体来说，抗疫期间，与社区发放中医药类产品频率相比，社区宣传中医药抗疫资料的频率更高，这可能是因为宣传中医药抗疫资料成本较低，且

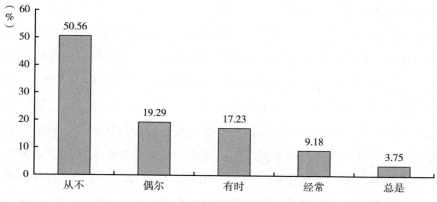

图23 抗疫期间社区发放中医药类产品的频率

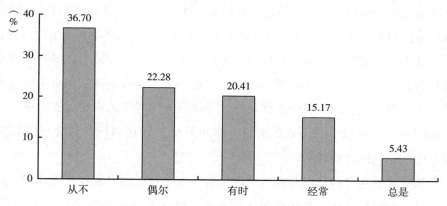

图24 抗疫期间社区宣传中医药抗疫资料的频率

免于居民之间直接接触，也免于社区工作人员对社区居民的逐层通知和核对，节省人力、物力、财力，更安全有效。

五 结论与建议

（一）结论

调查结果显示，疫情后大多数居民的中医药认知优于疫情前。首先是知名度方面，更多人在疫情后能主动在身体不适时想起中医药以及中医药相关的诊疗手法和相关中成药，中医药介入新冠肺炎疫情治疗的全过程所发挥的独

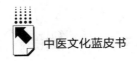

特特防疫作用也令更多居民对中医药有了更深刻的了解。其次是中医药美誉度方面，疫情前中医药已经得到居民对其声誉、口碑和社会价值的一致好评，疫情发生后，居民对中医药的声誉和口碑更加认可，尤其是中医药的持续性社会价值在疫情后得到总共约九成受访者的肯定。此外，中医药形象方面，疫情前后"成功而自信"的形象得分均稍低于"有吸引力"和"健康"，居民对中医药形象的理解较内敛和保守。最后是中医药信任方面，疫情后中医药信任的四个维度得分均高于疫情前，同时，受访者在心理情感上认为中医药"安全可靠"和"值得信赖"，但对于中医药实际作用和能力的信任稍弱。

从中医药感知质量评价来看，居民对中药产品、中医服务和中医药总体的感知质量评价均较好，但值得注意的是，居民对中医医疗机构的基础设施和环境感知质量较低，影响了居民对中医服务和中医药总体感知质量的评价。

从中医药忠诚度来看，居民对中医药的满意度、重复消费意愿和推荐意愿均较高，但对中医药认同评价稍低，中医药形象在大多数居民心中虽然有其成功有效之处，但比较内敛和保守，本次调查中青年人占比超过六成，因此他们对于"使用中医药适合我的个性和风格"较难认同，因此导致结果显示中医药认同评价较低。

从社区使用中医药参与抗疫情况来看，大多数受访者所在社区使用中医药类产品和中医药防疫宣传资料频率较低，社区中医药参与抗疫并不普遍，大多数社区对中医药参与抗疫的重视程度较低。

综上所述，疫情前中医药已经在居民心中有较好的知名度、美誉度、形象和信任感，中医药参与抗疫使居民对其的认可和理解更加深刻。在疫情防控常态化形势下，中医药感知质量评价和中医药忠诚度评价均有比较好的反馈，为持续推进中医药传承和创新创造了良好的条件。

（二）建议

1. 加快中医医疗机构基础设施建设，重视服务有形化对中医药文化传播的积极作用

《中医药发展"十三五"规划》提出实现中医医疗资源快速增长，中医

医院增加到 3966 所，每万人口中医医院实有床位数增加到 6.0 张。但是由于基层医疗卫生机构建设总体质量不高，服务功能不强，部分中医医疗机构房屋破旧、医疗设备及配套设施落后，居民对于中医医疗服务硬件感知质量不高。因此，要积极推进中医医疗机构基础设施标准化项目建设，重点抓好提质改造，合理规划中医医疗机构服务网络，对县级中医医疗机构进行全面的调查摸底，查找每个机构在基础设施标准化项目建设方面存在的不足，倒排任务工期，推进房屋设施、设备配置、人员配备、服务功能标准化建设，加强日常监督、定期评估。

2. 突破中医药文化宣传定式，注重多元化传播媒介的应用

中医药文化需要传承创新发展。中医药在一次次抗击疫情中发挥了重要作用，但是中医药文化传播仅处于起步阶段，部分中青年群体在日常生活中难以接触到中医药，文化认同感较弱。因此，为促进中医药文化宣传落地，要善于利用新媒体平台，采用更加灵活开放的传播方式，突破路径依赖，打破惯性思维，从中青年的身心需求出发，提高传播的针对性、转化率，降低知识门槛，推进大众传播。讲好中医故事，传播中医养生保健理念；推动中医药文化传播与文化和旅游单位的结合，发展中药健康养生旅游；集中力量产出一批群众喜闻乐见、适宜推广的健康文化作品，打造影视剧等精品融入各类媒体。发挥中医药名医名家的"大 V"效应，鼓励开设各类文化传播科普账号，参加电视健康类栏目，以通俗易懂的方法传授养生知识，为群众排忧解难。

3. 中医药服务与文化推广下沉社区

此次疫情，社区工作者和志愿者广泛参与到社区疫情防控工作中，加强了社区防控网格化管理和社区服务精细化供给，发挥了桥头堡作用，形成了联防联控、群防群控的强大力量。但是，社区发放中医药类产品和中医药防疫宣传资料的频率较低，其主要原因是社区中医药资源不足。因此，要向基层卫生服务机构引入优秀的中医药资源，创新服务模式，借助互联网基础设施推动中医药服务向基层延伸。在社区支持建设并面向公众开放中医药文化馆，发展中医治未病优势，调动专家深入社区开展义诊，面向广大群众推广中医适宜技术，普及中医食养、传统功法等养生保健文化，让中医药文化可亲、可感、可及。

B.4
抗疫进一步推动中医药的
国际化发展报告

郑秋莹　时生辉　赵宏扬*

摘　要：　本文通过对国家推出的中医药抗疫"三药三方"在海外应用
　　　　　情况的调查，探讨中医药走向世界的路径与方式，据此为推
　　　　　动中医药国际化进程提供参考性建议。调查发现，多国民众
　　　　　对"三药三方"在抗击新冠肺炎疫情中的作用予以积极评价
　　　　　和充分肯定，有些国家已启动中医药治疗新冠肺炎的临床实
　　　　　验或完成注册审批手续。研究表明，通过医疗援助、提高中
　　　　　医药现代化和产业化水平及提供循证证据是中医药走向世界
　　　　　的可行路径与方式，加强多方交流、依托海外中医协会融入
　　　　　当地医疗服务体系、增强宣传意识可进一步加快中医药国际
　　　　　化进程。

关键词：　新冠肺炎疫情　中医药　"三药三方"

　　在全球新冠肺炎疫情肆虐的形势下，我国疫情防控取得初步成效。其
中，在临床治疗中充分发挥中医药的作用是我国抗击新冠肺炎疫情的重要优
势。疫情初期，面临防控无疫苗、治疗无特效药的情况，我国坚持中西医结

* 郑秋莹，管理学博士，北京中医药大学管理学院副教授，硕士生导师，研究方向为中医药服务
贸易与互联网医疗、健康服务管理与服务营销；时生辉，北京中医药大学硕士研究生，研究方
向为中医药政策与管理；赵宏扬，北京中医药大学硕士研究生，研究方向为中医药政策与管理。

合的方针，挖掘中医药传统智慧，充分发挥中医药辨证论治、治未病等优势，形成了有中医药特色救治新冠肺炎患者的系统方案，这也是中医药守正创新、传承发展所迈出的有力一步。尤其是通过临床检验筛选出的"三药三方"，安全有效，在抗击新冠肺炎疫情中发挥了重要作用。

"三药"指的是金花清感颗粒、连花清瘟胶囊及血必净注射液三味中成药，"三方"则是指清肺排毒汤、化湿败毒方、宣肺败毒方三味中药汤剂①。"大疫出良方"，中医药作为民族文化的瑰宝、作为世界医学的重要组成部分，在海外也积极参与抗击新冠肺炎疫情。本文通过中医药"三药三方"在海外抗击疫情中的作用观察，分析通过抗疫成果促进中医药走向世界的方式和路径，总结中医药走向世界的新思路和方略建议。

一 中医药"三药三方"在海外抗击疫情中的作用观察

（一）"三药"在海外抗击疫情中的作用观察

国家卫健委《关于印发新型冠状病毒感染肺炎诊疗方案（试行第七版）的通知》明确将"三药"纳入治疗方案，具体来说，推荐临床观察期表现出新冠肺炎相关症状的患者使用金花清感颗粒及连花清瘟胶囊，推荐重型、危重型患者使用血必净注射液②。

连花清瘟胶囊在海外抗疫中应用最为广泛（见表1）。据以岭药业官方报道，除中国外，连花清瘟胶囊还在科威特、蒙古国获批新冠适应症，并获准进入泰国、印度尼西亚等国的新冠肺炎定点收治医院，用于治疗新冠肺炎患者，助力当地疫情防控。截至2021年5月，连花清瘟胶囊已在全球20余

---

① 《抗疫中的中医药"三药三方"》，人民日报海外版，2020 年 4 月 27 日，http：//www. satcm. gov. cn/hudongjiaoliu/guanfangweixin/2020 - 04 - 17/14704. html。

② 《关于印发新型冠状病毒感染的肺炎诊疗方案（试行第七版）的通知》，中华人民共和国国家卫生健康委员会，2020 年 3 月 3 日，http：//www. nhc. gov. cn/xcs/zhengcwj/202003/46c9294a7dfe4cef80dc7f5912eb1989. shtml。

个国家和地区获得注册批文，包括加拿大、俄罗斯、新加坡、菲律宾、肯尼亚等国，并在全球数十个国家启动了注册申请工作。① 此外，以连花清瘟胶囊为代表的中成药作为重要的援外物资，跟随中医医疗团队出征抗疫前线，为中医药在国际领域树立了新的印象和认知，同时也让连花清瘟胶囊的治愈疗效在海外受到极大的热议与好评。

菲律宾民众认为，连花清瘟胶囊作为首个在菲律宾获批的传统中药，是对菲律宾民众巨大的帮助。中医药安全有效、质优价廉，是打赢新冠肺炎疫情战役的希望。津巴布韦国家民众在接受连花清瘟胶囊治疗以后评价说，它所起到的作用是决定性的。从国外民众对于连花清瘟胶囊疗效的一致性评价可见，连花清瘟胶囊能缓解新冠肺炎疫情，为患者带来实际的好处。抗疫中的连花清瘟胶囊等中成药使得中药在国外的口碑和知名度不断提升，临床的治疗效果和安全性也在不断得到国际上的认同，连花清瘟胶囊进一步让世界认同中医理念。

表1 国外民众对于连花清瘟胶囊的疗效评价

	柬埔寨	菲律宾	津巴布韦	哈萨克斯坦	科威特
疗效评价	治疗中使用了连花清瘟胶囊，新冠肺炎患者病情很快好转，极大地降低了重症发生概率	连花清瘟胶囊作为首个在菲律宾获批的传统中药，是对菲律宾民众巨大的帮助。中医药安全有效、质优价廉，是我们打赢新冠肺炎疫情战役的希望	连花清瘟胶囊起的作用是决定性的	服药后的第二天，乏力感减弱了，嗅觉和味觉开始恢复，全身的酸痛也得到了缓解，感觉好多了	连花清瘟胶囊可以显著提高新冠肺炎患者发热、乏力、咳嗽等临床症状的改善率，提高临床治愈率。并且，该产品是植物药，安全无副作用

资料来源：《国际社会盛赞连花清瘟在全球抗疫中发挥重大作用》，以岭药业网站，2021年3月16日，http：//www.yiling.cn/contents/71/3664.html。

---

① 《连花清瘟抗新冠病毒德尔塔》，健康界，http：//www.cn－healthcare.com/articlewm/20210804/content－1249213.html。

金花清感颗粒获得泰国卫生监管部门的许可，目前正在筹备在泰国上市事宜。金花清感颗粒于 2009 年问世，起初是为治疗甲型 H1N1 流感而研发。新冠肺炎疫情发生以来，该药广泛应用于新冠肺炎患者的救治过程，临床表现良好，尤其是对新冠肺炎轻型与普通型患者疗效明显。应用该药治疗的患者，发热时间缩短，免疫细胞复常率提高，相关免疫学指标也得到改善。泰国公共卫生部颂萨表示，泰国将考虑在新冠肺炎患者治疗时使用中医药①。

血必净注射液基于经典方剂"血府逐瘀汤"研制，是我国首个原国家食药监局批准用于脓毒症及多器官功能障碍综合征的国家二类新药②。该药主要用于重型和危重型患者的早期和中期治疗，可以消除炎症因子、提高治愈率以及减少危重症的转化风险。红日药业在互动平台上表示，血必净注射液的海外注册工作已经启动，因不同国家涉及药品的相关法律法规不同，血必净注射液暂时未取得其他国家的销售许可。如果有特殊批准，公司会在满足国内需求的前提下，支持国外抗击疫情。

（二）"三方"在海外抗击疫情中的作用观察

与"三药"相比，"三方"在海外抗击疫情中的报道较为有限。因为中医讲究辨证论治，临床中医师可以根据患者体质与病情的具体情况，进行辨证分析，从而对来源于古代经典名方的清肺排毒汤、化湿败毒方、宣肺败毒方加减处方。

"三方"中的"化湿败毒方"和"宣肺败毒方"已被开发成中药颗粒剂，在海外申请注册。2020 年 7 月 16 日，张伯礼院士团队研制的创新中药"宣肺败毒颗粒"获得了美国 FDA 二期临床批件。③ 2020 年 3 月 18 日，由黄璐琦院士团队在抗疫中开发出的化湿败毒颗粒赢得了阿联酋卫生主管部门

---

① 《大疫出良方，战疫中的"三药三方"作用大》，光明日报，http：//www. satcm. gov. cn/hudongjiaoliu/guanfangweixin/2020－04－26/14875. html。

② Shi H. , Hong Y. , Qian J. , et al. , "Xuebijing in the Treatment of Patients with Sepsis," *American Journal of Emergency Medicine*, 35（2017）：285－291.

③ 《张伯礼院士成都分享中医药战疫经验 宣肺败毒颗粒获 FDA 二期临床批件》，中药材天地网，https：//www. zyctd. com/zixun/204/611921. html。

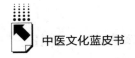

的认可，被阿联酋列为紧急注册用药。①

特别值得关注的是，2021 年 7 月 1 日美国加州大学圣地亚哥分校已经开始做中药清肺排毒汤治疗新冠肺炎的临床随机双盲试验②。此测试由加州大学圣地亚哥分校主持，但具体实施可能在多个加大校园。此项临床实验的主要负责人为 Dr. Gordon Saxe，目前在接收志愿者，要求 18 岁以上、72 小时之内新冠肺炎确诊，或者 9 天之内有新冠肺炎症状。

二　通过抗击疫情成果促进中医药走向世界的方式及路径分析

中医药属于中国，同样属于世界。目前，中医药优质服务已惠及全球 180 多个国家和地区，中医药走向世界是大势所趋。让中医药优质服务发挥更大价值，为全人类带去健康和幸福，是全体中医人的使命，也是一张需要当代中医人回答的历史考卷。从中医药参与全球抗疫的调查分析看，中医药通过抗击疫情成果走向世界可能的方式及路径如下。

（一）通过医疗援助，促进中医药造福人类命运共同体

2020 年 6 月，中国政府发布的《抗击新冠肺炎疫情的中国行动》白皮书指出，截至 2020 年 5 月 31 日，中国已向 27 个国家派出 29 个医疗专家组，向 150 个国家和 4 个国际组织提供了援助③。白皮书同时指出，在中国国内的抗击疫情行动中，中医药物参与救治确诊病例的占比达到 92%。建议提升中医药在对外医疗援助中的比重和作用，使中医药造福人类命运共同体。

---

① 《中医药治疗新冠肺炎新进展：化湿败毒颗粒获临床完验批件》，新华网，http://xinhuanet.com/health/2020 - 03/22/C_ 1125750050.htm。
② Chinese Herb Formula for Covid - 19，2022 - 2 - 8，https://clinicaltrials.gov/ct2/show/NCT04939415.
③ 《抗击新冠肺炎疫情的中国行动》，中华人民共和国中央人民政府，2020 年 6 月 7 日，http://www.gov.cn/zhengce/2020 - 06/07/content_ 5517737.htm。

（二）提升中药产业化和现代化水平，为走出国门创造条件

中医药"三药三方"在中国本土抗击疫情中发挥了重要作用，但研究发现，在走出国门的过程中，"三药"比"三方"更为顺利，同时"化湿败毒方"和"宣肺败毒方"也已经开发成颗粒剂，在海外申请临床审批。这是因为，虽然"三方"更能体现中药辨证论治的特点，但在走向世界的过程中，受当地中医医师资源的限制。因此，能够实现产业化、标准化、现代化的中成药更有利于加快中医药走向世界的进程。

（三）提供循证证据，让中医药惠及世界、造福人类

以科学证据为核心的循证医学模式，是世界医学理论与实践的主流模式，临床证据也是评价医疗措施是否安全、是否有效的重要依据。中医药是中华民族几千年来健康养生理念与医学卫生实践的体现，是中华民族的智慧结晶。《中共中央国务院关于促进中医药传承创新发展的意见》明确提出要加强中医药循证医学研究。在抗击新冠肺炎疫情的过程中，美国加州大学圣地亚哥分校已经开始做中药清肺排毒汤治疗新冠肺炎的临床随机双盲试验。中医药在走向世界的过程中，需要更多临床循证证据作为支撑。

三　中医药走向世界的新思路和战略建议

中医药是中华文化的瑰宝，是独特的医疗资源，同时也是中国全球化发展战略的重要组成部分。新冠肺炎疫情发生以来，中医药的传承发展面临着新的发展机遇和挑战。本文通过中医药"三药三方"在海外抗击疫情中的作用观察，分析通过抗疫成果促进中医药走向世界的方式和路径，总结中医药走向世界的新思路和战略建议如下。

（一）加强多方交流，服务人类命运共同体

中医药走向世界需要多方努力。从政府和社会组织对外提供的医疗援

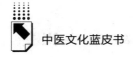

助，到学术界对中医药抗疫作用机理的探究，再到企业界连花清瘟胶囊走出国门在全球 20 余个国家和地区获得注册批文，作为中国全球化展露的重要组成部分，中医药国际化需要多方努力，从多个层面与国外展开多层次、全方位的交流合作。

（二）依托海外中医协会，融入当地医疗服务体系

目前，在海外成立医学中心、提供中医教育及医疗服务是中医药走向世界的重要方式之一。事实上，中医药已经走出国门、走向世界，在世界各地均有中医师服务当地居民。建议依托当地中医协会，融入当地医疗服务体系，与政府、医疗机构、保险机构、全科医生等医疗服务体系内的相关主体建立联系，造福当地居民，为其提供高质量、全方位的中医医疗服务，提升其健康福祉。

（三）增强宣传意识，塑造中医药国际形象

中医药在抗疫过程中重塑了国际形象，这种国际形象的重塑取决于其真实的临床疗效。而由于药品上市法律法规的限制、国外中医医疗资源的限制，中医药在海外形象的重塑仍有很大提升空间。建议进一步增强宣传意识，利用现代化的管理学理论工具和传播学理论工具，塑造中医药国际形象。

医疗发展篇
Social Medicine

B.5

"十三五"期间我国中医医疗
资源现状及变化趋势

摘　要：　本报告对"十三五"期间我国中医医疗资源现状及发展趋势
进行了分析，针对我国已经逐步跨入人口老龄化社会的现
实，并结合中医药传承创新发展的实际，提出中医药在积极
应对人口老龄化方面的解决方案，更好地服务于国家发展战
略，服务于人民日益增长的美好生活需要，促进中医药事业
高质量发展，在全面建设现代化国家新阶段构建中医药发展
新格局。

关键词：　"十三五"　中医医疗资源　人口老龄化　高质量发展

---

* 王晨，北京中医药大学，北京金匮中医药文化发展基金会秘书长，执业药师，研究方向为中
医药文化；王三矫，北京中医药大学生命科学学院中西医结合基础在读硕士，研究方向为基
于 CRISPR/Cas9 技术筛选中药抗肿瘤作用靶点。

本报告对我国中医医疗资源在"十三五"期间的发展状况进行分析，从而客观反映我国中医医疗服务体系硬件条件、服务能力以及年度发展趋势，并通过这些变化的数据来展示已取得的最新成就，找出存在的短板和问题，促进中医医疗服务在"十四五"期间更好地发展，同时，也从对数据的分析中发现在我国实施"十三五"规划期间全国中医药医疗服务存在的问题，以便在国家推进实施"十四五"规划期间，适应我国人口老龄化的新要求，寻找中医药方面的解决方案。由此让中医药发展不断适应国家改革发展的步伐，不断满足人民群众对中医药医疗服务的新需求，让人民群众从更加方便、快捷、优质、高效的中医服务中获得健康实惠，有针对性地提升中医医疗服务水平，加快中医医疗服务高质量发展。

一 "十三五"期间中医人力资源现状

（一）执业中医师基本情况

从性别来看，2020 年公立中医院执业（助理）医师普遍男性多于女性，而药师（士）则女性居多。按年龄看，执业（助理）医师年龄集中于 25 ～ 44 岁，药师（士）年龄 25 岁以下仅为极少数；按学历看，执业（助理）医师大部分为大学本科，这也符合卫生人力资源知识密集性的特点；按聘任技术职务看，执业（助理）医师为中级、师级/助理居多，正高仅为少数，药师（士）比例最高的为师级/助理（见表 1）。

表 1　2020 年公立中医院执业中医师基本情况

单位：%

分类	执业（助理）医师	执业医师	药师（士）
按性别分			
男	54.2	54.5	33.5
女	45.8	45.5	66.5

续表

分类	执业（助理）医师	执业医师	药师（士）
按年龄分			
25 岁以下	0.5	0.2	3.7
25～34 岁	34.7	33.8	38.0
35～44 岁	32.2	32.3	25.8
45～54 岁	21.4	21.7	23.2
55～59 岁	6.6	7.0	7.0
60 岁及以上	4.7	5.0	2.5
按工作年限分			
5 年以下	19.1	18.6	15.2
5～9 年	21.0	20.8	22.5
10～19 年	24.4	24.4	22.2
20～29 年	20.4	20.5	21.7
30 年及以上	15.1	15.8	18.5
按学历分			
研究生	16.9	18.5	3.8
大学本科	51.9	55.8	35.8
大专	22.6	18.5	33.2
中专	7.9	6.5	22.5
高中及以下	0.8	0.7	4.6
按专业技术资格分			
正高	6.5	7.1	1.3
副高	15.6	17.0	5.6
中级	29.4	31.8	23.6
师级/助理	35.6	35.8	35.8
士级	8.1	4.0	26.5
不详	4.8	4.3	7.1
按聘任技术职务分			
正高	6.1	6.7	1.3
副高	15.6	17.1	5.6
中级	30.0	32.4	24.2
师级/助理	35.3	25.1	35.4
士级	7.3	3.8	25.7
待聘	5.7	5.0	7.9

资料来源：国家卫生健康委员会编《中国卫生健康统计年鉴》（2021）。下同。

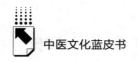

（二）医疗机构中医药专业人员情况

2020 年，全国医疗卫生机构中，中医药人员总数为 82.9 万人，比 2019 年增加 8.1%。其中，基层中医类别执业（助理）医师 18.4 万人，比 2019 年增加 11.3%。

国家卫生健康委网站公布的《2020 年我国卫生健康事业发展统计公报》的信息显示，按我国现有 14.4 亿人计算，现有执业（助理）医师 408.6 万人，每千人口有医师 2.84 人；其中，中医执业（助理）医师 64.3 万人，每千人中仅有中医师 0.45 人，西医师是中医师的 5.35 倍（见表 2）。

表 2 2020 年医疗机构中医药专业人员情况

单位：人

分类	机构类别	中医类执业（助理）医师	中药师（士）
	总　计	288939	54822
中医类医疗机构中的中医技术人员总数	1. 中医类医院	202166	38196
	1.1. 中医医院	176697	33601
	1.1.1. 中医综合医院	167061	31938
	1.1.2. 中医专科医院	9636	1663
	1.2. 中西医结合医院	16517	2676
	1.3. 民族医医院	8952	1919
	2. 中医类门诊	17853	3163
	2.1. 中医门诊部	16690	2968
	2.2. 中西医结合门诊部	1094	181
	2.3. 民族医门诊部	69	14
	3. 中医类诊所	68920	13463
	3.1. 中医诊所	60719	12545
	3.2. 中西医结合诊所	7682	842
	3.3. 民族医诊所	519	76

续表

分类	机构类别	中医类执业（助理）医师	中药师（士）
	总　计	353586	76269
其他医疗卫生机构中医类人员数	综合医院	123263	31118
	专科医院	24529	5673
	社区卫生服务中心	37753	8706
	社区卫生服务站	15337	1807
	乡镇卫生院	91168	18897
	门诊部	11946	2025
	诊所	26794	3013
	妇幼保健机构	9069	2289
	专科疾病防治机构	1026	380
	其他医疗卫生机构	12701	2361
合计	—	642525	131091

（三）中医类医疗卫生机构人员数及其变化趋势

"十三五"期间，中医类医疗卫生机构专业人员数逐年增加，2016 年为 112.9 万人，2017 年为 122.6 万人，2018 年为 132.2 万人，2019 年为 142.1 万人，到 2020 年增加到 151.3 万人，五年累计增幅达 34.0%。可以看到，从事临床服务的专业人员数量每年都有不同程度的增长，有时增幅还比较大。与此同时，中医类研究机构人员数却呈现逐年下降趋势，从 2016 年的 2965 人，下降到 2020 年的 2509 人，降幅为 15.4%（见附表 1）。在中医药科研方面，2020 年全国中医药科研机构从业人员共计 23132 人，与 2019 年相比减少了 758 人；在研课题共 4056 个，比 2019 年增加 2.0%；发表科技论文 7222 篇，较上年增长 9.2%。科研人数的减少对科研成果的影响不大，但从长远来看，从事科研工作的专业人员的减少，不利于中医药科研工作的高质量发展。

（四）中医药人员数及其变化趋势

"十三五"期间，中医药人员总数从 2016 年的 61.3 万人，2017 年的 66.4 万人，2018 年的 71.5 万人，2019 年的 76.7 万人，逐年增加到 2020 年的 82.9 万人，增幅达 35.2%。中医类别执业（助理）医师占同类人员总数的比重增加 1.6 个百分点，从 2016 年的 15.1% 逐渐上升到 2020 年的 16.7%（见附表 2、图 1）。

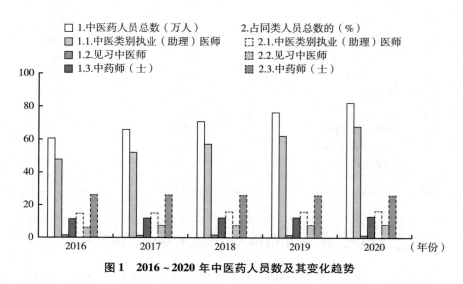

图 1　2016～2020 年中医药人员数及其变化趋势

二　"十三五"期间中医医疗机构及床位资源现状

（一）中医医疗机构数

2020 年，我国共有 5482 家中医类医院，其中共有 4426 家中医医院，732 家中西医结合医院，324 家民族医医院；按医院级别分，有 535 家三级中医院，有 1926 家二级中医院，有 1155 家一级中医院；在民族医医院中，大部分为蒙医医院和维医医院。设有中医类临床科室的机构中，乡镇卫生院有 17414 家，社区卫生服务中心有 4590 家，二级及以上公立综合医院有 4071 家（见表 3）。截至 2020 年，能够提供中医服务的基层医疗卫生机构中，社区卫生服务中心占比高达 99.0%，社区卫生服务站占比为 90.6%，乡镇卫生院占比高达 98.0%，村卫生室占比为 74.5%。

表3　2020年中医类医疗卫生机构数

单位：家，%

一级指标	二级指标	总计
中医类医疗卫生机构数	1. 中医类医院	5482
	1.1. 中医医院	4426
	1.1.1. 按经济类型分	
	1.1.1.1. 公立中医院	2332
	1.1.1.2. 民营中医院	2094
	1.1.2. 按医院级别分	
	1.1.2.1. 三级中医院	535
	1.1.2.1.1. 内：三甲中医院	368
	1.1.2.2. 二级中医院	1926
	1.1.2.3. 一级中医院	1155
	1.1.3. 按医院类别分	
	1.1.3.1. 中医综合医院	3748
	1.1.3.2. 中医专科医院	678
	1.1.3.2.1. 肛肠医院	84
	1.1.3.2.2. 骨伤医院	242
	1.1.3.2.3. 按摩医院	18
	1.1.3.2.4. 针灸医院	31
	1.1.3.2.5. 其他专科医院	303
	1.2. 中西医结合医院	732
	1.3. 民族医医院	324
	1.3.1. 蒙医医院	110
	1.3.2. 藏医医院	44
	1.3.3. 维医医院	125
	1.3.4. 傣医医院	1
	1.3.5. 其他民族医院	44
	2. 中医类门诊	3539
	2.1. 中医门诊部	3000
	2.2. 中西医结合门诊部	508
	2.3. 民族医门诊部	31
	3. 中医类诊所	63291
	3.1. 中医诊所	53560
	3.2. 中西医结合诊所	9090
	3.3. 民族医诊所	641
	4. 中医类研究机构	43
	4.1. 中医（药）研究院所	34
	4.2. 中西医结合研究所	2
	4.3. 民族医（药）研究所	7

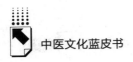

续表

一级指标	二级指标	总计
设有中医类临床科室的其他医疗卫生机构数	1. 设有中医类临床科室的机构数	26075
	1.1. 二级及以上公立综合医院	4071
	1.2. 社区卫生服务中心	4590
	1.3. 乡镇卫生院	17414
	2. 设有中医类临床科室的机构占同类机构总数的比重	
	2.1. 二级及以上公立综合医院	86.7
	2.2. 社区卫生服务中心	63.1
	2.3. 乡镇卫生院	50.1
提供中医服务的基层医疗卫生机构数	1. 社区卫生服务中心	7271
	其中：提供中医服务的机构	7201
	所占比重	99.0
	2. 社区卫生服务站	11995
	其中：提供中医服务的机构	10868
	所占比重	90.6
	3. 乡镇卫生院	34757
	其中：提供中医服务的机构	34068
	所占比重	98.0
	4. 村卫生室	568590
	其中：提供中医服务的机构	423492
	所占比重	74.5

（二）中医医疗机构数及其变化趋势

"十三五"期间，中医医疗机构总数从 2016 年的 49527 万家，增加到 2020 年的 72355 万家，增幅达 46.09%。其中：中医类医院从 2016 年的 4238 家，增加到 2020 年的 5482 家，增幅达 29.35%。中医类门诊部从 2016 年的 1913 家，增加到 2020 年的 3539 家，增幅达 85.00%；中医类诊所从 2016 年的 43328 家，增加到 2020 年的 63291 家，增幅达 46.07%。与此同时，中医类研究机构从 2016 年的 48 家，降到 2020 年的 43 家，降幅为 10.42%。以上数据显示，"十三五"期间我国中医医疗机构数量有较大增长，而科研机构数量有小幅下降（见附表 3）。

（三）中医类医疗机构床位数及其变化趋势

"十三五"期间，中医医疗机构床位数有较大增长，从2016年的1033547张，增加到2020年的1432900张，增幅达38.64%。其中：中医类医院从2016年的877313张，增加到2020年的1148135张，增幅达30.87%；中医类门诊部从2016年的461张，降到2020年的438张，降幅为4.99%；其他医疗机构中医类临床科室从2016年的155773张，增加到2020年的284327张（见表4、图2）。

表4　中医类医疗机构床位数

单位：张

类　别	2016年	2017年	2018年	2019年	2020年
总　计	1033547	1135615	1234237	1328752	1432900
1. 中医类医院	877313	951356	1021548	1091630	1148135
1.1. 中医医院	761755	818216	872052	932578	981142
1.2. 中西医结合医院	89074	99680	110579	117672	124614
1.3. 民族医医院	26484	33460	38917	41380	42379
2. 中医类门诊部	461	494	548	536	438
2.1. 中医门诊部	294	409	423	402	294
2.2. 中西医结合门诊部	141	72	112	124	142
2.3. 民族医门诊部	26	13	13	10	2
3. 其他医疗机构中医类临床科室	155773	183765	212141	236586	284327

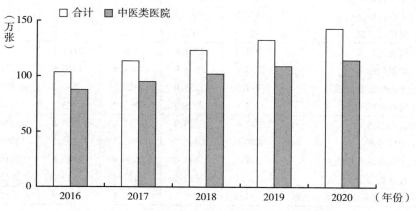

图2　2016~2020年中医类医疗机构床位数变化趋势

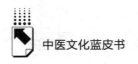
三 "十三五"期间中医医疗服务现状

（一）中医类医疗机构诊疗人次及其变化趋势

"十三五"期间，中医类医疗机构总诊疗量有较大增长，从2016年的72166.8万人次，增加到2020年的78551.1万人次，增幅达8.85%。其中：中医类医院从2016年的57670.5万人次，增加到2020年的59699.3万人次，增幅达3.52%；中医类门诊部从2016年的1978.3万人次，增加到2020年的3113.6万人次，增幅达57.39%；中医类诊所从2016年的12517.9万人次，增加到2020年的15738.2万人次，增幅达25.72%（见表5）。从全国医疗服务总量来看，中医类诊疗量占全国总诊疗量的百分比从2016年的15.8%，增加到2020年的16.8%，增加了1个百分点。

表5 中医类医疗机构诊疗人次

单位：万人次，%

机构分类	2016年	2017年	2018年	2019年	2020年
中医类总诊疗量	72166.8	76363.2	80846.8	87180.8	78551.1
1. 中医类医院	57670.5	60379.7	63052.6	67528.2	59699.3
1.1. 中医医院	50774.5	52849.2	54840.5	58620.1	51847.8
1.2. 中西医结合医院	5927.3	6363.0	6821.0	7456.6	6542.4
1.3. 民族医医院	968.7	1167.5	1391.1	1451.5	1309.1
2. 中医类门诊部	1978.3	2322.6	2821.0	3182.7	3113.6
2.1. 中医门诊部	1757.4	2063.9	2504.8	2816.6	2741.0
2.2. 中西医结合门诊部	217.9	253.0	310.0	360.8	368.2
2.3. 民族医门诊部	3.0	5.7	6.2	5.3	4.4
3. 中医类诊所	12517.9	13660.9	14973.2	16469.8	15738.2
3.1. 中医诊所	9886.0	10894.3	11993.5	13363.2	12808.7
3.2. 中西医结合诊所	2517.9	2644.4	2856.9	2987.6	2816.8
3.3. 民族医诊所	114.1	122.2	122.8	119.0	112.7
中医类诊疗量占总诊疗量的比重	15.8	15.9	16.1	16.4	16.8

（二）"十三五"期间，其他机构中医类临床科室诊疗人次及其变化趋势

"十三五"期间，在其他医疗机构中，中医类临床科室诊疗人次的变化：门急诊量从2016年的24058.5万人次，增加到2020年的27213.2万人次，增幅达13.11%。中医占同类机构诊疗量的百分比为：在综合医院中，2016年中医占4.3%，2020年占4.0%，下降0.3个百分点；在专科医院中，2016年中医占2.1%，2020年占2.2%，增加0.1个百分点；在社区卫生服务中心（站）中，2016年中医占8.6%，2020年占9.7%，增加1.1个百分点；在乡镇卫生院中，2016年中医占5.7%，2020年占7.8%，增加2.1个百分点（见表6）。

表6 其他机构中医类临床科室诊疗人次

单位：万人次，%

机构分类	2016年	2017年	2018年	2019年	2020年
1. 门急诊量	24058.5	25522.2	26300.3	29209.2	27213.2
1.1. 综合医院	10286.8	10273.2	10269.7	11112.4	9542.6
1.2. 专科医院	635.7	653.0	682.8	787.8	742.9
1.3. 社区卫生服务中心（站）	6178.5	6611.4	6939.4	8018.7	7299.2
1.4. 乡镇卫生院	6148.5	6930.8	7323.4	8057.8	8592.7
1.5. 其他机构	809.0	1053.8	1085.1	1232.5	1035.9
2. 占同类机构诊疗量的比重					
2.1. 综合医院	4.3	4.1	4.0	4.0	4.0
2.2. 专科医院	2.1	2.0	1.9	2.0	2.2
2.3. 社区卫生服务中心（站）	8.6	8.6	8.7	9.3	9.7
2.4. 乡镇卫生院	5.7	6.2	6.6	6.9	7.8
2.5. 其他机构	0.8	1.0	1.0	1.0	0.9

（三）村卫生室中医诊疗人次及其变化趋势

受疫情等多重因素影响，虽然在这五年中村卫生室中医诊疗人次总体上

有所下降，但中医在村卫生室总诊疗量中的占比始终超过了40%，说明中医药在我国农村地区依然发挥着重要的作用。如果在整个医疗服务体系中，中医医疗服务都能达到40%，中西医并重的目标就接近实现了。"十三五"期间，村卫生室中医诊疗人次的变化：门急诊量从2016年的74455.2万人次，降到2020年的60326.5万人次，降幅为18.98%；中医占村卫生室诊疗量的比重，2016年为40.2%，2020年为42.3%，增加了2.1个百分点（见附表4、图3）。

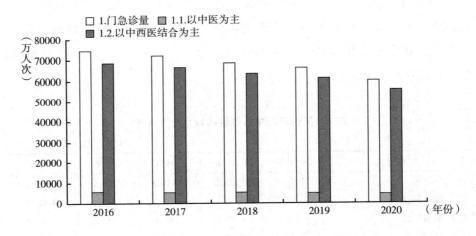

图3　2016～2020年村卫生室中医诊疗人次

（四）中医类医院诊疗人次及其变化趋势

"十三五"期间，中医类医院诊疗人次从2016年的50774.5万人次，逐年增加至2019年的58620.1万人次，增幅达15.5%；中西医结合医院从2016年的5927.3万人次，增加到2019年的7456.6万人次，增幅达25.8%；民族医医院从2016年的968.7万人次，增加到2019年的1451.5万人次，增幅达49.8%。整体来看，各中医类医院诊疗人次都有不同程度的增长，尤其是民族医医院增幅非常明显。2020年，受到疫情等多重因素影响，中医类医院诊疗人次出现明显的下降（见表7）。

表7 中医类医院诊疗人次及其变化趋势

单位：万人次

机构分类	2016 年	2017 年	2018 年	2019 年	2020 年
1. 中医医院合计	50774.5	52849.2	54840.5	58620.1	51847.8
1.1. 按医院等级分					
1.1.1. 三级中医院	24628.1	25241.8	26558.6	28723.2	26043.8
1.1.1.1. 内:三甲中医院	20859.8	21273.5	22250.7	24159.6	21142.9
1.1.2. 二级中医院	23274.7	24371.4	24971.5	26288.4	22696.7
1.1.3. 一级中医院	1437.3	1636.6	1744.7	1946.8	1713.4
1.2. 按登记注册类型分					
1.2.1. 公立中医院	47942.6	49364.4	51044.8	54437.1	47762.6
1.2.2. 民营中医院	2831.9	3484.9	3795.7	4183.0	4085.2
1.3. 按医院类别分					
1.3.1. 中医综合医院	48943.6	50848.7	52660.5	56326.4	49768.6
1.3.2. 中医专科医院	1830.8	2000.5	2179.9	2293.8	2079.2
2. 中西医结合医院	5927.3	6363.0	6821.0	7456.6	6542.4
3. 民族医医院	968.7	1167.5	1391.1	1451.5	1309.1
3.1. 蒙医医院	412.3	588.0	753.1	808.2	657.1
3.2. 藏医医院	290.6	298.6	328.2	302.0	321.9
3.3. 维医医院	138.9	152.0	172.7	193.7	177.5
3.4. 傣医医院	8.9	10.1	15.4	17.2	12.1
3.5. 其他	118.1	118.9	121.8	130.4	140.4

（五）公立中医类医院病人医药费用及其变化趋势

"十三五"期间，公立中医类医院病人医药费用发生了如下的变化：从2016 年的次均门诊费用218.4 元，增加到2020 年的次均门诊费用284.4 元，增幅达30.22%；从2016 年的人均住院费用7008.0 元，增加到2020 年的人均住院费用8450.5 元，增幅达20.58%。从2016 年的门诊药费125.9 元，增加到2020 年的门诊药费151.5 元；从2016 年的住院药费2505.3 元，降到2020 年的住院药费2277.2 元，降幅达9.10%（见附表5）。

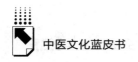

四 结论

"十三五"期间,党中央、国务院高度重视中医药事业的传承创新发展。2019 年 10 月,全国中医药大会召开,党中央、国务院发布《关于促进中医药传承创新发展的意见》,可以说,我国中医药事业发展迎来了春天。2020年以来,国家中医药管理局等多部门相继出台了多项宏观政策和措施,特别是在近两年的抗击新冠肺炎疫情斗争中,中医药发挥了独特的优势和作用,得到了社会各界的高度认可。近年来中医药国内发展和"走出去"的实践充分证明,中医药的有效性、可及性和广阔发展前景受到国内外专业人士和受众的高度信任和关注,未来人们对中医药的信任和需求都会逐年增长。

"十三五"期间,中医医疗资源和服务的各项数据都有明显增长,我国中医药资源处于快速发展阶段。从年度增长数据来看,中医医疗资源和医疗服务能力明显增长。其中,中医医疗机构床位数的增幅为 38.64%;中医医疗机构数增幅达 46.09%;中医类医疗卫生机构人员数增幅达 34.0%。但从横向比较来看,中医药在我国医疗服务中的占有率仍然不高,与中医医疗资源大幅增长相比,中医药服务数量的多项数据仅为小幅增长。特别值得注意的是,在村卫生室,中医诊疗人次下降趋势明显,降幅为 18.98%。

通过以上资源数据的集中呈现可以得出一个初步结论,我国近年来中医药资源和服务快速增长,受益于国家的宏观政策出台以及地方各级加大微观实施力度。但是,中医药行业从业者、管理者和决策者,要认真分析总结存在的人才短板和基层服务数量下降的问题,从中找出在重大疾病疫情防控以及以实施预防为主方针方面,充分发挥中医药的优势和独特作用的方法与举措,从而不断地增强发展中医药的自信。

进入"十四五"时期,我国提出了健康中国建设和积极应对人口老龄化这两大国家战略。据国家权威统计,到"十四五"末,我国预计 65 岁以上老年人口占总人口的比例将达到 15%,我国已经进入人口老龄化时代。国家在"十四五"规划建议中提出积极应对人口老龄化国家战略,要求健全医疗卫生机构与养老机构合作机制，加快构建居家养老、社区养老、机构养老相协调，医养、康养相结合的养老服务体系，为老年人提供治疗期住院、康复期护理、稳定期生活照料、安宁疗护一体化的健康养老服务。在此政策环境下，医疗资源面临着越来越艰巨的挑战。中医药作为人民群众尤其是老年人喜闻乐见的医疗服务形式，必然大有可为。

从中医药医疗服务的发展趋势、我国老龄化人群的文化传统和就医习惯来看，中医药养老必将成为破解人口老龄化时代养老难题的一条重要途径。政府部门和中医药管理者，要分析我国中医药发展存在的不平衡、不充分的短板和问题，从中找出影响和阻碍中医药发展的政策因素、人才培养因素、服务价格因素等，从而提出中医药参与积极应对人口老龄化国家战略的有针对性、前瞻性、可行性的解决方案。有效发挥中医药在健康养老中的作用，包括完善中医医疗机构与基层医疗卫生机构、养老机构的合作机制，促进优质中医药资源向社区、家庭延伸辐射，持续推进中医药健康养老进社区、进家庭等身边工程；特别是要根据中医"治未病"的思想，采用中医的方法，在老龄化人群疾病的预防方面凸显其优势，加强中医健康养老护理员及其师资队伍建设，积极推广宣传引导老年人使用中医养生保健方法。

总之，进入"十四五"新发展阶段，中医药医疗服务传承创新发展要顺应人民群众的新期待，紧跟国家发展战略，形成高质量发展的新格局，为加快实施健康中国战略、推进积极应对人口老龄化国家战略、保障人民健康贡献自己的力量。

附　录：

附表1　中医类医疗卫生机构人员数及其变化趋势

单位：人

机构类别	2016 年	2017 年	2018 年	2019 年	2020 年
总　计	1129167	1226170	1321902	1421203	1513024
1. 中医类医院	1015919	1094773	1169359	1250689	1321390

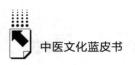

续表

机构类别	2016 年	2017 年	2018 年	2019 年	2020 年
1.1. 中医医院	884394	943444	998777	1069481	1127425
1.1.1. 中医综合医院	839306	892497	944007	1011178	1064791
1.1.2. 中医专科医院	45088	50947	54770	58303	62634
1.2. 中西医结合医院	105358	118230	130085	138965	149371
1.3. 民族医医院	26167	33099	40497	42243	44594
2. 中医类门诊部	25277	32731	40468	44868	48248
2.1. 中医门诊部	21015	27845	34588	38341	41015
2.2. 中西医结合门诊部	4125	4692	5697	6340	7033
2.3. 民族医门诊部	137	194	183	187	200
3. 中医类诊所	85006	96111	109662	123116	140877
3.1. 中医诊所	65409	75072	86846	99055	114017
3.2. 中西医结合诊所	18818	20110	21821	23075	25824
3.3. 民族医诊所	779	929	995	986	1036
4. 中医类研究机构	2965	2555	2413	2530	2509
4.1. 中医(药)研究院所	2634	2355	2239	2357	2373
4.2. 中西医结合研究所	88	89	84	87	78
4.3. 民族医(药)研究所	243	111	90	86	58

附表 2　中医药人员数及其变化趋势

单位：万人，%

人员类别	2016 年	2017 年	2018 年	2019 年	2020 年
1. 中医药人员总数	61.3	66.4	71.5	76.7	82.9
1.1. 中医类别执业(助理)医师	48.2	52.7	57.5	62.5	68.3
1.2. 见习中医师	1.4	1.6	1.6	1.5	1.5
1.3. 中药师(士)	11.7	12.0	12.4	12.7	13.1
2. 占同类人员总数的比重					
2.1. 中医类别执业(助理)医师	15.1	15.6	16.0	16.2	16.7
2.2. 见习中医师	6.6	7.7	7.6	7.9	8.2
2.3. 中药师(士)	26.6	26.6	26.5	26.3	26.4

附表3 中医医疗卫生机构数

单位：家

类　　型	2016 年	2017 年	2018 年	2019 年	2020 年
总　　计	49527	54243	60738	65809	72355
1. 中医类医院	4238	4566	4939	5232	5482
1.1. 中医医院	3462	3695	3977	4221	4426
1.1.1. 按经济类型分					
1.1.1.1. 公立中医院	2303	2293	2293	2311	2332
1.1.1.2. 民营中医院	1392	1684	1684	1910	2094
1.1.2. 按医院级别分					
1.1.2.1.1. 三级中医院	415	422	448	476	535
1.1.2.1.2. 内:三甲中医院	313	314	326	352	368
1.1.2.2. 二级中医院	1795	1818	1848	1906	1926
1.1.2.3. 一级中医院	616	724	874	986	1155
1.1.3. 按医院类别分					
1.1.3.1. 中医综合医院	2911	3093	3345	3570	3748
1.1.3.2. 中医专科医院	551	602	632	651	678
1.1.3.2.1. 肛肠医院	77	88	88	81	84
1.1.3.2.2. 骨伤医院	198	210	224	226	242
1.1.3.2.3. 按摩医院	14	17	17	16	18
1.1.3.2.4. 针灸医院	25	28	31	31	31
1.1.3.2.5. 其他专科医院	237	259	272	297	303
1.2. 中西医结合医院	510	587	650	699	732
1.3. 民族医医院	266	284	312	312	324
1.3.1. 蒙医医院	72	89	108	108	110
1.3.2. 藏医医院	45	45	44	43	44
1.3.3. 维医医院	99	98	112	116	125
1.3.4. 傣医医院	1	1	1	1	1
1.3.5. 其他民族医院	49	51	47	44	44
2. 中医类门诊部	1913	2418	2958	3267	3539
2.1. 中医门诊部	1539	2015	2495	2772	3000
2.2. 中西医结合门诊部	355	374	436	468	508
2.3. 民族医门诊部	19	29	27	27	31

续表

类　　型	2016 年	2017 年	2018 年	2019 年	2020 年
3. 中医类诊所	43328	47214	52799	57268	63291
3.1. 中医诊所	35289	38882	43802	48289	53560
3.2. 中西医结合诊所	7513	7747	8389	8360	9090
3.3. 民族医诊所	526	585	608	619	641
4. 中医类研究机构	48	45	42	42	43
4.1. 中医(药)研究院所	36	36	33	33	34
4.2. 中西医结合研究所	3	2	2	2	2
4.3. 民族医(药)研究所	9	7	7	7	7

附表 4　村卫生室中医诊疗人次

单位：万人次，%

项　　目	2016 年	2017 年	2018 年	2019 年	2020 年
1. 门急诊量	74455.2	72059.3	68695.9	66354.8	60326.5
1.1. 以中医为主	5919.9	5606.8	5139.8	4956.1	4444.3
1.2. 以中西医结合为主	68535.3	66452.5	63556.1	61398.7	55882.2
2. 中医占村卫生室诊疗量的比重	40.2	40.3	40.1	41.4	42.3

附表 5　公立中医类医院病人医药费用

单位：元，%

类型	次均门诊费用	门诊药费	门诊药费占门诊费用的比重	人均住院费用	住院药费	住院药费占住院费用的比重
中医院						
2016 年	218.4	125.9	57.6	7008.0	2505.3	35.7
2017 年	229.8	128.0	55.7	7197.6	2341.1	32.5
2018 年	243.0	132.8	54.6	7510.3	2231.2	29.7
2019 年	255.3	139.2	54.5	7867.2	2272.7	28.9
2020 年	284.4	151.5	53.3	8450.5	2277.2	26.9
其中:三级中医院						
2016 年	265.5	162.3	61.1	10235.1	3681.4	36.0
2017 年	282.5	166.4	58.9	10481.8	3384.0	32.3
2018 年	297.5	170.9	57.5	10770.8	3151.9	29.3
2019 年	311.6	177.0	56.8	10981.8	3121.2	28.4
2020 年	342.3	189.6	55.4	11581.6	3088.9	26.7

续表

类型	次均门诊费用	门诊药费	门诊药费占门诊费用的比重	人均住院费用	住院药费	住院药费占住院费用的比重
二级中医院						
2016 年	170.9	88.5	51.8	4896.0	1735.1	35.4
2017 年	177.0	89.3	50.5	5055.9	1662.6	32.9
2018 年	186.9	93.0	49.8	5291.0	1600.0	30.2
2019 年	194.8	98.0	50.3	5495.9	1621.3	29.5
2020 年	218.9	107.7	49.2	5877.0	1607.4	27.4
中西医结合医院						
2016 年	260.3	145.1	55.7	11290.5	4086.7	36.2
2017 年	274.8	143.9	52.4	11881.1	3802.6	32.0
2018 年	290.3	146.7	50.5	12458.3	3623.5	29.1
2019 年	301.1	149.6	49.7	13031.2	3728.5	28.6
2020 年	329.8	154.7	46.9	14005.0	3764.3	26.9
民族医医院						
2016 年	170.1	92.2	54.2	4806.6	1669.3	34.7
2017 年	175.8	91.3	51.9	5319.0	1655.4	31.1
2018 年	187.3	95.5	51.0	5649.4	1622.8	28.7
2019 年	201.7	97.4	48.3	5992.8	1629.8	27.2
2020 年	231.7	107.5	46.4	6404.1	1635.4	25.5

B.6
中国中医医疗资源配置均衡性研究

贺楠　刘宏伟　范霖杰　马爽　李瑞锋*

摘　要： 医疗卫生资源配置均衡合理是有效满足居民就医需求、提高医疗卫生服务利用、推进分级诊疗的重要基础。中医药作为中国特色卫生健康事业不可或缺的重要组成部分，对满足居民中医药服务需求、发挥中医药特色优势、促进中医医疗资源均衡合理配置具有非常重要的作用。本文以《中国卫生健康统计年鉴》《全国中医药统计摘编》数据为基础，对我国中医医疗资源配置现状及均衡性进行分析，发现目前存在中医类医院卫生资源配置不均衡、西部地区资源配置状况有待优化、按人口配置的卫生资源公平性优于按地理面积配置、中医类卫生人力资源占比较低、省际差异明显等问题，针对此类问题提出我国中医医疗资源的配置仍需合理化，中医类医院医疗资源投入要"软硬兼施"等建议。

关键词： 中医药　中医医疗资源　资源配置　均衡性

* 贺楠，北京中医药大学管理学院在读硕士，研究方向为中医药政策与管理，主要负责统筹全文并重点撰写报告第三部分；刘宏伟，北京中医药大学管理学院在读硕士，研究方向为中医药政策与管理，主要负责数据收集及第四部分撰写；范霖杰，北京中医药大学管理学院在读硕士，研究方向为中医药政策与管理，主要负责报告第一、二部分撰写；马爽，博士，北京中医药大学管理学院讲师，研究方向为医疗卫生政策，重点指导报告指标的选取及计算结果的分析；李瑞锋，博士，北京中医药大学管理学院教授，研究方向为中医药政策与管理，主要指导全文的撰写并为报告的科学性及合理性提出意见及建议。

新医改以来，我国优质中医医疗资源总体上有所增长，但供给不足、分布不均的问题依然非常突出。本报告搜集整理《全国中医药统计摘编》及《中国卫生健康统计年鉴》中相关数据，以中医类医院机构数、卫生技术人员数等多个指标为基础，对我国中医医疗资源配置现状及均衡性进行分析，并提出现阶段我国中医医疗资源配置中存在的问题及相应的提升策略。

一 2019年全国中医类医院医疗资源按人口和地理面积配置现状

（一）2019年全国各地区按人口配置中医资源现状

1. 中医物力资源地区分布现状

从东中西部地区的资源分布来看，2019年我国每万人口中医类医院机构数、每千人口中医类医院床位数均呈现西部地区较多、东部地区较少的情况。其中，西部地区每万人口民族医医院的机构数为0.008个，显著高于东部和中部地区，西部地区每千人口中医类医院的实有床位数为0.91张，高于东部地区的0.67张和中部地区的0.81张（见图1、图2）。

在全国31个省份中，每万人口中医类医院机构数居前三位的分别是西藏自治区、青海省和内蒙古自治区，最多的是西藏自治区，达0.111个，机构数最少的是上海市，为0.012个。西藏自治区每万人口民族医医院机构数为0.108个，远高于全国平均水平（见表1）。

在全国31个省份中，每千人口中医类医院实有床位数居前三位的分别是内蒙古自治区、甘肃省和北京市，最多的是内蒙古自治区，达1.31张。每千人口中医类医院编制床位数居前三位的分别是青海省、北京市和内蒙古自治区。青海省每千人口中医类医院的编制床位数最多，达1.35张。上海市每千人口中医类医院的实有床位数、编制床位数最少，分别为0.44张、0.41张。

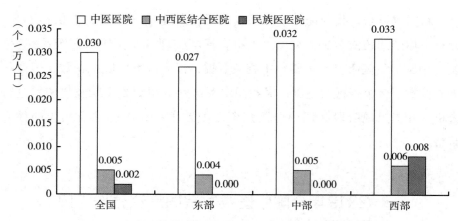

图1　2019年我国东中西部地区每万人口中医类医院机构数

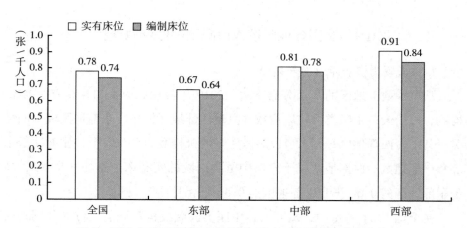

图2　2019年我国东中西部地区每千人口中医类医院床位数

表1　2019年我国各地区中医类医院卫生物力资源

单位：个/万人口，张/千人口

地　区	机构数				床位数	
	中医类医院	中医医院	中西医结合医院	民族医医院	实有床位	编制床位
全　国	0.037	0.03	0.005	0.002	0.78	0.74
东　部	0.031	0.027	0.004	0.000	0.67	0.64
北　京	0.094	0.074	0.019	0.001	1.17	1.34

续表

地　　区	机构数				床位数	
	中医类医院	中医医院	中西医结合医院	民族医医院	实有床位	编制床位
天　津	0.042	0.040	0.002	0.000	0.71	0.73
河　北	0.039	0.033	0.006	0.000	0.73	0.62
辽　宁	0.049	0.045	0.004	0.000	0.77	0.72
上　海	0.012	0.008	0.004	0.000	0.44	0.41
江　苏	0.023	0.018	0.005	0.000	0.70	0.67
浙　江	0.034	0.028	0.006	0.000	0.79	0.76
福　建	0.023	0.020	0.003	0.000	0.55	0.54
山　东	0.035	0.032	0.004	0.000	0.71	0.65
广　东	0.015	0.014	0.001	0.000	0.47	0.51
海　南	0.030	0.022	0.008	0.000	0.52	0.55
中　部	0.037	0.032	0.005	0.000	0.81	0.78
山　西	0.072	0.062	0.010	0.000	0.67	0.66
吉　林	0.052	0.047	0.004	0.001	0.86	0.79
黑龙江	0.057	0.052	0.003	0.002	0.93	0.81
安　徽	0.025	0.021	0.005	0.000	0.68	0.63
江　西	0.027	0.024	0.002	0.000	0.74	0.72
河　南	0.037	0.032	0.005	0.000	0.82	0.88
湖　北	0.026	0.021	0.004	0.000	0.81	0.83
湖　南	0.034	0.028	0.006	0.000	0.95	0.82
西　部	0.047	0.033	0.006	0.008	0.91	0.84
内蒙古	0.095	0.051	0.006	0.039	1.31	1.33
重　庆	0.059	0.040	0.019	0.000	1.11	0.93
广　西	0.026	0.020	0.004	0.001	0.72	0.62
四　川	0.038	0.030	0.004	0.004	0.92	0.91
贵　州	0.033	0.025	0.006	0.002	0.73	0.62
云　南	0.039	0.034	0.005	0.001	0.76	0.70
西　藏	0.111	0.000	0.003	0.108	0.71	0.68
陕　西	0.047	0.043	0.004	0.000	0.89	0.78

续表

地 区	机构数				床位数	
	中医类医院	中医医院	中西医结合医院	民族医医院	实有床位	编制床位
甘 肃	0.069	0.049	0.012	0.007	1.27	1.29
青 海	0.098	0.024	0.012	0.063	1.06	1.35
宁 夏	0.046	0.040	0.003	0.003	0.79	0.76
新 疆	0.047	0.024	0.002	0.021	0.91	0.69

资料来源:《中国卫生健康统计年鉴(2020)》及国家统计局官方网站。

2. 中医人力资源地区分布现状

从东中西部地区的资源分布来看,2019 年我国每千人口中医类医院人力资源中,卫生技术人员数、中医类别执业(助理)医师数、注册护士数均呈现西部地区相对较多的情况。其中,东部和中部地区每千人口中医类医院的卫生技术人员数相同,均为 0.73 人,中部地区每千人口中医类医院的中医类别执业(助理)医师数最少,为 0.39 人,东部地区每千人口中医类医院的注册护士数最少,为 0.32 人(见图 3)。

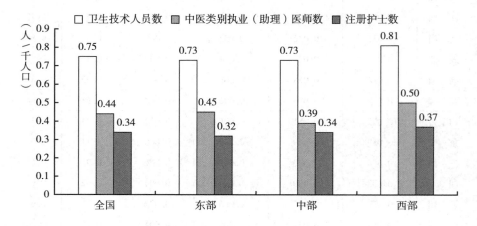

图 3　2019 年我国东中西部地区每千人口中医类医院人员数

在全国 31 个省份中，北京市每千人口中医类医院的这 3 类人员数均居第一位，其中每千人口中医类医院的卫生技术人员数远高于其他省份。卫生技术人员数最少的是广东省，为 0.56 人/千人口。中医类别执业（助理）医师数最少的是海南省，为 0.27 人/千人口。注册护士数最少的是西藏自治区，为 0.13 人/千人口（见表 2）。

表 2　2019 年我国各地区每千人口中医类医院卫生人力资源

单位：人/千人口

地　区	卫生技术人员数	中医类别执业（助理）医师数	注册护士数
全　国	0.75	0.44	0.34
东　部	0.73	0.45	0.32
北　京	1.74	0.96	0.71
天　津	0.90	0.70	0.34
河　北	0.67	0.49	0.27
辽　宁	0.62	0.40	0.26
上　海	0.60	0.39	0.26
江　苏	0.76	0.38	0.35
浙　江	0.92	0.51	0.41
福　建	0.59	0.43	0.27
山　东	0.76	0.47	0.34
广　东	0.56	0.37	0.25
海　南	0.57	0.27	0.27
中　部	0.73	0.39	0.34
山　西	0.60	0.51	0.25
吉　林	0.85	0.51	0.37
黑龙江	0.77	0.39	0.31
安　徽	0.59	0.28	0.28
江　西	0.67	0.32	0.31
河　南	0.76	0.41	0.34
湖　北	0.70	0.32	0.33
湖　南	0.88	0.43	0.45
西　部	0.81	0.50	0.37
内蒙古	1.18	0.69	0.50
重　庆	0.87	0.57	0.43

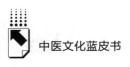
续表

地　区	卫生技术人员数	中医类别执业（助理）医师数	注册护士数
广　西	0.81	0.39	0.39
四　川	0.77	0.67	0.37
贵　州	0.66	0.36	0.31
云　南	0.68	0.35	0.31
西　藏	0.59	0.60	0.13
陕　西	0.95	0.40	0.42
甘　肃	0.93	0.58	0.42
青　海	0.86	0.57	0.29
宁　夏	0.75	0.41	0.33
新　疆	0.71	0.39	0.28

资料来源：《中国卫生健康统计年鉴（2020）》、《2019 年全国中医药统计摘编》及国家统计局官方网站。

（二）2019年全国各地区按地理面积配置中医资源现状

1. 中医物力资源配置现状

从东中西部地区的资源分布来看，2019 年我国每万平方公里中医类医院物力资源中，除民族医医院机构数外，其余资源均呈现东部地区较多、西部地区较少的情况。其中，西部地区每万平方公里民族医医院的机构数为 0.43 个，显著高于东部地区的 0.05 个和中部地区的 0.07 个（见图4）。

在全国 31 个省份中，上海市、北京市和天津市的每万平方公里中医类医院机构数居前三位，其中上海市的中医类医院机构数远远高于其他省份，达 281.82 个，机构数最少的是西藏自治区，为 0.33 个。有 9 个地区的中医类医院机构数低于全国水平（5.44 个/万平方公里），分别为黑龙江省、内蒙古自治区、广西壮族自治区、云南省、西藏自治区、甘肃省、青海省、宁夏回族自治区、新疆维吾尔自治区。

在全国 31 个省份中，上海市、北京市和天津市的每万平方公里中医类医院床位数居前三位，上海市实有床位数、编制床位数最多，分别达

100063.64 张、91709.09 张，西藏自治区每万平方公里中医类医院的实有床位数、编制床位数最少，分别为 20.91 张、20.06 张。有 9 个地区的中医类医院实有床位数和编制床位数低于全国水平（1134.74 张/万平方公里、1081.72 张/万平方公里），分别为吉林省、黑龙江省、内蒙古自治区、云南省、西藏自治区、甘肃省、青海省、宁夏回族自治区、新疆维吾尔自治区（见图 5 和表 3）。

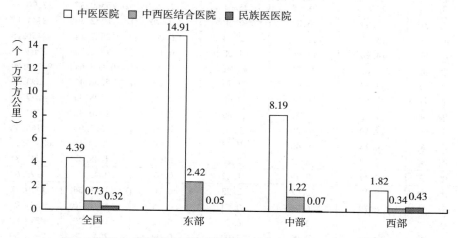

图 4　2019 年我国东中西部地区每万平方公里中医类医院机构数

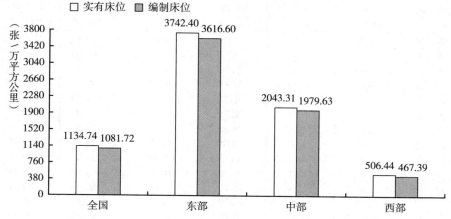

图 5　2019 年我国东中西部地区每万平方公里中医类医院床位数

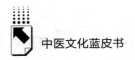

表3 2019年我国各地区每万平方公里中医类医院卫生物力资源

单位：个/万平方公里，张/万平方公里

地 区	机构数				床位数	
	中医类医院	中医医院	中西医结合医院	民族医医院	实有床位	编制床位
全 国	5.44	4.39	0.73	0.32	1134.74	1081.72
东 部	17.37	14.91	2.42	0.05	3742.40	3616.60
北 京	125.61	98.78	25.61	1.22	15560.37	17876.22
天 津	48.33	45.83	2.50	0.00	8152.50	8444.17
河 北	15.45	13.27	2.18	0.00	2907.14	2456.15
辽 宁	14.20	12.99	1.08	0.13	2216.08	2067.83
上 海	281.82	190.91	90.91	0.00	100063.64	91709.09
江 苏	17.82	14.09	3.73	0.00	5508.40	5293.28
浙 江	20.55	16.95	3.60	0.00	4798.39	4577.08
福 建	7.58	6.61	0.89	0.08	1830.32	1794.84
山 东	22.59	20.25	2.34	0.00	4563.04	4165.38
广 东	10.24	9.46	0.78	0.00	3290.15	3565.11
海 南	8.47	6.21	2.26	0.00	1448.02	1541.81
中 部	9.47	8.19	1.22	0.07	2043.31	1979.63
山 西	16.15	13.91	2.23	0.00	1488.64	1479.13
吉 林	6.79	6.10	0.53	0.16	1120.70	1027.91
黑龙江	4.09	3.73	0.24	0.11	672.20	579.80
安 徽	10.92	8.92	2.00	0.00	2941.76	2720.56
江 西	7.25	6.59	0.66	0.00	1994.55	1943.86
河 南	21.74	18.98	2.75	0.00	4832.87	5224.79
湖 北	8.18	6.78	1.29	0.11	2583.81	2659.06
湖 南	10.67	8.83	1.79	0.05	2967.80	2563.88
西 部	2.59	1.82	0.34	0.43	506.44	467.39
内蒙古	1.94	1.03	0.12	0.79	266.05	270.78
重 庆	22.69	15.53	7.16	0.00	4307.16	3586.77
广 西	5.39	4.29	0.88	0.21	1509.30	1291.29
四 川	6.52	5.08	0.72	0.72	1574.04	1555.71
贵 州	7.26	5.56	1.25	0.45	1587.57	1362.20
云 南	4.69	4.01	0.56	0.13	909.64	832.76
西 藏	0.33	0.00	0.01	0.32	20.91	20.06
陕 西	8.95	8.17	0.78	0.00	1712.01	1489.01
甘 肃	4.04	2.91	0.73	0.40	748.83	762.89
青 海	0.80	0.19	0.10	0.51	86.74	110.38
宁 夏	4.97	4.37	0.30	0.30	856.63	816.27
新 疆	0.73	0.37	0.04	0.32	140.49	105.92

资料来源：《中国卫生健康统计年鉴（2020）》及国家统计局官方网站。

2. 中医人力资源配置现状

从东中西部地区的资源分布来看，2019 年我国每平方公里中医类医院人力资源中，卫生技术人员数、中医类别执业（助理）医师数、注册护士数均呈现东部地区较多、西部地区较少的情况，且东部和中部地区的人力资源量均在全国平均水平之上。其中，西部地区每平方公里中医类医院的卫生技术人员数、中医类别执业（助理）医师数、注册护士数分别为 0.05 人、0.03 人、0.02 人，均低于全国平均水平（见图 6）。

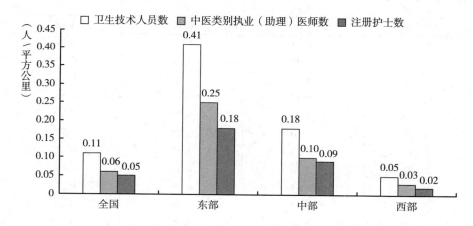

图 6　2019 年我国东中西部地区每平方公里中医类医院人员数

在全国 31 个省份中，上海市、北京市和天津市每平方公里中医类医院的这 3 类人员数均居前三位，其中上海市的这 3 类人员数远远高于其他省份。在卫生技术人员数方面，2019 年每平方公里中医类医院卫生技术人员数最多的是上海市，达 13.45 人，卫生技术人员数最少的是西藏自治区。在中医类别执业（助理）医师数方面，2019 年每平方公里中医类医院中医类别执业（助理）医师数最多的是上海市，达 8.77 人，人数最少的有两个地区，分别是西藏自治区、青海省，人数为 0。在注册护士数方面，2019 年每平方公里中医类医院注册护士数最多的是上海市，达 5.90 人，人数最少的有 3 个地区，分别是西藏自治区、青海省和新疆维吾尔自治区，人数为 0。有 8 个地区的中医类医院以上 3 类人员数均低于全国平均水平（0.11 人/平

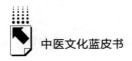
方公里、0.06 人/平方公里、0.05 人/平方公里），分别为黑龙江省、内蒙古自治区、云南省、西藏自治区、甘肃省、青海省、宁夏回族自治区、新疆维吾尔自治区（见表4）。

表4　2019 年我国各地区每平方公里中医类医院卫生人力资源

单位：人/平方公里

地　区	卫生技术人员数	中医类别执业（助理）医师数	注册护士数
全　国	0.11	0.06	0.05
东　部	0.41	0.25	0.18
北　京	2.32	1.29	0.94
天　津	1.04	0.81	0.39
河　北	0.27	0.19	0.11
辽　宁	0.18	0.11	0.08
上　海	13.45	8.77	5.90
江　苏	0.60	0.30	0.28
浙　江	0.55	0.31	0.25
福　建	0.20	0.14	0.09
山　东	0.48	0.30	0.22
广　东	0.39	0.26	0.17
海　南	0.16	0.08	0.07
中　部	0.18	0.10	0.09
山　西	0.13	0.11	0.06
吉　林	0.11	0.07	0.05
黑龙江	0.06	0.03	0.02
安　徽	0.26	0.12	0.12
江　西	0.18	0.09	0.08
河　南	0.45	0.25	0.20
湖　北	0.22	0.10	0.10
湖　南	0.28	0.13	0.14
西　部	0.05	0.03	0.02
内蒙古	0.02	0.01	0.01
重　庆	0.34	0.22	0.17
广　西	0.17	0.08	0.08

地　区	卫生技术人员数	中医类别执业（助理）医师数	注册护士数
四　川	0.13	0.12	0.06
贵　州	0.14	0.08	0.07
云　南	0.08	0.04	0.04
西　藏	0.00	0.00	0.00
陕　西	0.18	0.08	0.08
甘　肃	0.05	0.03	0.02
青　海	0.01	0.00	0.00
宁　夏	0.08	0.04	0.04
新　疆	0.01	0.01	0.00

资料来源：《中国卫生健康统计年鉴（2020）》、《2019 年全国中医药统计摘编》及国家统计局官方网站。

二　2019年全国各地区中医类医院卫生资源占比情况

（一）中医类医院机构数占比情况

2019 年，中医类医院机构数在各省之间的分布存在一定差异。从东中西部地区的资源分布来看，东部中医类医院机构数量与该地区医院总数均高于中部与西部地区，中部中医类医院机构数量与医院总数最低，分别为 1580 个、10019 个。与绝对数相反，东部地区中医类医院占地区医院总数的比重最低，仅为 13.90%，西部地区中医类医院占比最高，为 16.37%（见图 7、表 5）。

从省份上看，山东省医院总数最多，为 2615 个，但其中医类医疗机构数占比不高，仅为 13.65%。西藏自治区医院总数最低，为 156 个。中医类医疗机构数量最多的是河南省，为 363 个，海南省中医类医疗机构数量最低，仅为 30 个。中医类医疗机构占比最高的是北京市，占比 31.02%，最低的是上海市，仅为 8.29%。

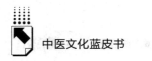
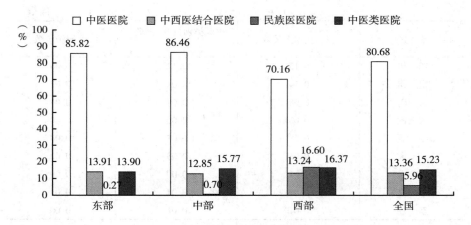

图7 2019年我国中医类医院占比

表5 2019年我国中医类医院机构数及其占比情况

单位：个，%

地 区	该地区医院总数	中医类医院机构数量	中医类医院/该地区医院总数
全 国	34354	5232	15.23
东 部	13445	1869	13.90
北 京	664	206	31.02
天 津	441	58	13.15
河 北	2120	290	13.68
辽 宁	1364	211	15.47
上 海	374	31	8.29
江 苏	1941	191	9.84
浙 江	1372	217	15.82
福 建	677	94	13.88
山 东	2615	357	13.65
广 东	1631	184	11.28
海 南	246	30	12.20
中 部	10019	1580	15.77
山 西	1405	253	18.01
吉 林	797	127	15.93

续表

地　区	该地区医院总数	中医类医院机构数量	中医类医院/该地区医院总数
黑龙江	1144	185	16.17
安　徽	1241	153	12.33
江　西	807	121	14.99
河　南	1974	363	18.39
湖　北	1035	152	14.69
湖　南	1616	226	13.99
西　部	10890	1783	16.37
内蒙古	794	230	28.97
广　西	678	128	18.88
重　庆	846	187	22.10
四　川	2417	317	13.12
贵　州	1340	128	9.55
云　南	1376	185	13.44
西　藏	156	40	25.64
陕　西	1208	184	15.23
甘　肃	719	172	23.92
青　海	220	58	26.36
宁　夏	219	33	15.07
新　疆	917	121	13.20

资料来源：《中国卫生健康统计年鉴（2020）》。

（二）中医类医院实有床位数占比情况

从东中西部地区的资源分布来看，2019年东中西部中医类医院实有床位数占地区所有医院实有床位数的比重差别不大。从床位数量上看，河南省中医类医院的实有床位数最多，为80709张，西藏自治区的实有床位数最少，为2568张。各省份中医类医院实有床位数与该地区所有医院实有床位数之比中，内蒙古自治区占比最高，为24.52%，最低为上海市，占比8.57%。因《中国卫生健康统计年鉴》中不涉及编制床位数，故本部分不作说明（见表6）。

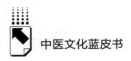

表6　2019 年我国中医类医院实有床位数及其占比情况

单位：张，%

地　区	实有床位数	该地区所有医院实有床位数（占比）
全　国	1091630	6866546（15.90）
东　部	402570	2740018（14.69）
北　京	25519	120240（21.22）
天　津	9783	60990（16.04）
河　北	54567	328553（16.61）
辽　宁	32931	267138（12.33）
上　海	11007	128499（8.57）
江　苏	59050	407248（14.50）
浙　江	50671	307128（16.50）
福　建	22696	156264（14.52）
山　东	72096	481301（14.98）
广　东	59124	441895（13.38）
海　南	5126	40762（12.58）
中　部	340804	2135332（15.96）
山　西	23327	175047（13.33）
吉　林	20957	145128（14.44）
黑龙江	30417	219027（13.89）
安　徽	41214	272106（15.15）
江　西	33289	189562（17.56）
河　南	80709	481174（16.77）
湖　北	48033	288159（16.67）
湖　南	62858	365129（17.22）
西　部	348256	1991196（17.49）
内蒙古	31572	128769（24.52）
广　西	35861	188283（19.05）
重　庆	35491	171092（20.74）
四　川	76514	469814（16.29）
贵　州	27973	205789（13.59）
云　南	35849	241339（14.85）
西　藏	2568	12748（20.14）
陕　西	35199	215683（16.32）
甘　肃	31885	142943（22.31）
青　海	6265	34573（18.12）
宁　夏	5688	35427（16.06）
新　疆	23391	144736（16.16）

资料来源：《中国卫生健康统计年鉴（2020）》。

（三）中医类医院人力资源占比情况

2019年，我国中医类医院中医类别执业（助理）医师共有624783人，占我国执业（助理）医师总数的16.16%；中医类卫生技术人员共有1058983人，占卫生技术人员总数的10.44%；中医类注册护士共有477430人，占注册护士总数的10.74%。

从东中西部地区的资源分布来看，西部地区中医类别执业（助理）医师数占比高于东部和中部，西部地区卫生技术人员数与注册护士数占比也略高于中部与东部（见图8）。

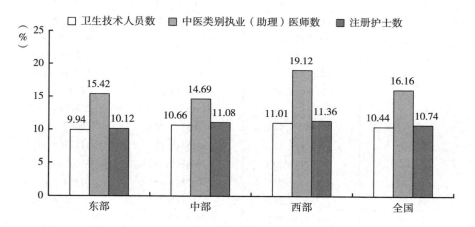

图8 2019年我国中医类医院人员数占比

从数量上看，四川省中医类别执业（助理）医师数最多，为56168人，西藏自治区人数最少，为2158人。山东省中医类医院的卫生技术人员数最多，为76447人。西藏自治区人数最少，为2136人。山东省中医类医院的注册护士数最多，为34563人，西藏自治区人数最少，仅467人。

从各地区中医类别执业（助理）医师数占该地执业（助理）医师总数的比重来看，四川省、西藏自治区、甘肃省、重庆市、内蒙古自治区、天津市的占比均超过20%，四川省占比最高，达25.34%，海南省占比最低，仅11.38%。从各地区中医类医院卫生技术人员数占该地区卫生技术人员总数的比重来看，内蒙古自治区占比最高，达14.54%，而上海市占比最低，仅为7.24%。从各地区中医类医院注册护士数占该地区注册护士总数的比重来看，内蒙古自治区占比最高，达14.87%，上海市占比最低，仅为6.98%。综上可知，我国各地区间的中医类医院人力资源差别较大（见表7）。

表7 2019年我国中医类医院卫生人力资源数及其占比

单位：人，%

地 区	中医类别执业（助理）医师数（占比）	卫生技术人员数（占比）	注册护士数（占比）
全 国	624783（16.16）	1058983（10.44）	477430（10.74）
东 部	272838（15.42）	441672（9.94）	194106（10.12）
北 京	21077（19.91）	38050（14.03）	15491（13.48）
天 津	9660（20.81）	12481（11.36）	4727（11.42）
河 北	36525（15.98）	50069（10.22）	20352（11.00）
辽 宁	17001（13.72）	26687（8.63）	11279（8.11）
上 海	9645（12.90）	14800（7.24）	6486（6.98）
江 苏	32304（12.69）	64387（10.17）	30047（10.74）
浙 江	32340（15.74）	58503（11.25）	26005（11.83）
福 建	17633（17.73）	24466（9.29）	11135（9.58）
山 东	47264（14.99）	76447（9.77）	34563（10.12）
广 东	46665（16.03）	70155（8.85）	31380（8.81）
海 南	2724（11.38）	5627（8.31）	2641（8.24）
中 部	162879（14.69）	307464（10.66）	142198（11.08）
山 西	17730（16.77）	20982（8.14）	8904（8.17）
吉 林	12379（15.66）	20692（10.98）	9007（11.36）
黑龙江	12686（13.57）	25038（10.53）	10238（10.49）
安 徽	16961（12.25）	35948（9.95）	17308（10.59）
江 西	14487（15.02）	30325（11.32）	13901（11.54）
河 南	40917（16.28）	74761（11.43）	33377（11.97）
湖 北	19259（12.53）	41385（9.94）	19420（10.00）
湖 南	28460（14.94）	58333（11.61）	30043（12.49）
西 部	189066（19.12）	309847（11.01）	141126（11.36）
内蒙古	16564（21.21）	28549（14.54）	11961（14.87）
广 西	19250（16.73）	40173（11.77）	19455（12.77）
重 庆	18018（21.63）	27827（12.39）	13777（13.36）

地　区	中医类别执业（助理）医师数（占比）	卫生技术人员数（占比）	注册护士数（占比）
四　川	56168（25.34）	64527（10.71）	30525（11.28）
贵　州	13980（15.57）	25355（9.47）	11936（9.83）
云　南	16344（14.33）	31934（9.40）	14841（9.37）
西　藏	2158（23.16）	2136（10.20）	467（7.80）
陕　西	15897（14.63）	37280（10.54）	16582（11.02）
甘　肃	14458（23.02）	23378（13.07）	10421（13.11）
青　海	3376（19.40）	5078（10.72）	1732（9.16）
宁　夏	2932（14.13）	5386（9.72）	2363（9.72）
新　疆	9921（14.62）	18224（9.80）	7066（9.14）

资料来源：《中国卫生健康统计年鉴（2020）》及《2019年全国中医药统计摘编》。

三　中医医疗资源配置均衡性分析

（一）基尼系数

由表8可知，从中医类医院机构数来看，按人口配置的机构数公平性相对平均，基尼系数由2009年的0.222上升至2019年的0.243。按地理面积配置的机构数公平性较差，基尼系数在0.577~0.588之间呈波动上升的趋势，其中2019年最高，为0.588。

从中医类医院卫生技术人员数来看，按人口配置的卫生技术人员数基尼系数在绝对公平的范围内。按地理面积配置的卫生技术人员数则高度不公平，但2009~2019年基尼系数逐渐下降，说明公平性趋于合理。

从中医类医院实有床位数来看，按人口配置的实有床位数绝对公平，基尼系数先下降后上升，从2009年的0.100下降到2013年的0.097，再上升至2019年的0.124。按地理面积配置的实有床位数高度不公平，基尼系数在0.623~0.776区间波动，其中公平性最好的是2019年（0.623）。

从中医类医院执业（助理）医师数来看，按人口配置的执业（助理）

医师数基尼系数在 0.119 ~ 0.266 区间波动，其中最不公平的是 2017 年（0.266）。按地理面积配置的基尼系数在 0.623 ~ 0.749 区间波动，其中公平性最不好的是 2013 年（0.749）。

从中医类医院注册护士数来看，按人口配置的注册护士数较公平，基尼系数在 0.114 ~ 0.132 区间波动，处于绝对公平的区间。按地理面积配置的注册护士数处在绝对不公平区间，基尼系数在 0.646 ~ 0.694 区间波动，其中公平性最差的是 2013 年（0.694）。

表8　2009 ~ 2019 年我国中医类医院卫生资源基尼系数

年份	机构数（个）		卫生技术人员数（人）		实有床位数（张）		执业（助理）医师数（人）		注册护士数（人）	
	人口	地理面积	人口	地理面积	人口	地理面积	人口	地理面积	人口	地理面积
2009	0.222	0.577	0.110	0.754	0.100	0.671	0.259	0.689	0.131	0.689
2010	0.222	0.578	0.105	0.753	0.096	0.749	0.263	0.664	0.131	0.690
2011	0.225	0.580	0.105	0.752	0.097	0.776	0.248	0.650	0.129	0.687
2012	0.228	0.581	0.107	0.670	0.099	0.636	0.243	0.651	0.128	0.684
2013	0.226	0.581	0.103	0.721	0.097	0.734	0.119	0.749	0.132	0.694
2014	0.227	0.578	0.103	0.667	0.101	0.731	0.250	0.638	0.124	0.682
2015	0.232	0.577	0.106	0.665	0.106	0.628	0.256	0.677	0.120	0.678
2016	0.239	0.580	0.106	0.659	0.112	0.629	0.265	0.638	0.114	0.671
2017	0.236	0.578	0.106	0.658	0.116	0.626	0.266	0.665	0.114	0.671
2018	0.244	0.584	0.105	0.656	0.123	0.626	0.130	0.646	0.116	0.646
2019	0.243	0.588	0.113	0.652	0.124	0.623	0.256	0.623	0.117	0.660

资料来源：《中国卫生健康统计年鉴》（2010 ~ 2020 年）、《全国中医药统计摘编》（2009 ~ 2019 年）及国家统计局官方网站。

2019 年按人口和地理面积配置中医类医院卫生资源的洛伦兹曲线如图 9 和图 10 所示，按人口配置的洛伦兹曲线最接近绝对平均线，而按地理面积配置的洛伦兹曲线则公平性较差。按人口配置的卫生资源洛伦兹曲线中，仅执业（助理）医师数曲线距绝对平均线较远，其他指标的洛伦兹曲线基本一致；按地理面积配置的洛伦兹曲线中，各个指标的曲线均离绝对公平线较远，公平性较差。

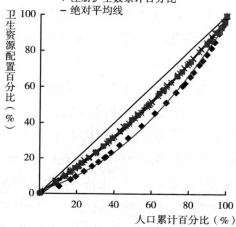

图9　2019 年按人口配置的洛伦兹曲线

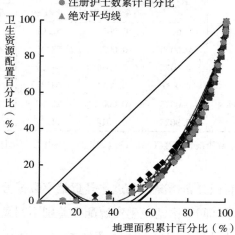

图10　2019 年按地理面积配置的洛伦兹曲线

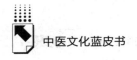

（二）泰尔指数

本研究以全国 31 个省（区、市）为研究对象，按照《中国卫生健康统计年鉴（2020）》对于东、中、西部地区的划分，分别按照人口分布和地理面积分布，通过泰尔指数将我国中医药卫生资源配置分解为区域间和区域内两部分差异。

按照我国人口分布情况，通过差异贡献率数据分析，除中医类别执业（助理）医师资源外，造成其他五类中医卫生资源配置不公平的原因主要在于区域内资源配置的不公平，而中医类别执业（助理）医师资源配置恰恰相反，造成其配置不公平的主要原因在于区域间资源配置的不公平。总泰尔指数显示，中医药人力资源配置［含卫生技术人员、中医类别执业（助理）医师、注册护士］公平性整体优于物力资源配置（含中医类医院机构、实有床位、编制床位），中医类医院机构资源配置的差异程度最大（见表 9）。

表 9 　2019 年按人口分布我国中医药卫生资源配置泰尔指数
区域差异分解及贡献率

单位：%

类型	总泰尔指数	区域内		区域间	
		泰尔指数	贡献率	泰尔指数	贡献率
中医类医院机构	0.0132	0.0070	52.91	0.0062	47.09
实有床位	0.0090	0.0053	58.46	0.0037	41.54
编制床位	0.0075	0.0046	61.19	0.0029	38.81
卫生技术人员	0.0016	0.0011	68.34	0.0005	31.66
中医类别执业（助理）医师	0.0025	0.0005	20.97	0.0020	79.03
注册护士	0.0025	0.0018	71.35	0.0007	28.65

资料来源：《中国卫生健康统计年鉴（2020）》《2019 年全国中医药统计摘编》。

按照我国地理面积分布情况，通过差异贡献率数据分析，我国地理面积分布上的区域内和区域间中医药卫生资源配置差别不明显，区域内差异贡献率略高。总泰尔指数显示，中医药人力资源配置［含卫生技术人员、中医类别执业（助理）医师、注册护士］差异程度大于物力资源配置（含中医类医院机构、实有床位、编制床位），其中卫生技术人员资源配置差异程度最大（见表10）。

表10 2019年按地理面积分布我国中医药卫生资源配置泰尔指数
区域差异分解及贡献率

单位：%

类型	总泰尔指数	区域内		区域间	
		泰尔指数	贡献率	泰尔指数	贡献率
中医类医院机构	0.2826	0.1508	53.37	0.1318	46.63
实有床位	0.3131	0.1649	52.66	0.1482	47.34
编制床位	0.3282	0.1718	52.34	0.1564	47.66
卫生技术人员	0.3588	0.1843	51.36	0.1745	48.64
中医类别执业（助理）医师	0.3480	0.1780	51.16	0.1700	48.84
注册护士	0.3526	0.1819	51.59	0.1707	48.41

资料来源：《中国卫生健康统计年鉴（2020）》、《2019年全国中医药统计摘编》及国家统计局官方网站。

（三）卫生资源密度指数

卫生资源密度指数能够很好地解决卫生资源在人口分布和地理面积上的均衡性，能够更加科学、客观地评价地广人稀地区和地狭人稠地区的卫生资源配置公平性。由表11可知，2019年我国中医类医院机构数密度指数中有23个省（区、市）超过或等于全国平均水平，卫生技术人员数密度指数中，有23个省（区、市）超过全国平均水平，实有床位数密度指数中有22个省（区、市）超过全国平均水平，执业（助理）医师数密度指数中有22个省（区、市）超过或等于全国平均水平，注册护士数密度指数中有22个省（区、市）超过全国平均水平。具体来看，各个指标的密度指数大小均为东部＞中部＞西部，其中机构数密度最大的是上海市，最小的是西藏自治区；卫生技术人员数密度最大的是上海市，最小的是西藏自治区；实有床位数密度最大的是上海市，最小的是西藏自治区；执业（助理）医师数密度最大的省份是北京市，最小的是西藏自治区；注册护士数密度最大的是上海市，最小的是西藏自治区。说明地区间卫生资源密度仍有差距。

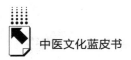
表11 2019 年中医类医院卫生资源密度指数

地区	机构数		卫生技术人员数		实有床位数		执业（助理）医师数		注册护士数	
	HDRI	排序	HDRI	排序	HDRI	排序	HDRI	排序	HDRI	排序
全 国	0.023	—	0.332	—	0.337	—	0.053	—	0.223	—
东 部	0.042	1	0.641	1	0.612	1	0.096	1	0.425	1
中 部	0.031	2	0.429	2	0.452	2	0.075	2	0.292	2
西 部	0.016	3	0.212	3	0.255	3	0.034	3	0.143	3
北 京	0.112	2	1.523	2	1.247	2	0.193	1	0.972	2
天 津	0.070	3	1.021	3	0.904	3	0.105	6	0.629	3
河 北	0.039	10	0.516	11	0.539	12	0.114	5	0.329	12
山 西	0.040	9	0.366	21	0.386	21	0.069	14	0.238	22
内蒙古	0.014	28	0.155	28	0.163	28	0.028	28	0.100	28
辽 宁	0.038	11	0.424	17	0.471	14	0.066	15	0.276	18
吉 林	0.026	21	0.333	23	0.335	23	0.053	21	0.219	23
黑龙江	0.020	26	0.235	26	0.259	27	0.042	27	0.150	27
上 海	0.167	1	3.657	1	3.154	1	0.120	4	2.421	1
江 苏	0.042	8	0.775	4	0.742	4	0.086	11	0.529	4
浙 江	0.045	7	0.744	5	0.693	6	0.087	10	0.496	5
安 徽	0.033	12	0.506	12	0.542	11	0.072	13	0.351	11
福 建	0.028	18	0.444	14	0.428	16	0.056	19	0.300	14
江 西	0.027	20	0.426	15	0.447	15	0.064	16	0.289	15
山 东	0.048	5	0.696	6	0.676	7	0.125	3	0.468	6
河 南	0.047	6	0.669	7	0.695	5	0.142	2	0.447	7
湖 北	0.029	17	0.472	13	0.508	13	0.073	12	0.323	13
湖 南	0.033	13	0.525	10	0.545	10	0.088	9	0.377	10
广 东	0.032	14	0.625	8	0.574	9	0.089	8	0.418	8
广 西	0.023	23	0.411	18	0.388	20	0.055	20	0.286	16
海 南	0.029	16	0.399	19	0.381	22	0.053	22	0.273	19
重 庆	0.048	4	0.581	9	0.656	8	0.102	7	0.409	9
四 川	0.026	22	0.364	22	0.397	19	0.049	23	0.251	21
贵 州	0.027	19	0.379	20	0.398	18	0.057	18	0.260	20
云 南	0.022	25	0.285	25	0.302	24	0.047	24	0.194	24
西 藏	0.006	31	0.042	31	0.046	31	0.013	31	0.019	31
陕 西	0.030	15	0.426	16	0.414	17	0.061	17	0.284	17
甘 肃	0.020	27	0.234	27	0.274	26	0.046	25	0.156	26
青 海	0.009	29	0.084	30	0.093	30	0.019	30	0.049	30
宁 夏	0.022	24	0.285	24	0.293	25	0.043	26	0.189	25
新 疆	0.009	30	0.105	29	0.119	29	0.021	29	0.065	29

资料来源：《中国卫生健康统计年鉴（2020）》、《2019 年全国中医药统计摘编》及国家统计局官方网站。

四 关于我国中医医疗资源配置均衡性的讨论

（一）现阶段中医类医院卫生资源配置不均衡，西部地区资源配置状况有待优化

2019 年我国中医类医院卫生资源主要集中在经济发达的东部地区，例如上海市、北京市和天津市，尤其是上海市聚集着非常多的中医卫生资源，远高于其他地区。而经济欠发达的西部地区中医卫生资源明显不足。卫生资源密度指数的省际差异同样较大，东部地区资源密度显著大于中、西部，东部地区尤其是北京等城市聚集着优质的中医药诊疗服务资源，北京、上海、天津、山东、河南等经济发达省份不论从哪个指标进行评判，其卫生资源密度指数均排在全国前十位以内，而西藏、新疆、青海、内蒙古、云南、黑龙江等省区的卫生资源密度指数排序则较靠后，卫生资源配置公平性较差，西部地区资源数量、质量和空间可及性有待提高。优质的中医药资源集中在社会经济发展较好的中、东部地区，影响了我国中医药服务的可及性及中医药资源的优化整合。

对此，应做好中医类卫生资源存量的调整，即对现有的中医类卫生资源进行优化分配，改善目前存在的分配不均衡、不合理现状。在整体规划方面，东部地区应依托优势构建一流的中医类医院，同时与西部建立紧密联系，发挥指导作用，帮助西部借鉴东部中医医疗机构的发展经验，并在西部组织实施重点中医医院建设。总之，要以优化资源为目标，提升西部发展的政策支持力度，促进西部中医类医院总体水平提升，保证中医药资源发展的地区均衡性，促进中医药服务在全国范围内的稳步开展。

（二）按人口配置的卫生资源公平性优于按地理面积配置，地理资源配置仍需合理化

综合洛伦兹曲线及基尼系数计算结果，按照人口配置的洛伦兹曲线虽然

分布在绝对平均线的下方，但比较接近绝对平均线；而按照地理面积配置的洛伦兹曲线集中在绝对平均线的下方，且离绝对平均线较远，按地理面积配置的卫生资源地区间差距较大，基尼系数显示 2009 ~ 2019 年卫生资源的配置状况一直处于警戒状况，表明十年来按照地理面积配置的卫生资源公平性改观不大，在较大的地理面积中配置较少的卫生资源。这与我国本身国土面积较大，且全领域内经济发展不平衡有关，同时，我国卫生资源配置标准的主要指标为每千人口卫生资源拥有量，而并没有将地理面积作为参考因素之一①，中医医疗卫生资源的地理可及性仍需提高。

中医类医院卫生资源的配置应该更多地关注地理因素，不能单纯依据人口数量来配置，而是要以区域卫生服务人口、服务半径、服务成本等为参考因素，特别是对于居住分散、中医类医疗机构服务半径较短、交通不方便的地区，应适当增加机构数，提高资源密度。同时，在保证按人口分配的资源相对公平的前提下，将经济发达区域的顶级医院迁出至中医类医疗资源相对薄弱的周边城市，提高中医类医疗资源的管理水平，加快大城市优质资源的转移，提升西部地广人稀地区居民医疗卫生服务的地理可及性，从地理分布上调整中医类卫生资源的分布，协调区域间、不同经济发展状况下中医类卫生资源的配置问题，同时也保证中医药资源在全国范围内的高效运转。

（三）中医类卫生人力资源占比较低，省际差异明显，中医类医院医疗资源投入要"软硬兼施"

目前，卫生人力资源配置公平性问题已经成为世界各国卫生事业发展的挑战之一。由数据可知，我国中医卫生人力资源占总的卫生人力资源数比重较低，大部分省份中医执业（助理）医师数占比在 20% 以下，卫生技术人员数和注册护士数占比同样较低，均在 10% 左右。同时，卫生技术人员数与注册护士数的省际差异也十分明显，仅 6 个地区中医类别执业（助理）

---

① 高丽娜、马艺、白符、潘晓平：《西藏自治区医疗卫生资源配置现状和公平性》，《现代预防医学》2021 年第 11 期，第 1992 ~ 1995、2000 页。

医师占该地执业（助理）医师总数的比重超过 20%。全国各省份中，内蒙古自治区的中医类卫生技术人员数和注册护士数占比最高（14.54% 和 14.87%），上海市中医类卫生技术人员数占比最低，仅为 7.24%，上海市中医类注册护士数最少，占比仅 6.98%。该现象很有可能是中医卫生人力资源工资待遇低、临床实践机会少、发展前景受限等因素造成①。卫生人力资源的泰尔指数显示区域间配置不均衡，按照地理面积配置的人力资源区域差异较大，同时，按地理面积配置的中医类别执业（助理）医师数区域间差异明显。可见，我国中医类卫生人力资源不但占我国卫生人力资源总量的比重较低，且省际中医类卫生人力资源数量差异明显。

从全国各地中医类资源占总体卫生资源的比重情况来看，人力资源比重等指标数均低于 30%，中医药整体发展特别是人力资源的发展还需进一步深化。未来我国中医类医院卫生资源的投入要"软硬兼施"，既要统筹规划我国中医类医院物力资源总量，也要提高资源区域配置的均衡性。对于"软实力"的提高，一方面要从存量入手，加强对现有中医类医院人力资源的培训和考评，定期开展学术讲座、实施医师转岗及住院医师规范化培训，同时定期派经济欠发达地区的优秀医务工作者前往发达地区三甲医院或高校进修学习。另一方面要从增量入手，扩大中医类院校招生培养规模，扩大定向培养医学生订单的规模；同时从政策上制定引导性措施，可考虑针对中医类卫生资源配置水平较低的省份开展专项招聘活动，对于符合要求的中医类卫生技术人才实施上岗补退学费、杂费及人才安居工程等优惠措施，增强职业吸引力，提升中医类卫生技术人才储备数量和质量。对于"硬实力"的提升，一方面要从数量入手，针对中医类卫生物力资源占比较小的问题，政府应进一步放开社会办医的条件和对服务领域的限定，完善配套政策措施促进社会办中医类医疗机构的发展，加快审批手续的办理，放宽社会办中医类医疗机构大型医用设备的审批，积极引导和支持创办中医类医疗机构，缓解

---

① 高倩、徐燎宇、王勇、康乾、贾杨：《上海市基层社区卫生服务中心中医药人力资源配置现状及公平性分析》，《预防医学情报杂志》2021 年第 9 期，第 1280～1284 页。

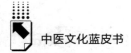

资源配置不均衡的现状。另一方面应从质量入手，通过改建和新造，加快中医类医疗机构设备的更新换代和升级，利用先进的设备建设区域内高水平医疗机构，积极依托"5G＋人工智能"的先进技术，提高中医类医疗机构的诊断、监护、治疗等能力，通过利用中医智慧医疗和健康医疗大数据平台，一定程度上减少因地理可及性差所造成的看病难问题，推动优质中医类医疗资源均衡分布。

中医医馆发展现状及不同类型
中医医馆发展策略建议

侯胜田　王天琦　焦科兴　李艺清　董美佳*

摘　要： 中医医馆是中医药传承与创新发展的重要组成部分，也是中医药文化建设的主要阵地之一。本报告通过文献研究对中医医馆行业发展现状进行梳理，总结分析了物质文化、制度文化、行为文化和精神文化四类医馆文化类型及中医药文化建设情况。并在此基础上通过专家咨询法自拟调查问卷，选取8家典型中医医馆为研究对象，分别针对其经营者、患者和员工，调查各医馆的建设情况、患者满意度及员工满意度。根据调查结果，依据文化特征将8家医馆分别划分为卓越型、强劲型、潜力型和灵秀型，并针对不同类型的中医医馆提出差异化发展建议，以期为中医医馆行业的发展和医馆文化建设提供参考。

关键词： 中医医馆　医馆文化　中医医馆类型　差异化发展策略

---

* 侯胜田，管理学博士、北京中医药大学管理学院教授，研究方向为中医药健康经济与管理、全球中医药、中医药健康旅游，报告撰写贡献：主要撰写人之一，负责研究与报告总体设计、调查组织、撰写指导、审校；王天琦，北京中医药大学管理学院研究生，研究方向为中医药健康经济与管理，报告撰写贡献：主要撰写人之一，负责调查组织；焦科兴，北京中医药大学管理学院研究生，研究方向为中医药健康经济与管理，报告撰写贡献：主要撰写人之一；李艺清，北京中医药大学管理学院研究生，研究方向为中医药健康经济与管理，报告撰写贡献：数据收集及处理；董美佳，北京中医药大学管理学院研究生，研究方向为中医药健康经济与管理，报告撰写贡献：文章修订。

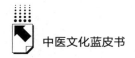

近几年，随着国家利好政策持续出台，民间资本不断注入中医医馆市场，中医医馆行业迎来快速发展时代，但与此同时各医馆之间的竞争也日渐激烈。面对新的发展机遇和市场挑战，各中医医馆的核心竞争力是推进医馆发展的关键因素。为塑造并不断提高核心竞争力，医馆不能仅仅依靠设施设备、医疗技术等硬件条件，更需要人才素质的提高和管理水平的深化，因此，医馆的文化建设是医馆保持持续竞争力的重要保障，在医馆的发展中有着至关重要的作用。

中医药是中国古代科学的瑰宝，也是打开中华文明宝库的钥匙，随着国家大力发展中医药事业，中医药文化建设也被摆在了重要位置。2016 年，国务院颁布《中医药发展战略规划纲要（2016—2030 年)》，将大力弘扬中医药文化作为实现中医药发展战略的重点任务之一。中医医馆是以中医药治疗为主的特色机构，也是继承创新和传播交流中医药文化的主要场所，因此，在中医医馆的文化建设中充分融入中医药特色是不可或缺的。本研究为更好地了解中医医馆的文化建设现状，选取 8 家中医医馆为研究对象，并通过对调查数据进行分析总结，提出中医医馆差异化发展策略，为推进中医医馆的建设和行业发展提供参考。

关于中医医馆，目前还没有广泛一致的界定。本研究在选择本次研究对象时将中医医馆界定为由社会力量创办，以传统中医药为主要服务内容，兼有中医药文化展示等功能，具有法人资格、按中医门诊部管理的中医医疗机构。

一 中医医馆发展现状与文化建设

（一）中医医馆行业发展现状

近年来，我国社会经济不断发展，人民生活水平不断提高，人们的健康观念也随之发生着改变，人民群众对于养生保健的需求正日益增长。紧张的快节奏生活下亚健康群体数量的激增、人口老龄化带来的养生保健需求增加以及西医西药保健品近来事故的频发，使得中医养生渐渐走进人们的视野。众所周知，古代中医便有"上医治未病"之说，其在养身保健、预防疾病、愈后康复上的医学优势是西方医学所不能比拟的①。中医养生的兴起，推动了各地中医医馆行业的发展，一定程度上满足了我国日益增长的健康保健需求，同时也得到了相关部门政策上的大力支持。

2016年2月，《关于印发基层中医药服务能力提升工程"十三五"行动计划的通知》指出，85%以上的社区卫生服务中心和70%以上的乡镇卫生院要建设中医馆、国医堂等中医综合服务区；规定基层医疗卫生机构开展健康教育的数量，中医药内容不少于40%，将中医药建设提升为国家战略的组成部分。同年12月25日出台《中华人民共和国中医药法》，这是我国针对中医药的首部法律，意味着中央和地方在促进中医药发展方面，将陆续出台多项配套政策，大大提升中医药服务能力。2017年9月22日，国家卫生计生委发布了《中医诊所备案管理暂行办法》，为中医医馆的建设提供了政策规范，优化了中医诊所的开办流程。

在国家政策的大力支持以及市场需求的推动下，中医医馆行业的发展逐年向好。根据《中国卫生健康统计年鉴》2021卷统计，截至2020年10月，中医类诊疗人次已经突破10亿人次，其中中医类诊疗量占全年总诊疗量的16.8%，而中医诊所行业诊疗量却仅占总体中医类机构的14.8%②，中医诊疗前景广阔，尚待开发的市场空间巨大。国家中医药管理局数据显示，2020年底全国基层中医馆总数已经达到3.63万个，85.4%的社区卫生服务中心和80.1%的乡镇卫生院都已经设置了中医馆。部分基层医疗卫生机构中医药的诊疗量已经占到40%以上。③ 中医医馆正以雨后春笋之势在全国各大城市不断发展推广，其中数量相对较多的城市有杭州、北京、成都、南京、上

---

① 李樊荣：《中医馆发展现状的思考》，《中医药管理杂志》2017年第22期，第165～166页。
② 国家卫生健康委员会编《中国卫生健康统计年鉴2021》，中国协和医科大学出版社，2021，第195页。
③ 冯筱晴：《全国基层中医馆总数已经达到3.63万个》，新华社，2021年7月23日，https：//baijiahao. baidu. com/s？ id＝1706071548223801815&wfr＝spider&for＝pc。

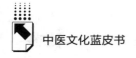

海、广州、深圳等城市，其中杭州因拥有 2000 余家医馆而享有"医馆之城"之美誉。

伴随着中医医馆市场份额的逐年上升以及国家相关政策的不断完善，民营资本对于医馆市场的投资也在逐年增加，据 2016 年《国医馆发展蓝皮书》不完全统计，全国普查登记在案的国医馆数量为 372 家，在全国 30 个省（区、市）当中平均每个省（区、市）接近 13 家，其中分布最多的区域是重庆市、广东省和四川省，三个地区总计超过总样本的 33%。此外，中国医药物资协会医药零售研究中心课题组还调查了全国除西藏、港澳台、青海以外的所有省份的独立中医馆和连锁药店中医馆，调研数据显示，全国中医馆店均拥有坐堂医超过 10 人，平均拥有 7 个诊疗室和 5 个坐堂医同时在岗，坐堂医的年龄以 50～65 岁居多，平均年龄在 58 岁。

民营资本在积极涌入的同时也为中医医馆产业带来了全新的发展模式。其中比较典型的经营模式有以下 4 种。

（1）大型综合性中医馆：其定位是中医中药健康综合服务机构，功能齐全科室较多，类似于中医院。例如北京平心堂金阳中医门诊部、西安雁塔益群中医门诊部等知名医馆均致力于内、外、妇、儿、针灸等科常见病、多发病、疑难杂病的诊治及重症患者的康复治疗，此类医馆多与医院高校名医合作，名老中医聚集，中医中药综合实力强劲。

（2）健康会所型医馆：在传统中医馆的基础上开展主打康养调理、健康服务的活动。例如重庆九龄嘉中医馆，开设特色小儿推拿、拔罐塑形、SPA 疗养按摩等特色健康服务项目，并以中医康养按摩为特色。

（3）中型专科型医馆：专注细分市场，以中医专科为特色优势。例如厦门思明瑞来春中医门诊部，建设中医特色脾胃科、中医美容科等特色科室，发挥中医在相关疾病上的优势疗效，打造医馆特色竞争优势。

（4）药店诊所业态医馆：在药店中设置坐堂中医，其主营业务包括就近诊疗患者并提供中药及中成药的销售服务。

中医医馆行业虽然当前势头良好，但是在发展过程中也存在以下典型问题。

（1）品牌建设难。当前大部分医馆都倾向于聘请名院名医来医馆坐诊，借助于知名老中医的威望和个人影响力提高医馆的信誉。中医药高端人才匮乏，名医坐诊费用不菲，此种方式经营成本较高，有时甚至会导致医馆亏损。中医馆没有名医坐诊，如何建立良好声誉、树立品牌形象是许多成长型中医馆所面临的问题。

（2）医保报销机制需进一步完善。中医医馆大多为民营机构，相较于公立医院相对缺乏公信力。只能在成本和疗效方面进一步优化，以提高服务水平、降低服务价格的方式提高竞争力。在医保制度大规模普及的今天，增加医保报销项目是中医医馆吸引患者就诊的重要手段之一。

未来随着医馆产业的逐渐成熟与完善，中医医馆或将迎来新的发展机遇，主要有以下发展趋势。

（1）连锁运营趋势。连锁运营有助于打造医馆品牌从而实现规模化快速扩张，标准化的管理模式有助于医馆进行中医药质量监管，以及卫生人力资源的合理分配，规模经济效益又有助于降低医馆的运营成本。例如武汉九州上医馆、成都承启堂中医门诊部等连锁型医馆，依托其在本地区良好的声誉与当地多家医疗机构、知名院校展开合作，不断建设分店，辐射范围不断扩大，在本地区形成一定的竞争优势。

（2）优势产品独特化趋势。中医的发展离不开中药，医馆特色的名医名方、药酒、药膏、药膳等特色产品有利于独树一帜，增强医馆的核心竞争力。

（3）线上线下一体化趋势。建设互联网医院，推动远程问诊与到馆就诊同步发展。利用网络开展健康宣教，销售中医保健用品，提高医馆影响力等，促进中医医馆线下发展与互联网相结合。

（二）中医医馆文化建设

1. 医馆文化建设的意义

随着近年来中医养生文化的兴起，中医医馆犹如雨后春笋般发展起来，在国家相关政策的激励下，大量民营资本进驻使得中医医馆市场不再由包括社区卫生服务中心中医馆、综合医院中医门诊、中医医院门诊在内的公立医疗机构所独享。面对如今纷繁复杂的医馆市场竞争形势，如何提高医馆核心竞争力，在一众医馆当中脱颖而出，成为各大中医医馆的当务之急。与综合医院不同，中医医馆诊疗设备大多相同或是相似，其核心竞争力不在于对先进设备仪器的堆砌，而更多的在于坐诊医师的诊疗方法、对于疾病的治疗效果以及患者就诊过程的个人体验。此时打造患者至上、大医精诚的特色中医医馆文化便成为中医医馆塑造核心竞争力、建设核心竞争优势的必然之路。

医馆文化是医馆在经营过程当中的一种内在无形的制约与规范力，是由医馆所树立的核心价值体系所带来的内在行为驱动力。医馆文化的建设可以为医馆的服务和发展提供方向，在医馆医护人员以及工作服务人员当中形成一种独特的文化纽带，使得医馆员工与医馆所追求的价值理念相契合，从而在工作和服务患者的过程当中产生归属感与荣誉感。医馆文化的凝聚力与规范作用，是医馆赢得患者支持、博得社会信赖的重要因素，在医馆发展走向同质化的当下更能体现出医馆独特的竞争力。

2. 医馆文化构成

医馆作为患者寻医问药的场所，其价值追求和文化构成与医院相近。广义而言，医馆文化应包括文化硬实力与文化软实力两大方面，体现着医馆在长期服务过程中逐渐形成的物质财富追求和精神价值追求。[①] 狭义而言，医馆文化是指医馆在长期发展过程当中所体现的物质文化、制度文化、行为文化、精神文化四个方面，物质文化属于硬实力，而行为文化、制度文化和精神文化则属于软实力。

（1）物质文化。物质文化即硬件环境、人员结构。硬件环境指的是医馆所提供的医学设施、医馆建筑装潢、就诊环境等。完备的诊疗设备、良好的就诊环境和合理的区间布局可以让患者获得满意的就诊体验。端庄典雅、

---

① 吕丹丹：《江西中医医院中医药文化建设现状及对策研究》，江西中医药大学硕士学位论文，2021，第2页。

整洁简明的工作环境也有助于改善医馆相关工作人员的工作状态和工作氛围，从而提高工作效率、减少工作失误。人员的组织结构配置一定程度上影响着医馆文化的形成与演进。科学合理的人员结构配置可以促进各部门之间的配合衔接，优化患者的就诊流程、减少等待时间、提升就诊体验，同时可以较好地控制医馆的运营成本，提高医馆对于人员的管理效率。合理的人员配置可以促进医馆内部不同层次员工需求的实现，比如青年医生更希望得到经验的积累、知名医生通过治疗疑难杂症得到自我成就满足等。

（2）行为文化。行为文化包括医馆的服务意识、员工关怀、品牌宣传、社会公益等。服务意识主要涵盖医馆当中医务人员的医疗技术水平，以及对于患者的服务态度，良好的行为文化可以有效地缓解医患矛盾，促使患者更加有效地配合治疗，提高患者的就医体验，增强患者整体就医满意度。医馆可以通过员工培训等方式强调服务态度的重要性，并建立相关投诉与反馈机制，通过患者反馈了解当下服务状况并及时做出调整。员工关怀可以激励医馆员工对于医馆核心服务理念的践行，对于医馆医务人员以及相关工作人员的归属感营造起着至关重要的作用。适时的员工关怀可以有效缓解医馆员工的工作压力，增强协作促进沟通，提高员工对于医馆的认同感，营造融洽的人际关系氛围。品牌宣传是塑造医馆外在形象的重要举措之一。向社会及时传递医馆的核心价值理念有助于对外辐射医馆文化，从而为医馆吸引忠诚客户，提高医馆的社会声誉，树立良好的富有社会责任感的医馆品牌形象。社会公益是医馆医药卫生事业公益性的重要体现，也是医馆营造良好社会形象的重要途径。积极投身社会公益事业有助于帮助医馆传播积极的价值追求，赢得良好的社会声誉。

（3）制度文化。制度文化包括医馆的组织结构、规章制度、薪酬福利、人才选拔。良好的组织结构既可以节省成本，又可以提高医馆运营效率，对于医馆的高效率运营至关重要。相关文化建设是否到位、管理部门职权是否落实均与组织架构的合理性有着密切的关系。规章制度是医馆文化建设的框架支柱，严格落实规章制度能够有效地指导医馆医务及其相关工作人员履行分内职责，明确责任分工，维护现行制度，营造和谐高效的工作氛围。薪酬

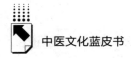

福利有助于增加员工对于医馆的归属感，促使员工更加深刻地理解、认可医馆当前的文化，助力提高医馆内部的凝聚力。制定相关薪酬福利制度的时候应注重效率与公平相结合，否则很容易适得其反，挫伤医馆员工工作积极性。人才选拔是医馆引进人才和激励员工的重要手段，应做到业务能力与管理能力相结合，让临床工作者专精于临床诊疗，管理人员主管相关管理规划工作，人尽其才。

（4）精神文化。精神文化包括医馆的价值理念和战略定位，指的是医馆在长期经营过程当中所发展而来的理念文化、精神追求，以及与之相适应的发展战略定位。具体表现为医馆的相关发展口号、文化理念标识、从业规范指导等。武汉九州上医馆以"万物和谐，平衡之道"的中医文化为发展理念，旨在打造中国第一中医品牌连锁医馆。厦门思明瑞来春中医门诊部则本着"良医、良药、良心"的理念，以传承、弘扬中医药精粹，服务大众，树立品牌为目标，全力在厦门打造"名医好药，瑞来春堂"的良好形象。推动医馆精神文化建设有利于为医馆的发展实践提供精神力量，为医馆的战略定位长期规划提供方法理论指引。

（三）中医医馆中医药文化建设

中医药文化是中华民族的瑰宝，也是中华民族优秀传统文化的杰出代表，是中华民族几千年来认识生命、维护健康、防治疾病的思想和方法体系。[①] 中医自古医药不分家，过去人们多把中医行医卖药的地方统称为"堂"，如"同仁堂""九芝堂""桐庐堂"等。现代中医馆便是由这些所谓的"堂"衍变而来。可以说中医医馆自古以来便是人们求医问药的特定场所，作为中医药文化传承的重要载体，其文化建设与中医药文化是一脉相承的，彰显中医药文化特色，继承和弘扬中医药文化是历史赋予中医医馆责无旁贷的责任。传统中医药文化的核心价值讲求"大医精诚"，强调为人医者不仅需"博及医源，精诚不倦"学习精妙之医术，还要策发"大慈恻隐之

---

① 袁志、毛林、于欢：《浅谈医院的中医文化建设》，《卷宗》2017 年第 35 期，第 257 页。

心"修高尚品德，秉持仁心救死扶伤。传统中医药文化是现代中医医馆文化的不竭力量之源，应不断取其精华，与时俱进。

中医医馆文化建设，应以中医药文化为基础，在环境设施、行为规范、核心价值等多个维度上向广大患者展示医馆的中医特色[①]。中医医馆环境的建设应积极布置体现中医药传统文化的装潢与设计，例如在建筑装潢上布置药草植株、仿古廊亭等传统中式装潢，张贴名医字画经络展示图，在病区设置中医康养宣介区开展中医特色健康宣教等，营造良好的中医药文化氛围。对环境设施文化建设的理解应避免形式主义误区，过于强调医馆外观的环境设计，反而忽略了内在中医药文化核心竞争力的塑造，这样会影响医馆中医药文化内涵的发展和特色竞争优势的打造。

同医院一样，医馆的一切活动也都是以人为中心的，其主要服务对象是人，人在发展中的主导性作用也更为显著[②]，因此应倡导员工以人为本、以患者为中心，开展中医特色培训，以老带新师承培养中医传统技法，为患者提供优质的中医诊疗服务。行为规范建设上既要尊重患者也要关心员工，继承传统中医药文化人贵论的人文医学观。奉行患者至上的行为准则，优化寻医流程，改善就诊体验，尽力满足广大人民群众对于医馆卫生服务的需要，同时在医馆实现经济效益之余，还应照顾员工的感受，适时适当给予福利支持，提高员工对于医馆的归属感和对于职业的认可感。医馆在行为规范文化建设上也要结合本地区中医药文化特色优势，发展适合于本区域的特色服务文化，开展多样化、差异化、细分化中医药服务，打造新型服务型中医医馆人文文化。

医馆行业是服务大众健康需求的特殊行业，核心价值上应强调弘扬中医传统"仁医"精神，发扬医馆公益属性、社会责任。在进行核心价值文化建设上应积极参加公益事业，加强医馆中医品牌价值推广，以提高医馆社会声誉、品牌知名度。在核心价值观推广工作上医馆可以积极引进中医药传播

① 吕丹丹：《江西中医医院中医药文化建设现状及对策研究》，江西中医药大学硕士学位论文，2021，第2~3页。

② 涂朝晖：《以人为本医院文化建设研究》，吉林大学硕士学位论文，2006，第3页。

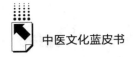

专业人才，采用内推外扩相结合的方式，线上与线下同时提高医馆中医药文化影响力和知名度。西安雁塔益群中医门诊部于 2019 年 10 月承办了雁塔区卫生健康局开展的"中医药健康文化进社区"宣传活动，为社区居民进行义诊。此类线下义诊活动不仅有助于进一步宣传中医药诊疗技术和保健养生知识，将中医药文化融入广大群众日常生活，还有利于扩大中医馆的影响范围，提高医馆的品牌知名度。与此同时，西安雁塔益群中医门诊部也积极开展了线上宣传，有效利用新媒体等数字文化平台使广大网民了解医馆的核心价值取向和社会责任担当。

总而言之，中医医馆文化建设应与中医药文化相契合，中医医馆的品牌建设离不开对于传统中医药文化的批判性继承和创新性表达。

二　调研结果分析

为更好地了解中医医馆的文化特征，并在此基础上对不同类型的中医医馆差异化发展提出具体策略，本研究在查阅大量相关文献的基础上，结合专家意见，建立了中医医馆评价指标体系，并选取了 8 家中医医馆进行了实证研究。

（一）调查对象与方法

中医医馆评价指标体系从利益相关者角度出发，即分别从机构经营者、患者和机构员工三个视角对其进行评价，因此，本研究基于中医医馆评价指标体系共形成医馆信息调查问卷、患者满意度调查问卷和员工满意度调查问卷三类。于 2021 年 9 月 28 日至 10 月 29 日分别在河南省济华中医馆、西安雁塔区益群中医门诊部、重庆九龄嘉中医馆、北京平心堂金阳中医门诊部、厦门思明瑞来春中医门诊部、国药佛山冯了性国医馆、武汉九州上医馆和成都承启堂中医门诊部 8 家中医医馆采用方便抽样的方式发布电子问卷进行在线调研。

本研究依托问卷网样本收集系统在线收集医馆信息问卷 23 份，其中国药佛山冯了性国医馆、武汉九州上医馆和成都承启堂中医门诊部属于连锁经营；收集患者满意度问卷共 666 份；收集员工满意度问卷共 454 份。为了保证数据质量，本研究通过问卷设计和手工剔除保证最终数据的有效性，问卷设计中，设置了漏答约束和相同 IP 只能回答一次的约束；手工剔除主要用于筛查医馆信息问卷和员工满意度问卷中除 8 家中医医馆以外的其他医馆问卷，患者满意度问卷中剔除选择"没有去过中医馆"、没有对以上 8 家中医医馆进行评价和选项相同的问卷。最终，医馆信息问卷中剔除无效问卷 4 份，得到有效问卷 19 份，有效回收率 82.6%；员工满意度问卷中剔除无效问卷 4 份，得到有效问卷 450 份，有效回收率 99.1%；患者满意度问卷中删除无效问卷 125 份，得到有效问卷 541 份，有效回收率 81.2%。

（二）中医医馆分类依据与结果

本研究将中医医馆评价指标体系中的八项指标按照有形性和无形性的区别，将其中的人员配备、环境建设、设施设备和服务项目划分为医馆发展的文化硬实力，将患者对医馆服务质量的满意度、患者对医馆运营管理的满意度、员工对收益回报的满意度和员工对工作岗位的满意度划分为医馆发展的文化软实力，并以文化软实力为 X 轴，文化硬实力为 Y 轴，以文化软实力总体均值和文化硬实力总体均值为基准建立坐标轴。

根据调查结果，8 家中医医馆的文化软实力总体均值为 4.331，文化硬实力总体均值为 3.783，最终将 8 家中医医馆划分为四种类型，第一类 2 家，第二类 1 家，第三类 4 家，第四类 1 家（见图 1）。

（三）各类型中医医馆文化特征分析

根据各类中医医馆文化硬实力和文化软实力的区别，将 4 类中医医馆分别命名为卓越型、强劲型、潜力型和灵秀型，并结合各类中医医馆在人员配备、环境建设、设施设备、服务项目、服务质量、运营管理、收益回报和工作岗位 8 个维度的得分情况，对其文化特征进行分析，各类型中医医馆 8 个维度的得分情况见图 2。

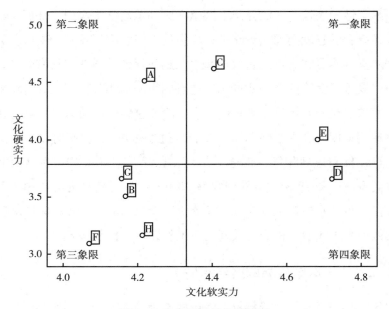

图1　8家中医医馆分类结果

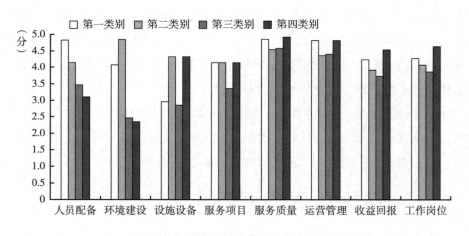

图2　各类型中医医馆不同维度得分情况

1. 卓越型

第一象限硬文化和软文化的得分均高于平均分，中医医馆整体发展水平高，竞争力强，属于"卓越型"医馆。卓越型中医医馆拥有高素质的人才队伍，中医类别执业医师数量多且从业时间长，从医经验丰富，并依托其专业的医师队伍提供了较丰富的中医药技术方法及中医特色服务项目。在环境建设上，该类型的中医医馆也普遍具有较大的使用面积，因此和其他医馆相比，拥有较多的中医诊疗室和治疗室。卓越型中医医馆既有良好的硬件环境，又有合理的人员结构，在物质文化的建设上较为突出。

在行为文化的建设上，卓越型中医医馆普遍为患者提供了良好的就医环境，并在发展过程中注重品牌的打造，扩大了在患者中的知名度，有利于吸引到更多的患者，加强市场竞争力。此外，调查结果显示，患者对卓越型中医医馆工作人员的服务态度、医师的医疗技术水平和疾病的治疗效果也都具有较高的满意度。

高水平的物质文化和行为文化大大提高了卓越型中医医馆的核心竞争力，使其在激烈的市场竞争中处于优势地位。但也应该注意到的是，卓越型中医医馆在制度文化的建设上还有待加强，在未来的发展中，卓越型中医医馆应继续强化优势，不断补齐短板，积极打造并维持强势品牌。

2. 强劲型

第二象限文化硬实力的得分高于平均分，物质基础良好，但文化软实力的得分低于平均分，患者满意度和员工满意度不高，相比之下医馆更注重资源的投入，属于"强劲型"医馆。强劲型中医医馆整体使用面积较大，因此在环境建设上有数量相对较多的中医治疗室和诊疗室，也有相对独立的中药房。此外，在装饰装修上该类型的中医医馆也普遍重视突出中医药文化特色，如河南省济华中医馆不仅在建筑造型上使用了中国传统建筑牌楼作为中医馆的门面建筑，而且在内部装修上打造了中医药文化展示墙。在设备提供上，强劲型中医医馆配备了较为齐全的中医诊疗设备。此外，此类医馆也提供了比较丰富的服务项目，不仅包括康复服务、中医预防保健服务，还有中医妇科、中医儿科、中医美容科等特色项目。在人员配备方面，虽然和卓越型中医医馆还有一定差距，但和其他医馆相比，人才结构相对合理。正是较高水平的物质文化建设为该类型的中医医馆发展打下了稳定的基础，使其具

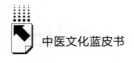

有强劲的发展动力。

虽然强劲型中医医馆在物质文化建设上取得了一定成效，但在员工服务意识、品牌宣传、对员工的关怀程度等行为文化建设，以及薪酬福利、奖惩制度等制度文化建设上还有很大的提升空间。

3. 潜力型

第三象限文化硬实力和文化软实力的得分均低于平均分，未来将有很大的发展空间，属于"潜力型"医馆。由图1可知，属于潜力型的中医医馆多采用连锁经营的方式，各家连锁医馆的发展水平参差不齐，有的医馆拥有较多的中医类执业医师，且从业年限也都较长，但有的医馆医师数量较少，且工作时间较短。受占地面积的限制，有些医馆的中医诊疗室和治疗室数量不多，且不具备独立的中药房。在设备配备和服务项目提供方面也是如此。正是各医馆之间差异较大，导致其整体的平均发展水平不高。

在行为文化的建设方面，相对于强劲型中医医馆而言，潜力型中医医馆的服务质量较好，患者满意度相对较高，但该类型医馆对员工的关怀程度还有待提升。根据调查结果，潜力型中医医馆的员工对医馆的归属感普遍不高，且对人际关系的满意度较低。此外，在制度文化的建设方面，潜力型中医医馆的员工对自己的薪酬福利和医馆的奖惩制度满意度不高，且认为自己的职业发展空间不大。制度文化建设的不完善将会导致员工消极怠工，影响医馆的凝聚力和软实力。

4. 灵秀型

第四象限文化硬实力的得分低于平均分，物质基础有待健全，但文化软实力的得分高于平均分，患者对医馆的满意度和员工对医馆的满意度普遍较高，软实力的稳定发展将更好地提高医馆的核心竞争力，不断拓展医馆的发展空间，此类型的医馆属于"灵秀型"医馆。灵秀型中医医馆的医师数量和中药技术人员数量均较少，员工队伍有待壮大。同时诊疗室和治疗室受到医馆面积的制约，数量不多。此外，可能受资金或技术的限制，该类型中医医馆引进先进医疗设备的数量有限，可能会影响医馆的医疗和服务水平。

虽然灵秀型中医医馆在物质文化的建设上还需加强，但在行为文化和制度文化的建设上都非常突出。在医馆的服务质量方面，灵秀型中医医馆的工作人员普遍具有良好的服务态度，患者与医务人员的沟通流畅，且医师丰富的从医经验也极大地提高了医疗技术水平和治疗效果，患者满意度较高。在医馆的运营管理方面，此类型的中医医馆也为患者提供了良好的医疗环境，医务人员的工作高效率，极大地节省了患者的候诊时间，给患者带来了优质的就诊体验。此外，灵秀型中医医馆也非常重视品牌宣传，调查结果显示，大多数患者认为该类型的医馆品牌知名度较高。灵秀型中医医馆不仅以患者为中心，也将对员工的关怀放到了首位。根据调查结果，灵秀型中医医馆的员工对医馆都具有较深的归属感，且具有良好的人际关系。同时医馆也为医务人员提供了培训、学习的平台，不断激发员工的潜能，使其拥有更好的职业发展前景。在制度文化建设上，灵秀型中医医馆的员工对自己的薪酬福利和医馆的奖惩制度也均较为满意。

三　不同类型中医医馆差异化发展策略建议

随着国家对中医药产业的支持，中医医馆如雨后春笋般不断涌现，市场空间持续扩大。但受各地经济发展水平、人们健康意识等影响，各中医医馆的发展水平不一，相互之间仍存在一定差异。为了更好地推动中医医馆行业的整体发展，不同类型的中医医馆应具有差异化的发展策略。

（一）卓越型医馆：强优势补短板，维持强势品牌

卓越型中医医馆具有物质基础好、员工服务意识强等优势基础，在发展过程中应立足医馆特色不断强化优势，与时俱进更新服务理念，增加服务内容，在目前发展水平较高的基础上将"以患者为中心"的服务理念融入细节中，时刻维护患者的合法权益，保持在患者中已经形成的良好口碑。由于市场竞争日渐激烈，面对其他类型中医医馆的赶超，卓越型中医医馆应不断

开拓创新，研发新技术新疗法①，引进先进设备，提高医馆的核心竞争力，维持住自己的强势品牌。面对制度文化建设的不足，卓越型中医医馆应重点完善员工的薪酬福利制度和奖惩机制，切实提高员工的合法收入，公平、公正、公开、合理地进行奖励或处罚，并注重不同层面员工的差异化需求②，不断提高员工的主动性和创造性。为了员工今后的发展，医馆还要致力于为员工提供良好的职业发展平台和成长空间，有效开展职业素质能力培养，不断挖掘员工潜力。

品牌是组织的无形资产，也是组织核心竞争力的重要支撑③。因此，卓越型中医医馆在不断强化自身优势、补齐短板的过程中，还要加大宣传力度，树立并维持良好的品牌形象。利用新媒体平台加强与患者的互动，以新奇的方式吸引患者注意，在宣传过程中要注重凸显医馆的特色，如优美的就医环境、优质贴心的服务、国内外先进的医疗技术等，不断扩大医馆品牌知名度，逐步占据市场主导地位。

（二）强劲型医馆：发挥资源优势，健全以人为本

医疗行业是知识高度密集的行业，中医医馆的主体是人，医馆的服务对象也是人，随着市场竞争更加激烈，人在医馆发展中的主导作用也将更为显著④，因此，强劲型中医医馆在夯实自身物质文化建设、充分发挥已有资源优势的基础上，还要不断加强行为文化和制度文化的建设，深化以人为本的服务理念和管理理念。为更好地满足患者的各项需求，强劲型中医医馆要进一步加强对员工的职业培训，加强其服务意识和责任意识，并提高员工的沟通表达能力。在"互联网＋"的背景下，医馆要抓住机遇创新医疗服务模式，使就诊流程更加智能化，可以如北京平心堂金阳中医门诊部推进线上平

① 杨艳：《以"仁、和、精、诚"为核心的中医医院文化建设研究》，安徽中医药大学硕士学位论文，2015，第35页。
② 张活：《A医院文化建设研究》，电子科技大学硕士学位论文，2020，第43页。
③ 方春生：《医院文化对提高医院核心竞争力的作用研究》，重庆医科大学硕士学位论文，2012，第20页。
④ 涂朝晖：《以人为本医院文化建设研究》，吉林大学硕士学位论文，2006，第19～30页。

台的开发，采用线上预约方式，节约患者看病候诊时间。此外，为促进医馆发展，及时发现问题，医馆要加强投诉管理，可以充分借助新型信息技术建立信息交流平台，收集患者的就医感受和对医馆的评价，并对患者反映的问题及时处理和反馈。

在努力提高患者满意度的同时，强劲型中医医馆还要注重员工的各项需求，要将员工与患者放到同等位置，为员工做好服务保障。医馆要以员工的需求为出发点，针对不同层次的员工提供差异化的奖励机制和福利待遇。对于低学历者和基层员工，可以提供更多培训学习的平台和机会，创造良好的工作环境，给予合理的薪酬待遇；而对于高学历者和医馆服务的主要提供者，医馆要更加注重他们个人价值是否能够实现，要为这类员工提供更高的职业发展平台，构建美好的发展愿景，加强对其精神的激励。此外，医馆要定期举办一些活动，为员工提供人文关怀，积极营造良好的工作氛围，增强员工之间的紧密度，提高队伍整体的凝聚力。

（三）潜力型医馆：强基建重服务，着眼长期效益

医馆的物质文化是医馆物质财富的总和，是医馆从事医疗活动的基础，是医馆实力和发展水平的客观反映。[1] 潜力型中医医馆要加强对物质文化的投入，完善基础设施和医馆环境的建设。因为重建医馆建筑的可能性很小，所以医馆需要更加注重内部环境的改善，如采用温馨的装修风格，打造整洁的就医环境，引进先进的设备设施等。厦门思明瑞来春中医门诊部就在尊重传统、坚持纯中医特色的基础上，配有血液分析仪、生化分析仪、免疫分析仪、彩超等设备，不仅方便患者的诊疗，而且有助于提高中医的诊断准确性和疗效。除了完善硬件设施，潜力型中医医馆还要加强以患者为中心的服务理念和以员工为重心的管理理念。中医药文化的核心思想便是"天人合一"，蕴含着人性化服务的深刻内涵，而作为以提供中医药服务为核心的中医医馆，更要将以人为本的理念融入文化建设中。在提供医疗服务的过程

---

① 涂朝晖：《以人为本医院文化建设研究》，吉林大学硕士学位论文，2006，第42页。

中，医务人员要满足患者生理、心理、社会等多层次、多样化的需要，尊重患者隐私，方便患者就诊，为患者提供优质、高效、可靠、安全的医疗服务。管理者在经营医馆时，要将员工放在主体地位，与员工建立平等和谐的人际关系，尊重员工的想法和需求，完善薪酬福利待遇，科学合理地安排工作，加强对员工的人文关怀。为了促进员工的全面发展，医馆应重视员工培训，为员工创造良好的学习平台和成长空间，不断提高员工的综合素质。

此外，潜力型中医医馆大多属于连锁经营，因此该类型医馆还可能存在经营者过于注重短期效益，导致盲目追求数量而忽略质量等问题，同时由于品牌经营范围的扩大，也会出现管理难度的升级①。为充分发挥连锁经营的规模效益，此类中医医馆的管理者首先应树立正确的经营理念，将目光从短期效益转向医馆的长远发展，保证医馆的服务质量。其次，中医医馆总店要强化对连锁医馆的规范化和标准化培训，加强总店和分店的沟通与交流，为患者提供高质量统一的服务。最后，医馆应凝练品牌，充分发挥品牌效应，获得患者的信赖，不断提高市场占有率。

（四）灵秀型医馆：完善硬件保障，强化自身优势

灵秀型中医医馆在物质文化的建设上还有一定提升空间，需要进一步壮大人才队伍，引进更多高素质高水平的人才，提高医馆的竞争实力。同时要丰富诊疗和治疗设备，用以辅助医师，进一步提高医疗技术水平。为保证患者拥有良好的就诊体验，医馆还要加强基础设施建设，比如为舒缓患者的就医情绪，可以在患者候诊室安设电视机等娱乐设施，播放舒缓的音乐以放松患者心情，同时避免患者因长时间等待产生焦虑急躁情绪，影响满意度。此外，在医馆的环境建设上，灵秀型中医医馆要注重丰富中医药文化载体，加强文化阵地的建设，可以像河南省济华中医馆一样打造中医药文化故事壁画墙、中医药科普廊等，也可以像佛山城南冯了性国医馆一样打造中药材饮片

---

① 李思思、武笑玲：《幼儿体适能运动馆连锁经营现状及发展对策研究》，《安徽体育科技》2019年第4期，第78~81页。

展示墙等，努力塑造中医药文化环境氛围，增强群众对中医医馆文化环境形象的认知。

文化软实力不仅是推动组织前进的动力，更是其区别于其他组织的文化旗帜，是组织可持续发展的助推剂。[①] 灵秀型中医医馆具有文化软实力强的独特优势，因此在健全物质保障、提升文化硬实力的过程中，还要强化自身的优势，挖掘发展潜力，不断提高医馆的核心竞争力。在保持目前高医疗技术水平的基础上，灵秀型中医医馆还要精益求精，为医务人员提供更多的学习机会，培育出核心技能，不断提高医务人员的医术水平，通过精湛、独特的医疗技术塑造医馆品牌。此外，灵秀型中医医馆的管理者要实行精细化管理，将管理责任具体化、明确化，及时发现问题并解决，同时要加强制度文化的落实，规范并监督员工的行为，形成优良的执行文化，提高员工工作效率，促进医馆高质量快速发展。

四 总结与展望

随着人们健康需求的增多、医疗市场的开放，中医医馆之间的竞争会越来越激烈，提高医馆的核心竞争力是医馆保持持续竞争力的关键，也是医馆占据市场主体地位的重要保障，而医馆的文化建设在塑造和提升医馆核心竞争力中有着至关重要的作用。本研究为评估中医医馆的运行和服务质量，探索中医医馆文化建设情况，采用北京中医药大学侯胜田教授研究团队研制的中医医馆评价指标体系，对样本研究对象进行了评价诊断。运用该评价工具可以诊断医馆发展存在的问题，通过管理改善，提高竞争力。

由于目前各中医医馆的发展水平参差不齐，本研究基于其文化特征将中医医馆分类为卓越型、强劲型、潜力型和灵秀型，并针对不同类型的中医医馆发展提出差异化策略建议，旨在以评促进，助力中医医馆行业发展。本研究在实施中本着严谨科学的态度进行，但也存在样本量较少的局限性，在未

---

① 杨艳、刘彬：《浅谈企业文化软实力》，《企业家日报》2021年10月12日，第3版。

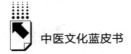

来的研究中，将进一步扩大调查范围，增加中医医馆数量，从而为中医医馆行业的发展提供更具参考价值的针对性建议。

（致谢：感谢王中华先生为本次研究提供的大力支持！感谢北京平心堂金阳中医门诊部、成都承启堂中医门诊部、重庆九龄嘉中医馆、国药佛山冯了性国医馆、河南省济华中医馆、武汉九州上医馆、西安雁塔益群中医门诊部、厦门思明瑞来春中医门诊部提供调查与数据支持，感谢问卷网提供技术支持，感谢十多年来北京中医药大学健康产业研究团队所有成员的持续研究积累。）

教育传承篇

Educational Inheritance

B.8
我国中小学中医药教育现状调查报告

田甜 王娟 刘冬杪 黄子鑫 高鹏*

摘　要：　中小学开展好中医药教育有助于传承优秀传统文化、提升青
年健康素养、深挖中医药文化价值、完善中小学课程内容。
我国已在全国多地的中小学推行中医药教育，通过联合高
校、医院等社会资源，根据中小学教育特点，形成了基本的
课程内容和教材资料。然而，开展力度不足、政策推进不彻
底、教学资源不足、中医药知识接受程度低是中小学中医药
教育面临的主要问题。针对以上问题，本文提出应进一步推
动中医药教育在中小学广泛普及、明晰面向中小学开展中医

---

* 田甜，医学博士，北京中医药大学中医学院副教授，硕士生导师，研究方向为中医脏腑气化
理论，主要负责本文理论基础研究和部分内容撰写；王娟，医学博士，北京中医药大学教务
处副研究员，研究方向为中医药高等教育，主要负责本文基础框架构建和部分章节撰写；刘
冬杪，北京中医药大学思想政治教育助教，研究方向为大学生思想政治教育，主要负责本文
基础信息搜集与整理；黄子鑫，北京中医药大学思想政治教育助教，研究方向为新媒体与思
想政治教育，主要负责本文基础信息搜集与整理；高鹏，北京中医药大学岐黄学院副院长，
研究方向为中医药高等教育，主要负责本文整体框架的构建与后期修改。

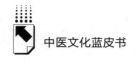

药教育的实施路径、培养中小学中医药教育的优秀师资和营造浓厚的中医药文化氛围四项建议。

关键词：　中医药文化　中小学教育　中医药教育

一　中小学中医药教育的必要性和意义

（一）传承优秀传统文化，提升文化自觉与自信的有效途径

中医药文化是中华优秀传统文化的重要组成部分，是中华民族几千年传承下来的瑰宝，更是打开中华文明宝库的钥匙。党的十九大报告提出"坚持中西医并重，传承并发展中医药事业"，特别是《中华人民共和国中医药法》《关于加快中医药特色发展若干政策措施的通知》等的颁布实施，足以说明中医药的发展受到了党和国家空前的重视。

文化自信是凝聚中华民族的向心力和实现中国梦的原动力，中医药文化的传承发展应该从娃娃抓起。中医药在疾病预防、治疗、康复等多个方面发挥着独特优势，我们要积极引导青少年学习我国独有的中医药特色文化，通过对中医药的了解和探索，培养其对中医药的兴趣，主动学习基本的中医药知识，提升中医药文化素养，在启蒙阶段埋下中医药文化的"种子"，使中医药文化"根植"于一颗颗幼小的心灵中，从而更好地传承中医药文化并发展中医药事业。与此同时，中医药文化是中华优秀传统文化的重要组成部分，增强广大青少年中医药文化的认同感，更利于传承和发扬中华优秀传统文化，从文化认同走向文化自信，提升民族认同感及归属感。

（二）提升青少年健康素养，推动健康中国战略的有效举措

中医药为中华民族健康繁衍生息做出了重要的贡献，仅中医药参与大大小小的抗疫活动就有3000多年的历史，有记载的大疫500多次，即使在现代

医疗技术快速发展的今天，中医药也积极参与非典型肺炎、禽流感、新冠肺炎等防治工作，对提升人民大众身体健康水平和延续人类寿命发挥着重要的作用。2016 年 8 月，习近平总书记在全国卫生与健康大会上发表重要讲话指出："要重视青少年儿童健康，全面加强幼儿园、中小学的卫生与健康工作，加强健康知识宣传力度，提高学生主动防病意识。"《"健康中国 2030"规划纲要》指出"将健康教育纳入国民教育体系，把健康教育作为所有教育阶段素质教育的重要内容，以中小学为重点，建立学校健康教育推进机制"。由于现代社会不良的生活方式和饮食习惯，青少年过度肥胖、近视、体质差等问题的发生率越来越高。中医药作为中华民族原创的医学科学，从宏观、系统、整体角度揭示人的健康和疾病的发生发展规律，将中华民族几千年的智慧渗透到民众生产生活实践的各个方面，形成了独具特色的健康文化和实践精华，成为人们治病祛疾、强身健体、延年益寿的重要手段，时刻维护着民众健康。通过在中小学开展中医药教育活动，能够向广大青少年传递中医药"天人合一""辨证论治""阴阳平衡""治未病""三因制宜""治病求本"等理念，培养青少年健康的生活起居、饮食习惯，形成科学的健康观和养生观，提升群体的健康素养，为推进"健康中国"建设做出应有的贡献。

（三）深挖中医药文化价值，成为中小学素质教育的源泉活水

习近平总书记在全国宣传思想工作会议上强调："要抓住青少年价值观形成和确定的关键时期，引导青少年扣好人生第一粒扣子。"中小学青少年正处于人生的起步阶段，更要利用中医药文化瑰宝充分做好德育教育工作。通过中医药优秀传统文化中丰富的理论知识和文化精神加强中小学生的德育教育，这与"德智体美劳"全面发展的素质教育培养目标是相互统一的，可以成为中小学素质教育的源泉活水。中医药文化是中华民族几千年文化的精髓，其中蕴含着丰富的人文精神和哲学思想，涵盖了正确的生命观、疾病观、健康观、道德价值观等，具有丰富的育人价值和独特的应用价值。我们应加大中医药文化中育人价值的挖掘力度，用青少年喜闻乐见的方式开展中医药教育，遵循中小学德育教育规律，结合中小学学生的身心特点和生活实

际，把中医药文化中的"大医精诚""普同一等""一视同仁""博施济众""仁爱济世""人命至重，有贵千金"等道德情操、中医药组方遵循的"君臣佐使"原则、中医药传统功法、中药炮制和种植中所蕴含的劳作技艺等传递给广大青少年，引导中小学生接受中医药文化和其中蕴含的价值观念，进而形成爱党、爱国、爱社会主义、爱人民以及爱集体的情感，促进中小学生树立正确的人生观、价值观和世界观，把党和国家、人民摆在最重要的位置，强化做社会主义建设者和接班人的思想意识，进而为实现中华民族伟大复兴的中国梦助力。

（四）完善中小学课程内容，助力中华传统文化课程建设

自义务教育政策实施以来，我国的初等教育已经得到相当广泛的普及，新生人口素质得到普遍提高。随着我国教育规模逐渐扩大，义务教育的发展方向也从规模扩大转向质量提高。《中共中央 国务院关于深化教育教学改革全面提高义务教育质量的意见》指出"实施义务教育质量提升工程""大力开展理想信念、社会主义核心价值观、中华优秀传统文化、生态文明和心理健康教育"，同时《中医药发展战略规划纲要（2016—2030 年）》中提出"将中医药基础知识纳入中小学传统文化、生理卫生课程"，这两份文件对我们提出了提升义务教育质量、开展中华优秀传统文化教育普及、推动中医药文化进课堂进课本的要求。

中医药文化是中华优秀传统文化的重要组成部分，推动中医药文化进入中小学课堂有利于促进中华优秀传统文化的传播，进而更科学地完善义务教育内容。目前，我国的教育课程体系和教材，大多数是学习和移植西方既往经验的结果，要想真正形成中国自己的教育体系，就要在吸收西方先进经验的基础上融入我国独有的优秀传统文化，在尊重教育规律和青少年认知规律的前提下，从现代教育的角度出发，对中华传统文化相关课程进行全局设计和科学规划，保证课程的开展质量和育人效果。教育部明确提出将中医药基础知识纳入中小学传统文化、生理卫生课程，这为中医药文化在中小学课堂传播指明了具体方向，我们应该充分研究中医药文化与两门课程的

结合点，提炼凝萃中医药文化中适合中小学生的部分，精心打磨精品课程，动态更新课程内容，使中医药文化教育在中小学长期开展，使越来越多中小学生受到中医药文化熏陶，使他们对中华传统文化形成正确的认知和认同。

二 中小学开展中医药教育的现状

本文通过总结现有文献研究发现，中小学中医药教育主要在北京、甘肃、河北、山东、上海、江西、浙江、广东等地开展，各地政府相继推出与当地相适宜的政策及举措推进中医药文化进校园。特别是在新冠肺炎疫情诊疗中，中医药彰显了独特优势，得到了更广泛的关注，为开展中小学中医药教育打下了良好的社会基础。本文主要从全国中小学开展中医药教育的不同模式以及相关教材和读物丛书出版情况，对我国目前中小学开展中医药教育的现状进行梳理。

（一）联合高校科研院所优势资源，推进形成协同式育人格局

以北京、江西等地为代表的地区政府牵头顶层设计，规划引领，联动当地中医药大学、特色中医医院以及中小学教育教学资源，建立起"专业教师—中小学教师—大学生志愿团队"的教育培训团队，通过专题授课、集体备课、集中实践等方式，充分挖掘中小学教师对中医药文化的热情，培养授课教师学中医的兴趣，从而激发中小学开展中医药文化教育及相关校本课程的内生动力，形成协同式育人格局。

北京市中医研究所李萍①团队首先在北京史家小学集团开展"中医文化进校园科普宣讲"，在此基础上，通过北京市中医研究所与北京市青少年科技创新学院联合开展课题研究，在北京市部分学校进行实践探索和推广。北京市教委利用学区制管理、集团化办学等改革政策，强化统筹协调，组建

---

① 李萍：《中医药文化进校园的实践和模式》，《创新人才教育》2017年第1期，第38~41页。

"大中小学一体化"中医药文化类学生社团，共同推进中医药文化传承传播活动。北京中医药大学与北京宏志中学合作创办"中医药杏林高中实验班"，着力培养中医药传播推广生力军，依托良乡校区，在房山区中小学打造"中医药文化进校园"特色品牌活动。江西中医药大学联合各市级政府和中小学，建立"中医药校园联盟"，打造具有江西特色的中医药文化育人样板工程。天津中医药大学成立文化与健康传播学院，开设中医药传播学专业，为社会培养健康传播复合型人才。

（二）通过"四个一"举措，拓宽中小学中医药教育路径

以浙江、天津、上海、广东等为代表的地区，通过创新教育教学体系，分学龄阶段广泛开展以普适性和专业性为代表的中小学中医药文化教育，将中医药文化有机融入校园文化和校本课程。通过撰写一批适应学生发展的专业教材，推出一系列普适性强的科普读物，建立一批特色鲜明的学生社团，筹建一批中医药文化场馆及文化角，通过"四个一"举措深度挖掘"中医药＋"的多维教育路径，将中医药文化巧妙植入中小学校园环境，通过环境"润物无声"达到精准文化育人效果。

浙江省①于 2017 年开始，在全省小学开设中医课程，成为全国首个将中医药文化纳入中小学地方课程的省份。同时，在部分小学组建以兴趣爱好为导向的各层级学生社团，为社团配备具有专业素养的专家教授和临床医生作为指导老师，共同制定教育教学计划，策划组织相关活动实践课。苏州市望亭中心小学②设立"我是小中医"学生社团，定期邀请相城中医院的医生给社员进行专题教学，节假日期间有计划地组织学生外出开展实践活动，该社团 2020 年曾入围苏州市十佳社团。天津市中医药文化进校园项目开展之初着手对"当下中小学生中医药文化认知度"进行调查，摸清现状和需求，

---

① 许思佳、苏景阳、陈晓玲等：《浙江省中医药文化进小学课堂现状调查与对策研究》，《浙江医学》2019 年第 4 期，第 3 页。

② 蔡清：《"我是小中医"喜获十佳小学生社团荣誉》，苏州新闻网，2021 年 1 月 31 日，https://www.163.com/dy/article/G1MD372L0534B975.html。

在此基础上，建立以互动课堂、互动健身、互动体验为主的参与度较高的课程体系，着眼于中医药文化与日常生活结合，寓教于乐，无形传播中医药文化所体现的核心价值观。广东省中医药系统与教育系统密切配合，注重整体性设计，以地方教材建设为核心，针对菜单式学习手册、中医药文化主题研学旅行、师生健康沙龙、中医药校园工作坊、中医经络体操和专家讲坛6个板块进行系统性设计，将课程以标准化、产品化、产业化进行推广①。上海市搭建中医药慕课科普平台，编写《中小学生中医药科普读物》，创建中医药科普体验项目，推进中医药文化进校园工作。上海黄浦区香山中医医院组建以临床科室一线青年医生组成的"香杏中医讲师团"，讲好中医药故事。江西省南昌市部分中小学在地方政府和江西中医药大学的支持下，建设中医药文化馆、长廊以及百草园等，在校园营造浓厚的中医药文化氛围，培育特色鲜明的中医药文化②。

（三）深入挖掘中医药历史文化资源，在中小学讲好中医故事

以河北安国、甘肃省庆阳市等为代表的地区，充分利用地域优势，挖掘中医药历史文化资源，发挥中医药文化的科学和文化双重属性，结合中小学中医药学教育，向青少年一代讲好中医故事。

河北省石家庄市发布《石家庄中医药文化进校园活动试点实施方案》，在15所学校开始试点工作，集中社会各界力量共同推动中医药文化教育。2021年6月，河北省中医药管理局、省教育厅等联合制定《河北省中医药文化进校园活动实施方案》③。素有"药都"和"天下第一药市"之称的河北省安国市是中国最大的中药材集散地和中药文化发祥地之一，河北省充分挖掘以"千年药都"安国市为首的本地区中医药文化资源，实施"助

---

① 粤杏林：《中医药文化进校园广东模式发布》，《中医药管理杂志》2017年第10期，第10页。
② 张安然、徐彩云、薛铁瑛等：《中医药文化进校园的现状及对策分析》，《江西中医药大学学报》2019年第5期，第4~5页。
③ 张淑会：《2022年河北建设30所省级中医药文化进校园特色学校》，河北新闻网，2021年6月14日，https：//baijiahao.baidu.com/s？id=1702525365862941386&wfr=spider&for=pc。

苗计划"①。目前安国市义务教育阶段学校普遍设置中医药地方课程，开展相关实习实践活动，并编写了一系列科普文化读物和教材。甘肃省利用"岐黄故里""羲皇故里"等中医药文化圣地，在当地开展国学教育，围绕岐黄圣景、岐黄百草园、岐黄中医药文化博物馆等开展系列中医药文化科普宣传活动。2017 年，甘肃省引入中华德慧智生命与健康系列教材，让学生在国学教育的基础上学习中医药文化。国家中医药管理局办公室统筹②，中国中医药报社有限公司主办的 2021 年全国中医药文化进校园活动，以"听仲景故事，品中医智慧，做冬至美食"为主题，通过观看主题课视频及参加中药手工作品制作、冬至美食制作等环节，让全国 5 万名小学生同上一堂文化课。

（四）加强中医药读物编写出版，助力中小学中医药文化普及

目前已出版的适用于中小学生使用的中医药教育相关教材和科普读物数量较多。小学生使用教材侧重于情景教学以及实践动手操作，注重对于中医药和传统文化的兴趣培养；中学生使用教材侧重于中医基本思维的建立以及知识性内容科普，注重知识的应用型和实践的创新性。2008 年，北京市依托北京中医药大学教师团队在全国编写了小学版《中医药文化知识普及读本》，进行了课程规范、教材建设规范和教师培训规范，搭建了校内课程、校外实践以及家庭氛围营造三个平台③。随后江苏、上海、江西、浙江、广西等地分别出版适应当地中小学中医药及健康教育的相关教材，对于提高中小学生的文化素养，推动青少年学中医、爱中医、用中医具有十分重要的意义。天津版的《中小学中医药文化精选读本》由天津中医药大学、天津师

---

① 赵冰：《河北省安国市义务教育阶段中医药地方课程管理研究》，河北大学硕士学位论文，2021，第 38 页。

② 姜乃强：《中医药文化进校园，全国 5 万余名中小学生共享中医药文化盛宴》，光明网，2021 年 12 月 22 日，https://m.gmw.cn/baijia/2021 – 12/22/35398842.html。

③ 屠志涛：《中医药文化建设是推进中医药文化进校园的重点》，《创新人才教育》2017 年第 2 期，第 2 页。

范大学等单位的专家团队共同编写，通过讲故事引导中小学生学习中医药文化①。2020 年 4 月，中国中医药出版社组织全国中医药、基础教育知名专家，由工程院院士王琦、国医大师孙光荣担任主编，合作编写《全国中小学中医药文化知识读本》（小学版、中学版）在全国范围内公开发行，为中医药教育教材空白的省份地区补充较为完整的教育教学体系，是中小学中医药教育的重要成果②。

2021 年 12 月，国医大师路志正带领团队编写《中医药与健康》系列教材，全套教材分六个年级（4～9 年级）上下册编写，共计 12 本（见表 1）。系列教材以"为每个学生的终身健康和幸福奠基"为宗旨，遵循"提高全体青少年的中医药文化素养，促进中小学生养成良好的健康意识和生活习惯"的编写理念，从适合低年级理解的"十二时辰"、身边的中药介绍等到高年级的中医基础和传统文化、历代中医名家以及中医特色疗法等，贴合不同年级学生的理解能力和接受能力，旨在激发学生对于中医药文化的兴趣和热情，提供其继续深入了解中医药文化的动力。

表 1　中小学中医教育教材

序号	书名	作者	出版社	教材使用地区
1	《青少年中医药文化知识普及读本(小学版)》	北京市中医管理局、北京市教育委员会	北京出版社	北京
2	《中医药文化与我们的健康(少儿版)》	北京教育科学研究院、北京青少年科技创新学院	北京出版社	北京
3	《中医药就在你身边》	方祝元、薛明新	江苏凤凰科学技术出版社	江苏
4	《中医药文化》系列教材	朱建平	上海科学技术出版社	上海
5	《小学生学中医药》	刘洪宁、陈明人	江西科学技术出版社	江西
6	《初中生学中医药》	刘洪宁、陈明人	江西科学技术出版社	江西

① 毛国强、屠金莉：《中医药文化传承与大众传播实践初探——以天津市"中医药文化进校园"活动为例》，《新闻战线》2018 年第 3 期。
② 王红娟、王乙、李磊：《论中医药文化进校园课程内容建设——以〈全国中小学中医药文化知识读本〉为例》，《吉林省教育学院学报》2020 年第 12 期，第 115～118 页。

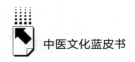

续表

序号	书名	作者	出版社	教材使用地区
7	《中医药与健康》	浙江省中医药管理局	浙江科学技术出版社	浙江
8	《青少年中医治未病》	谢胜	广西民族出版社	广西
9	《中医药文化精选读本》（小学版、中学版）	阚湘苓、毛国强	中国医药科技出版社	天津
10	《中医药文化与健康》	熊春锦、张其成	中国中医药出版社	甘肃
11	《全国中小学中医药文化知识读本》	王琦、孙光荣	中国中医药出版社	全国
12	《中医药与健康》	路志正	学苑出版社	全国

三 现行中小学开展中医药教育的不足与问题

（一）星点式推行，尚未形成燎原之势

近些年，在国家和政府的高位推动与大力支持下，中小学中医药教育逐渐火热起来，但主要是星点式的推行，尚未形成燎原之势。目前全国仅有浙江省将中医药知识系统纳入中小学地方课程。

北京、甘肃、河北、山东、上海、江西、浙江、广东等省市开展了中医药文化进校园的活动，这些省市的特点是经济发展较好，或者中医药文化底蕴深厚，而其他一些偏远地区、经济相对落后的省区市的中小学尚未开展中医药教育项目。这说明中医药进入中小学课堂还有很长的一段路要走。

（二）推进路径不够明晰，政策落实流于形式

中小学中医药教育的推进，目前没有明晰的统一路径，落实中多流于形式，还存在一些不足。

一是"政策多、落实少"，扎实推动中小学中医药教育的具体举措和办法还比较少。很多省市相继发布了相关文件和通知，旨在推动中小学中医药

教育工作，为中小学中医药教育营造了良好的政策及舆论氛围。但是，这些政策如何"落地生根、开花结果"，仍有待进一步研究和实践①。

二是"形式大于内容"，中医药教育进中小学缺乏成体系的教学目标和教学内容，很难在全国推广应用。上述省市在开展中医药文化进校园活动时，也多数是中医药知识校园宣讲、中医养生保健讲座、中医药博物馆体验、中医药文化主题夏令营等中医药文化推广活动。而中小学中医药教育绝不是简简单单地做一次讲座、搞一次活动、编一册读本。要在全国中小学中推广一门中医药新课程，需要有科学、长远的统筹和策划，要具备可持续、易推广的中小学中医药教育的实施模式，对于不同学段的学生要有明确的教学目标、教学大纲、教学设计、教学评价等一系列教学质量控制的环节。而目前各省市暂时没有形成较为稳定、成熟的纲领性文件。

在中小学中医药教育推行中，各个环节的细化、标准化的实施流程是十分重要的。然而目前中小学中医药教育实施方法缺乏相应的标准，也缺乏成熟的应用案例与推广模式。缺乏创新、流于形式的中医药文化推广活动导致中医药知识和理念很难在中小学生心中留下深刻印象。同时，中小学中医药教育与中小学现行教育体系的融合度也不高，特别是中医药文化课程、教材融入中小学现有教学体系的路径和措施还有待探索，如何在全国范围内形成统一规范，还是值得研究的新课题。

三是缺乏长期统筹安排，多数只是一时性的活动，大多缺乏统筹协调，未能谋划长远、持之以恒，难以形成可持续、能复制、易推广的中小学中医药教育实践模式，中小学中医药教育的实效性难以保证。

（三）教学资源不够充足，缺乏专业老师和通用教材

中小学中医药教育首先面临的挑战就是专业能力教师和配套科学教材等教学资源严重匮乏。中医药教育是专业性非常强、理论知识深奥，同时理论

---

① 张安然、徐彩云、薛铁瑛等：《中医药文化进校园的现状及对策分析》，《江西中医药大学学报》2019 年第 5 期，第 87~89 页。

与实践必须密切结合的一门学科。因此，这样一门课程要想进入中小学的课程当中，必须配备专业的师资队伍，否则在知识传授中很容易出现偏差，造成中医药知识传播的障碍，适得其反。然而，目前中小学教师队伍中有中医药专业背景的教师占比非常小，中小学一线教师虽熟悉学生，教学技巧适合学生发展阶段，但难以快速掌握并教授深奥、体系庞大的中医药知识，而专业能力较强的高校教师又缺乏与中小学生接触、适合中小学生的教学基本经验，且没有充足时间和精力来完成中小学中医药课程的教学任务，因此造成了教师队伍严重缺乏的现状。这种医、师分家的现状，增加了中医药教育在中小学推行的困难。在推动中小学中医药教育的过程中，专业教师和适合中小学生特点教育模式的支撑显得尤为重要。而培养同时具备中医药专业知识、素养及中小学教学经验的师资队伍需要长时间、多方面的共同努力和探索。

另外，存在缺乏统一的中小学中医药教育的配套教材的问题。目前，全国只有浙江省中医药管理局组织编写的全国首套中医药小学教材《中医药与健康》，被列入了浙江省地方教材省级通用教材，其他省市教材未能供地区统一使用。各省在努力设计开发的中医药课程执行教材上有着自己的设计意图和成效目标，但与其他经过不断检验，有着规范培养目标、课程计划、评价标准的学科教材存在较大差距。目前市场上的中医药文化读本，小学读本涉及名医故事、中医药文化科普、中医药健康常识等，中学读本涉及中医药故事、中医手法保健、中医饮食文化等，还有一部分读物尚未明确划分适用小学或者中学，存在体例不统一、不全面、不细化等问题，难以在全国中小学中医药课堂中普遍应用，难以取得理想的教学效果。中小学中医药教育的推行，明显后劲不足。

（四）中医药知识晦涩难懂，中小学生理解接受度低

中医药根基于祖国的传统文化，故学中医者必须有深厚的文化底蕴，而对于小学生或者中学生来讲，他们的知识储备和认知水平是远远不够的。中医药文化源远流长，有着几千年的历史积淀，博大精深的中医药学对于高中毕业的大一新生来讲，乍一接触都会感觉理解困难，对于文化水平极其有限

的小学生和中学生来讲，更是难上加难。

提及中医药，离不开阴阳、五行，离不开精、气、血、津液，亦离不开藏象、经络，然而这些抽象难懂的理论如何结合小学生、中学生的认知水平、知识储备进行讲解，用什么样的教学方法讲解，学生又能够理解多少，这些都是一连串的问题。如果讲授过程中采用一些不恰当的比喻，还很容易让中小学生产生误解，引起学生的困惑，反而降低他们对中医药的学习兴趣。因此，面对晦涩难懂的中医药知识，中小学生普遍存在接受度低的问题。如何将抽象的中医药概念和理论用中小学生能够理解的语言去讲授，激发中小学生学习兴趣，提高学生对中医药知识和文化的接受度，是值得探究的又一难题。

四 中小学中医药教育发展思路

（一）培根铸魂，推动中医药教育在中小学生中广泛普及

青少年作为祖国的未来和希望，肩负着民族复兴的历史重任。只有政府、社会、家庭齐发力，才能使得面向中小学生的中医药教育花开遍地。宏观层面上，应立足中小学中医药教育的发展方向，成立相关机构，健全规范制度，为中医药教育提供发展指导性意见。同时顺应中医药服务"健康中国"的战略步伐，加大中央和各地方政府财政的支持，坚持"一地一策"，制订具体的实施计划，分环节逐步推进。在此基础上，争取政府相关机构、当地高校、医院以及企业等社会团体在政策、资金、技术指导等方面的支持，与时俱进地引进优质的中医药教学和文化资源。此外，提高全民中医药健康素养，让中医药走进千家万户，从娃娃抓起，形成全社会"用中医、信中医、爱中医"的良好氛围。

（二）多措并举，明晰面向中小学开展中医药教育的实施路径

首先，以教材为抓手，以出版工作推动中医药文化传播普及，实施中医药文化弘扬工程。在重视开发完善独立教材的同时，积极将中医药知识融入

学科教学及实习实践中。例如在语文教材中节选《黄帝内经》等中医经典古籍或将名家故事融入其中；在历史教材中，将医学史和医学典籍重点内容穿插其中，结合时代背景了解古代医学发展脉络；在体育课程中加入太极、易筋经、八段锦、六字决等养生功法模块，学生在强身健体的同时学习中医药文化知识。与此同时，大力推行中医药科普读物的出版，通过课外读物让青少年自发了解并认识中医药，形成良好的日常生活习惯和健康理念，濡养身心。

其次，理论与实践密切结合，融合"中医药课程"与"课程中医药"，搭建因材施教的中医药课程体系。例如，组织学生在中药种植基地和中药厂亲自种植、辨识、采摘、研制、运用中药材，在劳动教育中增强学生的体验感；在医史馆与中医先哲面对面，感知中医药文化的独特魅力；开展以校园剧、书法、绘本、图画、诗词、歌舞、科学体验、野外实践等与中医药文化相关的实践活动，增强中小学生对中医药的触感和体感；以互联网媒体为载体，开发制作科普视频动画，拓宽学生眼界。针对具有中医药文化基础以及文化底蕴较为浓厚的中学生举办中医药相关竞赛，构建从浏览参观到体验实践，最后引发其内驱力，自主开展活动，形成以赛促学的学习模式，使学生多方式、多角度、全方位地接触中医药文化。根据不同阶段学生的特点，完善教材和课程体系，设置合理课时教学时长和授课内容，增加教学互动性和体验感，激发学生的学习兴趣。合理布置以观察体验和阅读为主的家庭作业，将中医药教育延伸至家庭内外、社会之中。

最后，因材施教，根据学生不同年龄、群体、类别搭建多层次的中医药教育体系。小学、初中、高中各学段学生生理特点、认知能力、知识储备均不相同，因此，中医药教育必须构建多层次的教育体系。小学阶段可开展以接触体验为主的实践课程内容，初中阶段选择以科学普及为主体的专业知识教育，高中阶段选择以职业教育为方向的系统教育。例如上海市试点将《红楼梦（药膳）与文学赏析》《中国哲学与中医》《现代化学与中医》《中医药图谱绘画与现代艺术》等微课程，融入思想政治、语文、数学、历史、化学和美术等学科，很多学生反馈：加入中医元素的课堂，变得更有味道了。这种将中医药文化与各科课程有机融合的模式值得广泛推广。

（三）引育结合，打造中医药文化宣传科普专业队伍

首先，我们要建立素质过硬的中医药文化科普专家团队。作为重要的基础支撑，专家团队可以对中小学中医药文化科普的具体内容和实施开展进行指导，因此我们必须整合优势资源形成特色专家团队。目前国内已有多所中医药院校利用独有的师资优势组建了专业的中医药文化科普团队，例如广州中医药大学组建了科普、宣教一体的中医药专家团队，山东中医药大学组建了以骨干教师为主、学生志愿者为辅的中医药科普创作团队。

其次，我们要加强培养具有专业背景的大学生志愿者团队。专家团队的力量是有限的，真正的文化普及要做到自上而下，具有专业背景的大学生必然要成为重要的一环。这些大学生具备一定的中医药文化知识，同时更加了解中小学生的心理、文化和"语言"，更容易与中小学生拉近距离。所以我们要加强与高校共青团合作，广泛宣传组建起一批大学生志愿者团队，将中医药文化宣讲作为社会实践的一部分，既让大学生巩固了基础中医药知识，还锻炼了他们的语言组织与表达能力，同时增强了他们的责任感和使命感。例如北京中医药大学组建大学生志愿者团队走进中小学与弟弟妹妹们一起手抄中药方剂、朗读《中医文化与我们的健康》，帮助中小学生了解中医药文化，得到了广大中小学生的一致好评。

最后，校医队伍建设也将成为中小学中医药资源课程转化的有效途径。中小学校医队伍工作在健康科普的第一线，更亲近中小学生，熟悉中小学医疗与健康现状，具备宣传中医药知识的天然优势，如果校医可以在日常的诊疗过程中应用中医药相关技能，则更容易使中小学生切身体会到中医药的魅力。

（四）润物无声，营造浓厚的中医药文化氛围

一是坚持以普及科学、激发原动力作为重点，在科学性的基础上，以适合中小学教育特点的方式，提高科普知识内容的趣味性和故事性，增强体验感和互动感，适当增加传统功法教学实践，寓教于乐，在增强体质的同时推

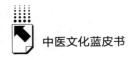

广针灸推拿、日常穴位保健、食疗医病等内容。

二是突出地方特色，凸显"道地"文化，利用中医药地方优势，充分挖掘资源，讲好身边中医药的故事。例如江西中医药大学整理汇总"杏林文化""赣食十味""旴江医学"等具有地方特色的中医药文化元素融入中医药教育中，引导学生热爱家乡，弘扬江西独有的中医药特色文化。

三是突出文化育人功能。将中医药文化元素融入社会各个角落，建设以中医药文化为主题的文化角、文化墙，中医特色教室、标本馆、植物园等，形成具有浓厚中医药味的氛围与场景。例如本次北京中医药大学承办的冬奥会中医药展示区项目，结合"一起向未来"主题，以中医药文化元素为核心，将"国潮艺术"融入现代科技，打造了一个"沉浸式"多功能展厅。展厅空间布局围绕春生、夏长、秋收、冬藏的生命轨迹，紧扣"阴阳五行"的设计理念，运用8K、5G等高科技手段，设置"认识中医""功夫打卡""探索经络""北京游""四季"等场景，实现"以时间换空间"的理念，打造身临其境的体验。中医药与冬奥科技文化主线紧密结合，蕴含"天人合一"的核心，以高科技手段和创新理念作为中医药深厚文化底蕴的载体，开创了中国优秀传统文化传播的新范式。

综上，中医药文化是中华民族优秀传统文化的根与魂，是中华民族独特的精神标识，其所蕴含的思想精华与智慧取之不尽、用之不竭。从历史走向未来，从延续民族文化血脉到开拓前进，我们应充分发挥中华优秀传统文化的"精神命脉"作用，使之成为增强民族自信心、民族自豪感和民族凝聚力的不竭动力。恰逢当前中医药发展迎来天时、地利、人和的良好时机，在广大中小学生心中种下中医药的"种子"，功在当代，利在千秋。然而，中医药文化历史悠久，积淀丰厚，中医药教育走进中小学，仍需要我们不断探索实践、总结经验、提升特色、凝练成果，才能将中医药文化厚植于广大中小学学生心中，永远焕发勃勃生机。

中国中医药院校文化形象调研报告

周尚成　赵兰慧　梁珊珊　李正龙　闫志来*

摘　要：　本文概览并评述全国各地中医药校园文化的形象塑造及当代中医药院校学生对中医药文化认同现状，为我国中医药大学校园文化的发展提供参考。分类整理现阶段全国各地中医药院校校园物质文化、精神文化及行为文化现状。采用问卷调查的方法了解分析当代中医药院校学生对中医药文化的认同度。各地中医药院校均有自己丰富的校园文化建设内容。中医药院校学生对中医药文化认同度总体处于中等偏高水平，学生性别、专业是其对中医药文化认同度的影响因素。东北、华南地区学生的中医药文化认同度高，中医药校园文化发展整体良好。应进一步营造良好的校园舆论环境，加强学子的中医药文化教育。

关键词：　中医药　校园文化　文化认同　大学生

一　中医药院校文化的含义及现状

（一）校园文化及中医药文化的含义

1. 校园文化含义

文化的概念在不同的学科有着不同的理解和认识，校园文化是属于社会

---

* 周尚成，广州中医药大学公共卫生与管理学院教授，研究方向为中医药管理；赵兰慧，广州中医药大学公共卫生与管理学院博士研究生在读，研究方向为中医药管理；梁珊珊，广州中医药大学公共卫生与管理学院硕士研究生在读；李正龙，广州中医药大学公共卫生与管理学院硕士研究生在读；闫志来，广州中医药大学公共卫生与管理学院讲师，主要从事医药数理模型研究。

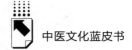

文化下的一种独特的亚文化。校园文化是以本校的价值观为核心，涵盖学校传统、领导作风、教师教风、学生学风、人员素质、校园环境等内涵，以学校为主要活动空间，以师生员工为主体，以各种校园活动为主要内容的具有时代特征的群体文化①②，它是社会文化的一部分。校园文化具有互动性、创新性、包容性、继承性等特点，能够促进师生、员工科学文化素质和思想道德素质的提高③，塑造良好的道德情操，并且通过营造某种精神氛围，潜移默化地影响在校师生的品格精神。目前校园文化一般包括物质文化、精神文化、行为文化和制度文化四个方面，它们相互影响，互相渗透，形成了校园文化的特殊影响力。

校园物质文化是校园文化的外在表现，包括校园内部的教学、科研等场所以及校园外部的自然环境④；校园精神文化集中体现学校的精神面貌，是一个学校校园文化的核心和灵魂，主要包括学校的文化传统、学风教风以及校园主要群体的世界观、价值观和道德观，集中反映了一个学校的特殊本质以及精神面貌，是一所院校最具特色的标志；行为文化是校园主体体现出来的直接感受和行为，包括教学科研活动、课外文化活动等；制度文化是一种规范和习俗文化，是校园人的活动准则，是学校指定的用于管理校园的规章制度、行为准则要求等，制度文化在发挥规范作用的同时，对学生的行为具有导向和调控作用①。

2. 中医药文化内涵

中医药是优秀的文化资源，弘扬中医药优秀文化有利于增强民族凝聚力，促进中医药走出国门、走向世界。国家中医药管理局在《关于加强中医药文化建设的指导意见》中提出要增强传承和发展中医药文化的主动性，

---

① 史洁、冀伦文、朱先奇：《校园文化的内涵及其结构》，《中国高教研究》2005 年第 5 期，第 84～85 页。
② 刘薇：《高校校园文化建设与思想政治教育互动研究》，辽宁大学博士学位论文，2012，第 25～26 页。
③ 朱德超、郝明：《新时代高校特色校园文化建设的实践探索》，《学校党建与思想教育》2019 年第 18 期，第 75～76 页。
④ 贺宏志：《大学校园文化的结构和功能》，《高等教育研究》1993 年第 3 期，第 46～51 页。

把握和加强中医药文化建设。2016 年 12 月国家中医药管理局发布《中医药文化建设"十三五"规划》，明确提出要繁荣发展中医药文化，推动构建中华优秀传统文化传承体系。最近几年，国家不仅重视中医药的传承发展，也重视中医药文化的传承创新工作，但是中医药文化目前的发展状况与人民群众的需求尚有差距。中医药文化是中华民族传统文化的重要组成部分，是中国优秀传统文化在中医药学领域的具体体现，是中医药事业的根基和灵魂①。

（二）全国中医药院校校园文化在中医药文化传承中的作用

1. 中医药院校校园文化的作用

中医药校园文化的作用主要体现在两个方面。一是中医药院校作为校园文化的载体，其校园文化建设对中医药文化传承具有积极的作用。《中医药文化建设"十二五"规划》中提出教育机构要在文化传承中承担重要责任，构建具有中医药特色校园文化，将中医药文化理念融入教学过程中。作为以培养德才兼备的现代化中医药人才、继承和弘扬博大精深的中医药学为宗旨的中医药院校，在中医药精神教育、人才培养建设以及中医药文化传承创新方面具有得天独厚的优势。同时，全国中医药院校也肩负着弘扬中医药文化、中医药传承、创新和发展的使命和任务。中医药院校校园文化正是依托独特的中医药资源构建起来的，是实现中医药文化传承和创新使命的重要主体。二是中医药校园文化建设能够提高中医药院校的校园形象，进而提升校内师生的文化认同感。中医药院校校园文化的发展，能够直接或间接地影响在校大学生的认知、思维和价值观念，具有特色的校园文化在中医药文化认同中发挥着价值导向和教育传播作用，能够在潜移默化中提升在校学生的中医药文化认同感，进而有利于中医药文化的传承与创新。各中医药院校积极宣传中医药文化、组织交流合作能够提高中医药文化的影响力，提升中医药文化软实力，这不仅能增强高等中医药院校核心竞争力、提高学校社会影响

---

① 胡真、王华：《中医药文化的内涵与外延》，《中医杂志》2013 年第 3 期，第 192 ～ 194 页。

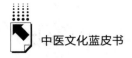

力，而且对国家软实力的建设也具有重大的意义①②。

2. 全国中医药院校的基本情况

中医药大学一般是一省一校，而且各地的中医药大学都有自己的独有特色。目前，全国共有 25 所中医药本科院校，其中 24 所为中医药大学，1 所为中医学院（河北中医学院）；7 所中医药专科学校；2 所中医药职业学院。1956 年，政府在上海、广东、四川和北京四个省市各建一所中医类本科院校，即上海中医药大学、广州中医药大学、成都中医药大学和北京中医药大学，分别代表全国的东、南、西、北，这 4 所中医药院校是我国最早建设的中医药本科大学。各中医药本科院校最初均以中医学院命名，我国从 20 世纪 90 年代开始，分五批更名为中医药大学。

25 所中医药本科院校中，省部共建高校的本科大学共有 17 所；省属重点高校 8 所，分别为黑龙江中医药大学、辽宁中医药大学、长春中医药大学、湖南中医药大学、福建中医药大学、安徽中医药大学、陕西中医药大学和西藏藏医药大学，其中西藏藏医药大学是教育部批准的全国唯一单独设置的藏医药高等学校，具有藏族民族传统医药特色。2017 年入选国家双一流建设（一流学科建设高校）的中医药大学分别有北京中医药大学、天津中医药大学、上海中医药大学、南京中医药大学和广州中医药大学。这 5 所高校入选国家双一流建设战略，有利于我国中医药教育综合实力和国际竞争力的提升，也有利于发挥高校的优势，研究探索中医药文化建设，构建中医药院校校园文化，提高在校师生以及社会对中医药文化的认同感，传承和创新中医药文化。

3. 中医药院校区域划分

本分报告对全国 25 所中医药本科院校按地域进行分类，从物质文化、精神文化、行为文化三个方面对中医药院校校园文化进行聚类分析，通过分

---

① 吴晶晶、张洪雷、高山：《继承与创新：高等中医药院校提升中医药文化软实力的探索与实践》，《中国卫生事业管理》2017 年第 12 期，第 936~939、960 页。

② 官翠玲、陈阳、高山：《校园文化建设与中医药文化传承：中医药文化认同的中介作用》，《时珍国医国药》2020 年第 3 期，第 719~721 页。

析研究各地区中医药院校校园文化的建设情况以及各院校校园文化形象的影响力，了解我国中医药院校校园文化的发展水平以及中医药院校校园文化在中医药文化传承与创新中的地位和作用。华北地区：北京中医药大学、天津中医药大学、山西中医药大学和河北中医学院。东北地区：黑龙江中医药大学、长春中医药大学、辽宁中医药大学。华东地区：上海中医药大学、南京中医药大学、山东中医药大学、安徽中医药大学、江西中医药大学、福建中医药大学和浙江中医药大学。华中地区：河南中医药大学、湖北中医药大学和湖南中医药大学。华南地区：广州中医药大学、广西中医药大学。西南地区：成都中医药大学、贵州中医药大学、云南中医药大学和西藏藏医药大学。西北地区：陕西中医药大学和甘肃中医药大学。其中内蒙古自治区、宁夏回族自治区、新疆维吾尔自治区、海南省、重庆市、香港以及澳门特别行政区、台湾地区没有建设该省份的中医药院校。

二 各地中医药院校校园文化概览及评述

（一）中医药院校物质文化

1. 教学建设

从表1可见，各个学校重视本院校的教学建设，重视中医药教学质量与学生的培养，几乎每所中医药院校都有省级以上的人才培养及教学基地，并且人才培养基地及实验教学基地融入中医药文化理念、思想以及内容，重视临床实践教学及模拟仿真教学，个别院校还建立了对外交流的教学中心，扩大中医药文化及该院校校园文化的影响力。

从全国范围来看，各个地区中医药院校的人才培养及教学基地建设差距较大，25所中医药院校内建设情况最好的是北京中医药大学，一共有6个国家级别的人才培养及教学基地，1个教育部人才培养模式实验区，4个北京市级人才培养基地，2个北京市高等学校示范性校内创新实践基地，4个北京市实验教学示范中心，这与北京中医药大学背靠经济实力雄厚的北京市有关，同时北京中医药大学是我国最早建校的中医药大学之一，是25所中医药院校中唯一一所入选我国"211工程"计划的院校，并且于2017年入选世界一流学科建设高校，得到国家政策的大力支持；湖北中医药大学虽然缺少省级以上的人才培养及教学基地，但是该院校拥有丰富的教学基地和合作实习点，为该校学生提供丰富的实践资源；而西藏藏医药大学在教学基地建设和人才培养方面均较为缺乏，没有充分体现该院校独特的藏医药文化。另外，天津中医药大学、黑龙江中医药大学、辽宁中医药大学和上海中医药大学均拥有国家级、教育部和省级三个级别的人才培养及教学基地，表明该院校人才培养及教学基地方面的校园文化发展较好，有利于学生增长知识、开阔视野、发展能力。

从各地区来看，部分地区内部发展较为不平衡。华北地区，北京中医药大学和天津中医药大学人才培养和教学基地发展较好，但是山西中医药大学和河北中医学院分别仅有2个、4个省级教学中心，4个院校所呈现的物质文化发展水平参差不齐。在华东地区，7所中医药院校的人才培养及教学基地建设发展水平差距较小，7所院校都重视中医或中药的实验教学及临床教学，但是教学示范类型不尽相同，例如上海中医药大学拥有1个中华优秀传统文化传承基地；江西中医药大学重视"产学研"结合培养的复合型中药人才；浙江中医药大学拥有2个与听力及语言相关的教学中心，这些院校独特的教学基地均展现了各个院校不同的校园文化形象。其他地区人才培养基地和教学基地发展差距较小，并且在个别教学示范基地能够体现该校的校园文化特点。

北京中医药大学、上海中医药大学、安徽中医药大学和福建中医药大学重视传统中医的传承，探索以"院校—师承—家传"为一体的新型中医药人才培养方式，充分利用校园、社会和中医名家的教学资源，发挥三者的协同作用，强化在校学生中医思维的培养，该新型人才培养模式的探索表明中医药院校肩负着弘扬中医药文化、中医药传承、创新和发展的使命与任务，通过院校文化建设能够更好地传承中医药文化。

表1　各中医药院校人才培养及教学基地一览

地区	学校名称	级别	基地名称
华北地区	北京中医药大学	国家级(6)	中医学实验教学中心、国家生命科学与技术人才培养基地、国家理科基础科学研究和教学人才培养基地、东直门医院临床技能综合培训中心、东方医院临床技能综合培训中心、第三附属医院临床技能综合培训中心
		教育部(1)	中医"院校—师承—家传"的人才培养模式创新实验区
		省级(10)	针灸推拿实践教学中心、基础医学实验教学示范中心、中医学实验教学示范中心、护理技能训练中心、开放性中医临床人才培养实践基地、优秀中药学人才培养创新创业实践基地、中日友好医院、护国寺中医院、河北省安国药材种植试验场、北京中医医院
	天津中医药大学	国家级(5)	针灸学实验中心、中医临床技能实训教学中心、中医学虚拟仿真实验教学示范中心、中医学人才培养模式创新实验区、研究型中药产业拔尖人才培养模式创新实验区
		教育部(1)	天津中医药大学—天津天士力集团有限公司中药学实践教育基地(建设项目)
		省级(13)	中医学虚拟仿真实验教学示范中心、基础医学虚拟仿真实验教学中心、中药学虚拟仿真实验教学中心、中药学实验教学中心、基础医学实验教学中心、康复医学实验教学中心、中药制药工程实验教学中心、管理学综合实验教学中心、药学实验教学中心、中医信息应用实验教学中心、临床医学实验教学中心、推拿实验教学中心、护理学实验教学中心
	山西中医药大学	省级(2)	中药分析实验室、中医临床技能实训中心
	河北中医学院	省级(4)	中医学院实验教学中心、中西医结合实验教学中心、河北省高等中医药本科教育创新高地、中西医结合教育创新高地
东北地区	黑龙江中医药大学	国家级(1)	黑龙江中医药大学教学实验中心
		教育部(1)	中药类人才培养模式创新实验区
		省级(1)	中医临床人才培养模式创新试验区
	长春中医药大学	国家级(1)	中药学"两段双向型"人才培养模式创新实验区
		省级(5)	针灸推拿学专业"3+2"人才培养模式创新实验区、基于中医基础类课程中医人才培养模式创新实验区、制药工程"卓越工程师"人才培养模式创新实验区、架构于实践实训的立体多维中医人才培养模式创新实验区、临床技能型人才培养模式创新实验区

147

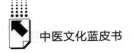

续表

地区	学校名称	级别	基地名称
东北地区	辽宁中医药大学	国家级(2)	中医临床传承型试点教学班、辽宁中医药大学附属医院临床技能综合培训中心
		教育部(2)	中医拔尖创新人才培养模式改革("5+3"一体化)、五年制本科人才培养模式改革
		省级(10)	辽宁中医药大学—大连美罗中药厂有限公司、辽宁中医药大学附属医院—临床技能综合培训中心、辽宁中医药大学—沈阳市精神卫生中心临床技能综合培训中心、辽宁中医药大学—附属第二医院临床技能综合培训中心、中医学基础实验教学中心、中药学实验教学中心、临床技能中心、针灸推拿基础实验教学中心、制药工程实验教学中心、中医专业临床技能实训中心
华东地区	上海中医药大学	国家级(4)	中医药创新人才培养模式实验区、中医学国家级实验教学示范中心、中药学国家级实验教学示范中心、中医药国家级虚拟仿真实验教学中心
		教育部(1)	五禽戏
		省级(1)	上海市康复实验教学示范中心
	南京中医药大学	国家级(3)	护理实验教学中心、中医临床实验教学示范中心、"精诚计划"中医人才培养模式实验区
	山东中医药大学	国家级(2)	山东中医药大学中医药综合教学实验中心、山东中医药大学附属医院临床技能综合培训中心
	安徽中医药大学	国家级(1)	中药类实验教学中心
		省级(4)	校—师承教育与区域特色相结合的中医学人才培养模式创新实验区、药学类专业综合技能示范实习实训中心、临床技能综合实训及OSCE中心、针灸康复实验实训中心
	江西中医药大学	国家级(1)	"产学研结合培养高素质复合型中药人才模式创新研究与实践"人才培养模式创新实验区
	福建中医药大学	国家级(2)	中医师承人才培养模式创新实验区、福建中医药大学附属人民医院
		省级(5)	中药学实验教学中心、中西医临床技能实践教学中心、中西医结合基础医学实验教学中心、中西医护理技能实践教学中心、康复实践教学中心
	浙江中医药大学	国家级(1)	中药学实验教学中心
		省级(7)	生物技术实验教学中心、药学实验教学中心、临床听力学与仿真耳实验教学中心、听力与言语康复实验教学中心、机能中心、医学信息技术中心、生物与制药工程实验教学中心

续表

地区	学校名称	级别	基地名称
华中地区	河南中医药大学	省级(5)	临床技能实验教学中心、中药学实验教学中心、计算机实验教学中心、护理学实验教学中心、药学实验教学中心
	湖北中医药大学	—	学校拥有26所教学医院、39所实习医院、29个教学基地、40个合作实习点
	湖南中医药大学	国家级(1)	中医机能实验室教学中心
		省级(3)	医学基础实验中心、药学技能教学实验中心、中医诊断教学实验室
华南地区	广州中医药大学	国家级(2)	中药学实验教学示范中心、中医学实验教学示范中心
	广西中医药大学	自治区级(6)	中医技能实验教学中心、中药学实验教学中心、中西医基础实验教学中心、护理技能实验教学中心、中医学基础实验教学示范中心、中药理论与现代技术一体化人才培养模式创新实验区
西南地区	成都中医药大学	国家级(4)	国家理科基础科学研究与教学人才培养中药基础基地人才培养模式创新实验区、中医药虚拟仿真实验教学示范中心、中药学国家级实验教学示范中心、中医学国家级实验教学示范中心
		省级(1)	国家理科基础科学研究与教学人才培养中药基础基地人才培养模式创新实验区(名单不全)
	贵州中医药大学	国家级(2)	中药学实验教学示范中心、医学类大学生校外实践教育基地建设项目
		省级(9)	中医学实验教学示范中心、基础医学实验教学示范中心、针灸推拿实验教学示范中心、护理实验教学示范中心、贵州省中医学人才基地、贵州省中医(民族医)高级人才培养基地、中西医结合基础实验教学中心、针灸推拿实验教学中心、药学实验教学中心
	云南中医药大学	省级(4)	中医临床技能综合模拟实验教学中心、基础医学实验教学示范中心、中药学实验教学示范中心、"一专多能"新型临床中医人才培养模式创新试验区
	西藏藏医药大学	—	—

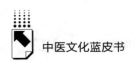
地区	学校名称	级别	基地名称
西北地区	陕西中医药大学	省级（8）	中医临床人才培养模式创新实验区、"思邈计划"中药人才培养模式创新实验区、针灸推拿人才培养模式创新实验区、系科合一人才培养模式创新试验区、基础医学实验教学中心、中医骨伤实验教学中心、中医诊断学实验教学中心、制药工程实验教学中心
	甘肃中医药大学	省级（5）	医学基础实验教学中心、临床技能实训中心、中药生药实验教学中心、药学实验教学中心、理化实验教学中心

2. 图书馆资源

高校图书馆具有文化育人的作用，其有利于营造特色鲜明、内涵深刻的环境文化氛围，充分展示学校办学理念、文化底蕴，在潜移默化中对大学生起到文化教育的目的。高等中医药院校的图书馆建设应突出中医药院校杏林文化的特色，科学定制图书馆环境，建设中医药院校特色数据库及中医药特藏文库，珍藏中医药文化古籍，提升师生对中医药文化的信心、认同感和自豪感。中医药院校图书馆具有促进中医药文化传承的功能，彰显中医药文化的独特魅力，通过展现中医药价值观念、医药伦理、人文关怀等文化内涵，培养学生高尚的道德情操和深厚的人文情怀[1]。同时图书馆作为一所高校必不可少的教学场所，也是高校文化育人的重要基地，其建设形象能够视觉化展现一所中医药院校的校园文化形象，其馆藏资源能够间接突出该校的中医药文化实力。

从表2可见，25所中医药本科院校中，每所院校均设有图书馆，馆藏纸质图书数量庞大，每年还在不断增添新的图书，并且各高校图书馆均藏有珍贵中医药古籍。北京中医药大学和天津中医药大学珍藏了元代以后的

---

① 李杨、于鹤丹、史惠媛、陈汝南、褚长海：《文化育人视角下高等中医药院校图书馆环境文化建设实践研究——以黑龙江中医药大学图书馆为例》，《中国中医药图书情报杂志》2021年第4期，第42～45页。

珍贵古籍，珍藏的种类丰富，数量庞大，包括各种木刻本、石印本等。部分中医药院校图书馆不仅藏有传统珍贵古籍，并且珍藏与当地特色相关的中医药图书文献，云南中医药大学图书馆馆藏的1.8万册中医药文献古籍中，与云南民族相关的特色古籍有近1万册，其中包括以纳西东巴经、傣族贝叶经、彝族毕摩经等为代表的云南少数民族医药古籍文献，涵盖了医经、本草、方书、医史、针灸、养生、医案医话及临床等各科，珍藏中医药古籍范围广泛并且极具当地特色；山西中医药大学同样藏有山西地方特色的中医药文献，为研究山西本土的中医药文化提供文献依据；西藏藏医药大学馆藏公元7~17世纪的藏医药学和天文历算学手抄本，传统藏医药教学彩色唐卡，为研究藏医药文化提供了丰富的学术资源，这些中医药院校馆藏的珍贵古籍各具特色，构成了各个中医药院校独特的校园文化形象，突出了各院校的个性与特点，可与其他中医药院校文化形象较好地进行区别。

除了图书馆的馆藏资源外，各个院校还开办了该校的学术期刊，每所院校均开办该院校的大学学报，体现了中医药院校重视学术研究，开办不同期刊，能够体现各中医药院校中医药教育着重点有所不同。例如，黑龙江中医药大学创办的《中医药信息》是全国创刊时间最早、在中医药领域里影响较大的刊物之一；上海中医药大学创办的《中医药文化》是全国唯一的中医药文化主题学术期刊，其内容以报道中医药文化为主，具有丰富的办刊经验，在推动中医药文化国际传播上做了大量积极有益的探索；湖南中医药大学创办的《东方药膳》杂志是我国目前唯一以介绍药膳食疗内容为主的科普性期刊，它填补了我国药膳食疗刊物的空白；广州中医药大学创办的《中药新药与临床药理》宣传和报道国内外中药新药及临床药理的研究成果和进展，促进中药新药的研究开发及临床药理研究。许多院校创办的期刊弥补了我国中医药某些方面的空白，有利于中医药的发展，推动中医药的传承创新，弘扬中医药文化，也展现了各个中医药院校不同的形象（见表2）。

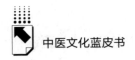

表2　各中医药院校图书馆馆藏概况及自办学术期刊一览

地区	学校	馆藏纸质图书数量	馆藏珍贵古籍	自办学术期刊
华北地区	北京中医药大学	124.93万册	包括明、清、民国、新中国时期的木刻本、石印本、手抄本、影印本线装（含经折装）近4000种，3.9125万册，其中医学古籍2600余种，近2万册	《北京中医药大学学报》《中医教育》《现代中医临床》《中医科学杂志（英文）》
	天津中医药大学	103.60万册	现有古籍2.7万册，包括元、明、清各代的木刻、铜活字、木活字、刻石拓片、手抄本及未曾刻印的稿本	《天津中医药》《天津中医药大学学报》《针灸和草药（英文）》
	山西中医药大学	95万册	珍藏清乾隆二十八年（1763）璧鱼堂沃根园刻本以及清嘉庆十九年（1814）朝鲜完营重刊本《东医宝鉴》两个版本的古籍以及具有山西地方特色的中医药文献	《山西中医学院学报》
	河北中医学院	94.33万册	线装古籍图书22906册，珍善本1299册	《河北中医药学报》
东北地区	黑龙江中医药大学	148.00万册	珍藏《四部经典》《婴童百问》《妇人大全良方》《备急千金要方》等珍贵古籍	《中医药学报》《中医药信息》《针灸临床杂志》
	长春中医药大学	121.40万册	馆藏古籍2700种，近3万余册	《长春中医药大学学报》《吉林中医药》
	辽宁中医药大学	98.13万册	馆藏古籍图书18019册	《辽宁中医杂志》《中华中医药学刊》《辽宁中医药大学学报》
华东地区	上海中医药大学	100余万册	收藏古籍36663册件，包括特藏善本1110部6196册藏有与中医药有关的从元至清各时代的书籍，及民国时期中医药书籍和各中医院校的教材；藏有民国时期出版的中医期刊109种，有各类文史哲线装书	《上海中医药大学学报》《上海中医药杂志》《中医药文化》
	南京中医药大学	127.00万册	中医药古籍3000余种4万余册，古籍资源以明初刻本、明孤本、明稀见刻本、未刊稿本、珍贵抄本及日本、高丽早期刻本等为主	《南京中医药大学学报》《南京中医药大学学报》（社会科学版）

续表

地区	学校	馆藏纸质图书数量	馆藏珍贵古籍	自办学术期刊
华东地区	山东中医药大学	203.90万册	古籍善本近3万册，收藏有明代《铜人针灸经》（正德十年，1515年）等一批珍善本、孤本	《山东中医药大学学报》《山东中医杂志》
	安徽中医药大学	100余万册	古籍藏量3.3万册，建有安徽首家古籍修复室	《安徽中医药大学学报》
	江西中医药大学	147.70万册	设有古籍特藏部	《江西中医药大学学报》《江西中医药》
	福建中医药大学	141.00万册	线装古籍图书1950种，共11277册，并藏有纸质港澳台图书2.6万册，建有福建地方志数据库，闽台中医药特色数据库	《康复学报》《福建中医药》
	浙江中医药大学	102.28万册	馆藏中医古籍9000余册，逐步形成了以中医药学为主，医、理、工、管、文协调发展的藏书体系	《浙江中医药大学学报》《浙江临床医学》
华中地区	河南中医药大学	182.96万册	中医线装古籍文献资源丰富，藏书共计3.3万多册，包括明、清时代的刻本、抄本等版本形式	《河南中医》《中医学报》
	湖北中医药大学	153.10万册	藏有古籍文献1.8万册，建立了以中医经典图书资源为特色、医药卫生及相关生物学科为重点的馆藏体系	《湖北中医杂志》《湖北中医药大学学报》
	湖南中医药大学	100余万册	藏有线装古籍2.5万册	《湖南中医药大学学报》《湖南中医杂志》《东方药膳》
华南地区	广州中医药大学	172.00万册	自建7个中医特色资源库，馆藏线装古籍3290部23039册	《新中医》《广州中医药大学学报》《中药新药与临床药理》
	广西中医药大学	122.50万册	馆藏古籍线装文献近万册	《广西中医药大学学报》《广西中医药》

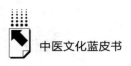

续表

地区	学校	馆藏纸质图书数量	馆藏珍贵古籍	自办学术期刊
西南地区	成都中医药大学	155.51万册	馆藏古籍2.83万册	《成都中医药大学学报》《中药与临床》《中医眼耳鼻喉杂志》《中国卫生事业管理》
	贵州中医药大学	139.00万册	设有古籍特藏室	《贵阳中医学院学报》《微量元素与健康研究》
	云南中医药大学	110.30万册	馆藏的1.8万册中医药文献古籍中，与云南民族医药相关的特色古籍占到近1万册，特别是以纳西东巴经、傣族贝叶经、彝族毕摩经等为代表的云南少数民族医药古籍文献，涵盖了医经、本草、方书、医史、针灸、养生、医案医话及临床等各科，拥有《性原广嗣》《彻胜八编》《补注洗冤集录》《镌尹真人性命圭旨书》《滇南草本》等孤本、珍本以及其他珍贵古籍共39种	《云南中医学院学报》
	西藏藏医药大学	13.24万册	藏书5万多卷(册)，其中藏医药学古籍资料丰富；珍藏有公元7~17世纪的藏医药学和天文历算学术刻版本及抄本；传统藏医药教学彩色唐卡81幅；收藏有措如才朗教授编撰的《四部医典》全套录像光盘和声明学全套录像光盘	《藏医药教育与研究》
西北地区	陕西中医药大学	141万余册	有古籍4.1万余册，中医药古籍1.5万册。有6种古籍入选《陕西省珍贵古籍名录》	《陕西中医药大学学报》《现代中医药》
	甘肃中医药大学	82.21万册	馆藏线装古籍2.38万册，其中，馆藏朝鲜内府刊《东医宝鉴》、元刻《(闻人氏)痘疹论》、明刻本《类经》等善本，中国台湾出版的《敦煌宝藏》、文渊阁影印本《四库全书》等，构成了本馆的古籍藏书特色	《中医儿科杂志》《甘肃中医药大学学报》《甘肃基层卫生》

（二）中医药院校精神文化

1. 校训

（1）华北。华北地区中医药大学的校训比较重视"德"。自古以来，中医药领域便把医德放在重要地位。北京中医药大学的校训是"勤求博采，厚德济生"；天津中医药大学的校训是"进德修业，继承创新"；山西中医药大学的校训是"艰且益坚，持重笃行"；河北中医学院的校训是"博学求源，厚德济世"。其中，北京中医药大学、天津中医药大学、河北中医学院的校训均有"德"字，山西中医药大学的校训虽然没有直接提到"德"，但"持重笃行"亦包含了坚定的品德品行之义。

（2）东北。东北地区中医药大学的校训均带有"创新"。黑龙江中医药大学的校训是"勤奋求真，博采创新"；长春中医药大学的校训是"启古纳今，厚德精术"；辽宁中医药大学的校训是"厚德博学，继承创新"。其中，黑龙江中医药大学与辽宁中医药大学的校训均直接提及"创新"，长春中医药大学的校训虽然没有直接言及"创新"，但"纳今"便有吸纳今日新的知识的含义。

（3）华东。华东地区中医药大学的校训包含"仁"与"诚"的内涵。上海中医药大学的校训是"勤奋、仁爱、求实、创新"；南京中医药大学的校训是"自信、敬业"；山东中医药大学的校训是"厚德怀仁，博学笃行"；安徽中医药大学的校训是"至精至诚，惟是惟新"；江西中医药大学的校训是"惟学、惟人、求强、求精"；福建中医药大学的校训是"大医精诚，止于至善"；浙江中医药大学的校训是"求本远志"。其中，上海中医药大学、山东中医药大学的校训中包含"仁"字，安徽中医药大学、福建中医药大学的校训中包含"诚"字。而南京中医药大学的校训包含"敬业"，浙江中医药大学"求本远志"亦包含"诚"的思想内涵。中国传统文化"仁者爱人"，江西中医药大学"惟人"亦体现了"仁"的含义。

（4）华中。华中地区中医药大学的校训中也均包含"创新"之义。河南中医药大学的校训是"厚德博学，承古拓新"；湖北中医药大学的校训是"勤奋求实，发掘创新"；湖南中医药大学的校训是"文明、求实、继承、

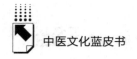

创新"。可见华中的中医药大学校训均有"拓新"或者"创新"。

（5）华南。华南地区的中医药大学校训也重视品德与意志。广州中医药大学的校训是"厚德博学、精诚济世"；广西中医药大学的校训是"弘毅自强，传承创新"。

（6）西南。西南地区中医药大学的校训均包含"行"。成都中医药大学的校训是"厚德、博学、精思、笃行"；贵州中医药大学的校训是"厚德明志，笃学力行"；云南中医药大学的校训是"崇德和合，博学敦行"；西藏藏医药大学的校训是"厚德、勤学、笃行、利众"。中华传统文化讲究"知行合一"，西南地区中医药大学的校训强调要重视"行"的作用。

（7）西北。西北地区的中医药大学的校训较其他地区多了"谨"与"朴"。甘肃中医药大学的校训是"勤奋、严谨、继承、创新"；陕西中医药大学的校训是"精诚仁朴"。

总之，全国各个中医药大学的校训大多包含博学传承济世的思想，各个地区的校训虽然有所不同，但"德""创新""仁""诚""笃行"等都包含了对学子的殷切期望。

2. 校徽

（1）华北。北京中医药大学、天津中医药大学以及山西中医药大学的校徽都拥有针形，中心的图形类似"中"字，象征中医药大学。河北中医学院校徽的中心则用太极阴阳图象征中医阴阳文化。北京中医药大学、天津中医药大学、河北中医学院的校徽均拥有植物绿叶或枝叶的图案，象征中医药传承事业蓬勃发展。山西中医药大学则用图案中包含五行相生关系表示生生不息。北京中医药大学用变化为针形的"蛇与权杖"图表示中医药大学的国际化，其他三校用中英文校名表示学校的国际化。北京中医药大学校徽为心形，其他三校为圆形。

（2）东北。长春中医药大学的校徽由"吉林"的汉语拼音字头组成"天鹅"图案，黑龙江中医药大学的校徽中心为六边形雪花形状，表明了它们的地域特征。长春中医药大学也有蛇杖、橄榄枝的元素，表示卫生领域，内部五边形为倒五边形，含"阴阳动态平衡"之意。黑龙江中医药大学的校徽为双环型，双环中的外环寓意地球，内环寓意校园，象征着黑龙江中医药大学面向现代化、面向世界、面向未来。辽宁中医药大学的校徽为橘红色的圆形、由学院中英文名称围绕组成的一个图像，象征学院庄重、大气，造型整体周正圆通。

（3）华东。上海中医药大学校徽中心的形状像炉鼎，中心形似"中"字，内核为太极图案，象征中医药。南京中医药大学校徽包含和平鸽、人参草、针灸针、"中"字和地球元素。山东中医药大学以"中"字为主要设计元素，"山"与D（"东"的声母）穿插其中，左虚右实，寓意中医"阴阳"调和；卷书横截面，中间竖一笔，寓意传道授业解惑，勤学苦读践行。安徽中医药大学校徽以药壶体现"悬壶济世"的精神，以马头墙为形，展示徽派建筑特色；另有蛇杖、太极以及草药共同构成"中"字。江西中医药大学校徽由"J"的趋势线演化，并将表示中医的"Z"融合进图案。福建中医药大学校徽主体由意象的"F"和"J"、太极的图案构成。浙江中医药大学校徽图案盾牌中心的"中"字体现了学校办学的中医药特色；"中"字外延的双手爱心图案，体现学校"学生为本"的办学理念；围绕"中"字周围的"C、M、U"是"Chinese Medical University"的首字母。图案外围的远志叶以及下方的"本"字，寓意"求本远志"的校训。

（4）华中。河南中医药大学校徽太极图下的那抹绿色，既像是打开的书本，象征着中医药的学术传承与发扬；又像一双手，预示着大学将要在全体师生的共同努力下走向更美好的未来。湖北中医药大学校徽外圈上部为中文校名，内圈为湖北中医药大学学校的大门和图书馆图案。湖南中医药大学校徽由书本、银针、校门、太极"中"字四个部件组成。

（5）华南。广州中医药大学校徽由"G"和"中"字为基本元素组成，"中"字又像灯笼，象征平安祥和。整体符号"@"表达了广州中医药大学融入世界、走向世界的现代化理念。广西中医药大学校徽的主图案由三个艺术变体字母"P"形成，关联"脉搏"（Pulse）的含义，三个"P"寓意把握时代、中医药事业和广西中医药大学的发展脉搏。

（6）西南。成都中医药大学的校徽为圆形，由核心图案、中文校名与英文校名组合而成，图案由一双手托举的太极组成。贵州中医药大学校徽以中国传统书法九叠篆"中""医"两字组合体成"贵"字的形象，三字合一，同时与太极图共同构成传统文化内方外圆的形态，于是形成学校"贵中医"这一简称。云南中医药大学校徽取"Y"（云南）、"中"和"Y"（医）为设计基本元素，诠释"云南中医药大学"。西藏藏医药大学校徽整体呈圆形，外围为藏中英文对照的学校校名，主体部分由雪山、牧场、雪莲花、办学年份 1989 等构成。

（7）西北。陕西中医药大学校徽的主图案是一只大手，寓意"支持、援助、服务、关爱"，也隐含了一只和平鸽，"大手"上方托起的是银杏叶，右下方由黄飘带抽象成一个"Q"，关联陕西简称"秦"的拼音首字母。甘肃中医药大学主体为一栋具有传统中国特色重檐结构的楼宇，寓意甘肃中医药大学面向未来层层递进；下方是一组中草药叶子，体现出校园传统中医文化；颜色上蓝色代表医疗，土黄色代表中药，两者相结合既传统又不失现代感。

可以看到，各地中医药大学的校徽大多为圆形，具有"中"字、太极、针形等表现中医元素的图案。同时具有权杖与蛇、地球等表现医疗卫生行业及面向国际含义的元素。有的中医药大学包含了独特的地域特征，表现其独特特色。中医药大学的校徽，体现出我国各中医药大学继承和发扬传统，面向现代化与国际化，济世救人，又独具各自地方特色的精神内涵。

除了以上几个方面，根据现有的研究，中医药精神文化还包括校歌、名人校友等方面。各个中医药大学均有自己的校歌，均培养出具有地方特色的诸多名医。

（三）中医药院校行为文化

1. 官媒和自媒体

随着互联网的发展，中医药大学官媒和自媒体的运营也被提上新的日程。以微信公众号为例，几乎每所中医药大学都拥有自己的官方微信公众号。2021 年 1 月 5 日，中国中医药报社舆情监测研究中心与全国中医药新媒体联盟，运用清博指数平台，共同发布 2020 年全国中医药院校微信公众号排行榜。其中微信公众号传播指数排名前十的中医药大学有陕西中医药大学（ID：sntcmjwc）、广州中医药大学（ID：gzucm_edu_cn）、北京中医药大学（ID：bucmweixin）、南京中医药大学（ID：njucm1954）、河南中医药大学（ID：Hactcm_XCB）、湖南中医药大学（ID：hnzyydxgf）、山东中医药大学（ID：sdzyy1958）、上海中医药大学（ID：shutcmweixin）、广西中医药大学（ID：GXUCM1956）、成都中医药大学（ID：cdutcm2015）。

居首位的陕西中医药大学设有专门的常驻机构——新媒体中心，负责学校官方微信、官方微博、今日头条号、抖音号等新媒体平台以及电台、电视台的运营和管理工作。中心下设微风工作室、电台和电视台。中心前身是2013年7月16日注册的陕西中医药大学教务处微信小组，根据《转发教育部思想政治工作司关于培育建设大学生网络文化工作室的通知》（陕高教宣办〔2014〕28号）文件精神，2014年9月，在教务处微信小组的基础上，由党委宣传部、教务处、学工部、团委、信息化建设管理处共同发起成立陕西中医药大学新媒体网络文化工作室。2019年4月10日，经校长办公会研究决定，在新媒体网络文化工作室的基础上成立陕西中医药大学新媒体中心，无行政级别，不设编制，由校党委宣传部统一管理。

2. 对外交流

我们在每个地区选择一个中医药大学作为代表，介绍当地中医药大学的对外交流情况。

（1）华北。北京中医药大学——北京中医药大学位于我国的首都，有良好的对外合作平台和机遇，有许多对外合作项目、中医孔子学院合作以及海外中心。已与29个国家和地区的103所高校和机构建立了多层次合作关系，涉及科研、教育、医疗等多方面。学校希望借助中医药的特色，打造中医孔子学院成为文化交流平台，开展多种活动，推进中华文化在当地传播。目前北京中医药大学与日本学校法人兵库医科大学合作建立了一所中医药孔子学院。

（2）东北。黑龙江中医药大学——黑龙江中医药大学的对外交流主要在中医药国际教育方面。目前有多层次的留学生教育，包括本科、研究生和短期进修。为20多个国家和地区培养各类人才，与全世界30多个国家和地区建立对外交流关系。

（3）华东。上海中医药大学——上海中医药大学与 16 个国家和地区的 40 余家海外院校、医疗科研机构、国际组织等积极开展中医药教育、科研、文化和医疗领域的对外交流与合作。1983 年，成为世界卫生组织（WHO）传统医学合作中心以来，上海中医药大学与 WHO 保持着 30 余年的合作关系，按照 WHO 的要求，在人才培养、科学研究以及医疗实践方面做了大量的工作并取得了丰硕的成果，进一步提升了学校在国际传统医学领域的知名度和影响力。近两年来，受 WHO 委托，为来自印度、朝鲜等国专业技术人员举办中药安全质量培训班；完成中药安全数据库搭建，将成为全球性的中药安全支持平台。2009 年，国际标准化组织（ISO）中医药技术委员会（TC249）国际秘书处落户附属曙光医院，在中医药国际标准制定工作中发挥着重要作用。2015 年建立"中医药国际化发展研究中心"，成为国家中医药管理局领导下的中医药国际化研究实体机构，为中医药对外交流与合作提供信息及人才支持。

（4）华中。河南中医药大学——河南中医药大学已经与 20 多个海外教育、科研以及医疗机构展开联合办学、医疗和科技交流与合作。在校留学生 200 余人，已毕业的各层次留学生百余人。

（5）华南。广州中医药大学——广州中医药大学和十多个国家、地区的高校建立了合作培养关系，截至 2021 年底，累计已有 113 个国家和地区的留学生来到过广州中医药大学学习中医药知识。毕业校友分布在全世界 100 多个国家和地区，成为辐射全球的中医药学术和教育中心。学校是国家科技部、国家中医药管理局国际交流与合作基地。在广州中医药大学的倡议下，建立"泛珠三角区域"高等中医药院校合作发展联席会以及穗台港澳中医药信息交流会。

（6）西南。成都中医药大学——成都中医药大学是教育部最早确定的有条件接受外国留学生的 200 所高校之一。学校已经培养了 29 个国家和地区的本科、硕士、博士多层次学历教育留学生，进行了 4300 余人次中医药、针灸短期进修培训。

（7）西北。陕西中医药大学——陕西中医药大学是我国最早开展对外国留学生和我国港澳台地区学生进行中医药教育的高等院校之一，设立了教育部"中国政府奖学金"和陕西省人民政府"三秦外国留学生奖学金"。先后同美国、加拿大、韩国、俄罗斯、白俄罗斯、哈萨克斯坦、日本、马来西亚、澳大利亚、新西兰、波兰等国家和中国香港、台湾等地区的高校建立校际合作交流关系,为世界各地 30 多个国家和地区培养了 3000 多名中医药人才。近年来,学校充分发挥地缘和人文优势,主动服务国家"一带一路"倡议,积极投身"一带一路"中医药传播事业,先后获批国家级中医药国际合作专项"国家丝绸之路中医药国际合作基地(陕西)""中国-瑞士中医药中心(日内瓦)",在俄罗斯、瑞士、罗马尼亚、赞比亚成立了中医药医疗中心,设立了丝绸之路中医药国际合作基地英国工作站,进一步拓宽该校对外交流渠道,提升了综合实力和国际影响力。

可以看到,各地中医药大学对外交流与合作有其自身特点。北京中医药大学位于首都,发挥了对外交流与合作的中心作用。其他中医药大学的交流与合作以留学教育以及国际中医师为核心。北京中医药大学还与中医孔子学院合作,建立海外中心。上海中医药大学在中医药标准化与国际化方面做了更多工作。

除了以上几个方面,根据现有的研究,校园行为文化还包括社团文化、中医药文化课程开设等内容。各个中医药大学均有自己的与文化相关的学生社团,如国学社、汉服社、药膳养生协会等,亦开设与中国古代哲学、中国医学史等文化相关的课程。

三 全国各地区中医药院校中医药文化认同调查研究

公众的认同和需求是中医文化继承和发展的重要基础和前提条件,离开了公众的认同和需求,中医的发展会受到极大的限制。中医药的文化认同度是指人们在吸收中医药知识后对它的实际运用,以及对它表现出来的效用的态度与反应。

认同是指从认识到同化的心理过程,它会对行为产生影响,促使人们的认识和感情、思想和行为保持同一性。文化认同是个人对某一文化的倾向性共识和承认,体现了个人对群体文化从认知到同化的心理领悟过程,包括心理层面的认可和实践层面的履行，人们以其为基础形成了思维准则和价值观并指导其活动。中医药文化的认同，是其从内在感情、思想观念、心理认识和外在行为等多方面得到肯定，民众赞同中医药文化并且最终反映在行动上。对中医药文化的认同是继承和发展中医药文化的基础，提高人们对中医药文化情感、思想、行为等各方面的认同，促进中医药文化自信的建设，可以增强中医中药在国际上的认同度和影响力。人们只有在意识上认同了中医药，才能采取具体的行动支持中医药的发展，人们对中医药文化认同的确立，是传承中医药文化的基本条件，是发展中医药文化的动力与保障。

中医药院校学生是将来中医药事业的主要力量，他们对中医药文化的认同度对未来中医药事业和中医药的文化发展至关重要。而学生对中医药文化的认同离不开中医药院校自身对中医药文化的建设和重视程度。本文通过抽样调查，将全国分为七个地区：华北、东北、华中、华南、西南、西北、华东。通过问卷调查各个地区中医药院校学生的中医药文化认同程度来反映目前我国各地中医药院校文化建设。

（一）中医药文化认同量表的构建

本文参考潘小毅的中医药文化认同量表[①]，设计了《中医药院校学生的中医药文化认同问卷》，问卷共 18 道题，内容包括学生的基本信息和认同认知维度、认同情感维度、认同行为维度三个维度的问题。认同认知维度包含 6 道题，认同情感维度包含 5 道题，认同行为维度包含 7 道题，均采用 5级计分法进行评分，1~5 分分别表示非常不符合、比较不符合、一般符合、比较符合、非常符合，分数越高表示认同水平越高。本研究以理论评分的中位数（3 分）作为基准进行比较，高于中位数表示中医药文化认同水平较高，低于中位数表示中医药文化认同水平较低。本文采用 SPSS 23 进行统计分析，通过赋值计算了各个维度的平均数、标准差情况，使用独立样本 t 检

---

① 潘小毅、官翠玲、陈建华、孙晶：《中医药文化认同量表的设计与开发》，《时珍国医国药》2019 年第 4 期，第 1015~1019 页。

验，单因素方差分析、相关性分析等进行不同因素的多方面比较。

潘小毅等参考已有的认同、文化相关量表，主要包括关于民族认同的量表 MEIM 量表以及关于文化的 SL – ASIA 量表等，从中医药文化认同认知维度、中医药文化认同情感维度、中医药文化认同行为维度设计出了此量表。通过探索性因子和验证性因子分析，量表的项目被三个因子解释，因子贡献率达到 70.516%；三因子结构模型拟合最佳。其中，认同认知维度的意义是指对中医药文化特征形式和内容的认识和了解；认同情感维度的意义是指对其文化特征内容和形式含有的内心情绪和价值判断趋向；认同行为维度的意义是指对其文化特征内容和形式在实践层面的行为状态，本文的调查问卷就是以此为基础设计而成（见表3）。

表3　中医药文化量表

维度	题目
认同认知维度	Q1：中医药文化代表着人与自然的和谐，符合自然规律
	Q2：中医药文化是传统优秀文化重要组成部分
	Q3：中医药文化博大精深
	Q4：中医传承是优秀传统文化复兴的重要途径
	Q6：中医诊疗副作用小，不易复发
	Q11：中医诊疗便宜且有疗效
认同情感维度	Q12：我希望媒体中关于中医知识普及的节目越来越多
	Q5：我认为应该多制作（出现）一些反映中医药文化的影视作品
	Q10：政府应鼓励（基层）医疗机构优先选用中医给病人治病
	Q14：在高校中设置中医药专业是有必要的
	Q18：我觉得我们应该更加重视对中医药文化的继承和发展
认同行为维度	Q7：如果可能的话，我会积极向别人介绍中医诊疗成功的案例
	Q8：如果生病了，我不排斥看中医
	Q9：我平时有通过各种途径来关注和了解中医食疗、中医养生知识
	Q13：我愿意购买中药类保健品
	Q15：在我了解了一些中医知识的情况下，我会主动向家人或朋友谈论并宣扬中医相关知识
	Q16：如果患有慢性疾病，我会选择看中医
	Q17：如身体有轻微不适，我会首先通过各种途径查阅和获取中医知识来尝试解决

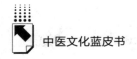

（二）研究方法

本研究采取随机抽样的方法在线上使用问卷星小程序对全国七个地区：东北、华北、华东、华南、华中、西北、西南共抽样调查 291 份，东北地区数据来自黑龙江中医药大学和辽宁中医药大学的学生共 30 份；华北数据来自天津中医药大学和北京中医药大学共 29 份；华东数据来源于江西中医药大学共 65 份；华南数据来源于广州中医药大学和广西中医药大学共 44 份；华中数据来源于湖南中医药大学共 34 份；西北、西南地区数据分别来源于陕西中医药大学和云南中医药大学共 31 份、34 份；剔除信息不完整、内容与问卷无关等问题的无效问卷 24 份，一共得到有效问卷 267 份。数据按地理位置分类，将全国各地的中医药学校的数据收集起来，具有一定代表性。

（三）中医药文化量表的信度和效度分析

1. 信度检验

信度分析是衡量本次问卷是否可靠的重要指标之一。从表 4 我们可以看出，克隆巴赫值为 0.932，说明问卷信度很好，所以本问卷具有良好的可靠性。再观察各项被删除后的 α 系数，并没有发现大于维度标准后的 α 系数的数值，无须从题项中删除某项。该数据样本可靠性高，数据信度较好。

表 4　总表数据信度检验

维度	选项	删除项后的克隆巴赫 α	各维度标准化后的 α	克隆巴赫 α 系数
认同认知维度	Q1	0.721	0.824	0.932
	Q2	0.716		
	Q3	0.733		
	Q4	0.730		
	Q6	0.792		
	Q11	0.808		

维度	选项	删除项后的克隆巴赫 α	各维度标准化后的 α	克隆巴赫 α 系数
认同情感维度	Q12	0.758	0.832	0.932
	Q5	0.791		
	Q10	0.819		
	Q14	0.780		
	Q18	0.824		
认同行为维度	Q7	0.829	0.865	
	Q8	0.846		
	Q9	0.845		
	Q13	0.840		
	Q15	0.836		
	Q16	0.842		
	Q17	0.847		

2. 效度检验

效度分析一般分为内容效度和结构效度，内容效度是指题项与所测变量的适合性和逻辑相符性，由于本论文的问卷是以潘小毅的中医药文化量表为基础，因此内容效度不存在问题。结构效度如表 5 所示：KMO 值 > 0.7，说明问卷设计的自变量之间具有联系，问卷是有效的；P 值（显著性） < 0.01 则具有统计学意义。故此问卷具有有效性，对调查全国各地区中医药大学学生对中医药文化认同有实际意义，在一定程度上能反映中医药院校学生的中医药文化认同水平。

表5 量表结构效度检验

检验	类别	结果
KMO 取样适切性量数		0.914
巴特利特球形度检验	近似卡方	2882.815
	自由度	153
	显著性	0

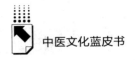

（四）研究结果

1. 调查对象的一般情况

本次调查共获得有效问卷267份，问卷者性别、年级、地区、中医相关专业、户口所在地的基本信息如表6所示。性别方面：男生人数为97人（36.3%），女生人数为170人（63.7%），女生人数大致为男生人数的两倍；年级方面：大一学生为80人（30.0%），大二学生为35人（13.1%），大三学生为69人（25.8%），大四学生为65人（24.3%），研究生为18人（6.7%），大一至大四学生占比比较平均，大一学生居多，研究生学生所占比例最少；中医相关专业方面：医学类专业人数为180人，非医学类专业人数为87人；户口所在地为城镇的学生人数为129人（48.3%），户口所在地为农村的学生有138人（51.7%），农村学生占比相对更高。东北、华北、华东、华南、华中、西北、西南地区的学生各有30人、29人、65人、44人、34人、31人、34人。

表6　研究对象的个人基本情况（n＝267）

单位：人，%

基本情况	类别	频率	百分比
性别	男	97	36.3
	女	170	63.7
年级	大一	80	30.0
	大二	35	13.1
	大三	69	25.8
	大四	65	24.3
	研究生	18	6.7
地区	东北	30	11.2
	华北	29	10.9
	华东	65	24.3
	华南	44	16.5
	华中	34	12.7
	西北	31	11.6
	西南	34	12.7

续表

基本情况	类别	频率	百分比
中医相关专业	否	87	32.6
	是	180	67.4
户口所在地	城镇	129	48.3
	农村	138	51.7

2. 问卷得分情况

（1）中医药文化认同水平的总体状况。267 名全国各地中医药大学学生对中医药文化认同的总评分为（4.37±0.61）分，处于中等偏高水平。3 个维度得分从高到低分别为认同认知维度、认同情感维度、认同行为维度，三者得分均在 4 分以上，说明学生对中医药文化的认同水平较高，其中对中医药文化的认同认知情况在三者中处于上游的水平（见表 7）。

表7　全国各地中医药大学学生中医药文化认同总体水平

单位：分

维度	平均值	标准差
认同认知维度	4.40	0.53
认同情感维度	4.35	0.60
认同行为维度	4.21	0.59
中医药文化总体认同水平	4.37	0.61

（2）不同性别学生中医药文化认同水平比较。经独立样本 t 检验分析，女生在认同行为维度方面得分低于男生，女生在认同认知维度与认同情感维度方面的得分均比男生高，两者在各个维度上的 P 值都大于 0.05，不具有统计学意义，详细结果见表 8。

表8　不同性别学生的中医药认同水平评分比较（x±s）

单位：人，分

维度	性别	个案数	平均值	标准差	t	P 值
认同认知维度	男	97	26.29	2.879	-0.705	0.481
	女	170	26.55	2.983		

续表

维度	性别	个案数	平均值	标准差	t	P 值
认同情感维度	男	97	21.44	3.116	-1.477	0.141
	女	170	21.99	2.821		
认同行为维度	男	97	29.56	3.876	0.086	0.931
	女	170	29.51	4.209		

（3）不同专业学生中医药文化认同水平比较。中医药大学是以中医专业为特色的学校，所以可将其学生分为两类：医学类专业与非医学类专业。研究采用独立样本 t 检验分析判断专业因素对学生认知水平的影响，结果显示，医学类专业的学生三个维度的评分均高于非医学类专业的学生，相比之下医学类专业学生对中医药文化的认同度更高，同时它显示认同认知维度和认同行为维度的 P 值均小于 0.05，具有统计学意义，说明专业的选择对中医药文化认同水平有相当的影响，两者关系紧密（见表9）。

表9　不同专业在各维度上的差异

单位：人，分

项目	是否就读过中医药相关专业？	人数	平均值	标准差	标准差平均值	t	P 值
认同认知维度	是	180	26.72	2.922	0.218	2.133	0.034
	否	87	25.91	2.928	0.314		
认同情感维度	是	180	21.99	2.908	0.217	1.563	0.119
	否	87	21.39	2.974	0.319		
认同行为维度	是	180	30.21	3.925	0.293	4.008	0
	否	87	28.13	4.071	0.437		

（4）不同地区的中医药文化认同水平比较。各地区总体的中医药文化认同水平得分见表10、表11。通过单因素方差分析方法研究不同地区、地理位置状况对中医药文化认同水平的影响，结果显示华中地区的学生认同认知和认同情感两个维度的评分均比其他地区的学生低，东北、华南地区的学生对中医药文化的认同水平较好。认同认知维度和认同行为维度 P 值小于0.05，具有统计学意义。

表10　不同地区学生的中医药文化认同水平得分

单位：人，分

地区	人数	平均值	标准差
华北	29	4.24	0.636
华南	44	4.50	0.506
西南	34	4.35	0.485
西北	31	4.26	0.855
华东	65	4.38	0.521
华中	34	4.26	0.790
东北	30	4.50	0.509
总计	267	4.37	0.613

表11　不同地区学生的中医药认同水平评分比较

单位：人，分

地区	n	认同认知维度	认同情感维度	认同行为维度
华北	29	25.66	21.66	28.66
华南	44	27.18	22.41	30.59
西南	34	26.82	21.94	29.47
西北	31	26.35	21.97	29.55
华东	65	26.05	21.71	28.25
华中	34	25.62	20.53	28.76
东北	30	27.70	22.30	32.50
F 值		2.547	1.59	5.06
P 值		0.021	0.15	0.00

（5）三个维度之间的相关性分析。本研究采用 Pearson 相关分析方法分析此问卷的认同认知维度、认同情感维度与认同行为维度三个维度间的相关性。结果显示三个维度互相之间的 P 值均小于0.01，具有统计学意义，同时它们相互间的 R 值均大于0.8，因此说明三个维度彼此间高度相关，具有很强的联系，详情见表12。

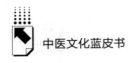

表 12 三个维度之间的 Pearson 分析

变量	认同认知维度	认同情感维度	认同行为维度
认同认知维度	1		
认同情感维度	0.745 **	1	
认同行为维度	0.762 **	0.735 **	1

** 在 0.01 级别（双尾），相关性显著。

（五）分析与讨论

1. 高校学生对中医药文化的认同水平现状

总体认同水平现状。本次调查结果显示，全国的学生对中医药文化的认同水平较高，并且在其主观上具备学习中医药文化的积极性。女生的认同水平比男生更高，医学类专业的学生认同水平比非医学类专业的学生更高，东北地区中医药院校学生的中医药文化认同水平最高（4.5±0.509），华北地区的认同水平最低（4.24±0.636）。

2. 大学生对中医药文化认同的影响因素

影响大学生对中医药文化认同水平的因素有很多，本研究结果显示性别、年级、中医相关专业和家庭经济状况等都会影响学生对中医药文化的认同水平，并且通过以上因素的延展可以发现影响中医药文化认同水平的其他要素。

（1）从性别方面来看，女生的认同水平高于男生，这也和目前中医药院校女生数量超过男生有关。选择中医学专业的女生居多，女生对中医药文化的认同水平会更高；另外，随着社会趋于平等，女生对于学医的愿望越来越强。

（2）从专业方面来看，医学类学生评分明显高于非医学类学生，这是因为医学类专业的学生会接受到比非医学类专业学生更充分的中医药教学，他们今后从事的职业也与中医药息息相关，整体上对中医药了解更深入、更全面，因而对中医药文化的认同水平也就更高。与之相反的是，非医学类学生的专业课并不以中医药学科为主，除了少量有关中医学的课程外，他们日常生活中获取中医药知识更多的是来自社会媒体的科普传播，然而社会舆论这一方面的发展还远远不足：有关中医药的电视科普节目较少、有时会在网络上出现损害中医药文化形象的信息、互联网上有关中医药的自媒体科普平台十分缺少等，这些都影响了中医药文化的传播。

（3）从地区地理位置来看，东北、华南地区学生的中医药文化认同度高，原因可能是东北、华南中医药的发展历史久远，草药多，出的中医名家、大师也多。同时也离不开东北、华南地区的中医药院校自身对中医药文化的建设和宣传。从各维度上看，认同认知维度和认同行为维度在地区上具有差异，说明不同地区会影响中医药文化认同的认知维度和行为维度，但对情感维度不会产生影响。这可能是现在国家对中医药的大力支持和宣传，以及中华民族血液内的传承，各地区普遍对中医有着较高的情感认同度。而中医药在不同时期不同地区有不同表现，这也符合中医的整体观念，所以各地区在认知维度和行为维度上有所差异。

四 结语

中医药文化是中华传统文化优秀代表之一，中医药院校加强中医药文化的建设可以帮助中医药大学生建立职业认同与构建完整的价值观，同时中医药院校大学生也能把优秀的中医药文化向周围传播。文化认同体现了个人对集体文化从认知到同化的心理领悟过程，表现为心理上的认可和实践方面的履行，进而产生文化归属感和集体感。在此研究中全国各地中医药院校的学生对中医药文化的认同度高，侧面反映了中医药院校中，中医药文化建设良好。改革开放以来，我国经济快速发展，到这一阶段，一个国家的强大不仅仅表现在经济方面的卓越，而且表现在人们对自己国家文化的自觉、自信与自豪，所以我们应该大力发展我国特有的优秀传统文化譬如作为中华文化重要体现的中医药文化。中医药院校的学生是我国中医药事业传承建设的生力军，是中医药文化自信的主要建构者，更应当义不容辞地承担起责任，主动继承并向周围人传播中医药知识。从学校层面，中医药院校要继续加强对中

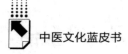

医药文化的建设，通过特色课程开设、校园环境设计、课题的培养等各个方面去建设中医药文化。研究中医药大学学生对中医药文化的认同现状，第一完善了国内对这一群体研究的不足，第二可以以小见大，了解目前中医药院校中发展中医药文化的不足并对症下药找出解决方式，从而促进我国中医药院校对中医药文化事业建设的发展，有助于传承我国优秀的中医药文化，形成良好的中医医疗环境，具有一定的社会意义。

B.10
我国中医人才培养现状调研报告

焦楠　袁娜*

摘　要： 本报告以了解和分析高等中医教育现状为研究目的，采用文本分析、问卷调查、半结构访谈等方法，对全国所有开设中医学专业的53所院校（不含独立学院）开展教育教学改革调研，分析中医学专业设置、课程设置、人才培养现状等，从专业内涵建设、课程与教材建设、经典与师承教育、实践建设等几方面提出高等中医教育未来发展建议。

关键词： 中医教育　人才培养　中医药院校

高等中医教育自1956年创建至今，为我国卫生健康事业培养了一大批优秀的中医人才。65年来，在不断改革创新的发展过程中，中医学专业人才培养体系在逐步完善，规模迅速扩大，培养层次也越来越高。2019年全国中医药大会召开，《中共中央　国务院关于促进中医药传承创新发展的意见》（国中医药办发〔2019〕15号）、《教育部　国家卫生健康委　国家中医药管理局关于深化医教协同进一步推动中医药教育改革与高质量发展的实施意见》（教高〔2020〕6号）等一系列文件的发布，使得中医学专业人才培养迎来加速发展的机遇期，呈现良好的发展趋势。

---

* 焦楠，全国中医药教育发展中心副主任、北京中医药大学国家中医药高等教育研究院副院长，副研究员，硕士生导师，研究方向为中医药高等教育管理、教育测量与评价；袁娜，全国中医药教育发展中心、北京中医药大学国家中医药高等教育研究院，助理研究员，研究方向为中医药高等教育管理。

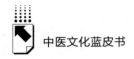
截至 2021 年，全国共有独立设置的中医药高等院校 25 所，除西藏藏医药大学外，其余 24 所均设置有中医学专业。在全国全部高等院校中，开设中医学专业共 62 所，其中独立学院 9 所。本报告梳理近代中医教育起源与发展脉络，以全国所有开设中医学专业的 53 所院校（不含独立学院）人才培养方案为依据，参考《全国中医药统计摘编》、全国中医药教育发展中心相关研究项目等，调研当前中医药院校中医学专业的课程设置情况及人才培养现状，以翔实的数据作为支撑描述现状，进一步分析，从专业内涵建设、课程与教材建设、经典与师承教育、实践建设方面提出未来发展建议。

一 现代中医教育的起源与发展历程

1949 年新中国成立以后，国家采取"团结中国西医"的政策，先后实施了"中医进修""西学中""设立中医院校"等相关政策，为我国现代高等中医教育体系的形成奠定了基础。

在新中国成立初期，相关从业人员中，25% 的人员粗通文字，20% 的人员具有普通中级文化程度，而受过高等教育的人员更少，仅占 1%，全国中医业者的情况可见一斑①。1949～1951 年，是以中医进修为主的中医教育探索阶段，重点解决中医从业人员入口问题。1954～1956 年是以西医学习中医为主的扶持保护阶段。

1956 年 3 月，国家制订了 4 所中医学院组建方案与初步教学计划，4 所院校分别位于北京、上海、广州、成都。规定中医学院的方针及任务是："继承和发扬祖国医学遗产，有计划地培养为社会主义建设、为人民保健事业服务的、具有马克思列宁主义思想的、体魄健全的、掌握中医学术知识及医疗技术并具有现代医学基本知识的高级中医人才。"这 4 所院校为新中国成立后首批建设的中医药院校，后将江苏省中医进修学校更名为江苏省中医学校，全国各地的名

---

① 《中央人民政府卫生部贺诚副部长在第一届全国卫生会议上的总结报告》，《东北卫生》1950 年第 2 期。

中医纷纷会聚到北京、上海、广州、南京、成都等地，开展研讨，编写了最初的高等中医教育系列教材，建立了高等中医教育的师资队伍，创办了一所又一所的高等中医药院校，现代高等院校教学模式全面进入高等中医教育领域。

1958年10月11日，毛泽东作了著名的"一零一一批示"：中国医药学是一个伟大的宝库，应当努力发掘，加以提高。1962年12月，卫生部修订了中医学专业六年制教学计划，其中人才培养目标为："体魄健全、系统掌握中医学理论和医疗技术并有现代医学一般知识、具有社会主义觉悟。"在专业课程设置方面，六年制共开设24门课程，包括医古文、中国医学史、中药学、中医诊断学、方剂学、伤寒论、针灸学、金匮要略、医经（包括内经和难经）、温病学、各家学说、中医儿科学、中医眼科学与喉科学、中医内科学、中医外科学及伤科学、中医妇科学等，其中气功疗法与推拿疗法是专题讲座和选修课，另外还有西医相关课程，如人体解剖与组织胚胎学、医用化学、寄生虫与微生物学、病理学、药理学、生理学、内科学与外科学。至此，高等中医教育的体系基本建立。直到1966年，全国共设有中医学院21所，在校生1万余人，"文化大革命"期间中医教育遭到严重破坏，中医学院被拆并为11所，停止招生5年①。党的十一届三中全会以后，高等中医教育得到了恢复和发展，国家就此做出过三次大的改革。

第一次是重在恢复"文化大革命"时期遭受破坏的高等中医教育，1980年，卫生部和教育部联合发布《关于加强高等中医教育工作的意见》，作为政策指导。1982年，国家中医药管理局在衡阳召开了全国中医医院和中医教育工作会议，会议通过了《努力提高教育质量，切实办好中医学院》相关文件，对全国中医学院未来十年的规模、布局、师资、专业设置、学制、基地等做出明确的规划。衡阳会议以后，卫生部于1982年10月印发了《关于调整高等医学院校中医、针灸、中药专业教学计划的通知》，并发布了中医、针灸（五年制）、中药（四年制）等专业的教学计划。同年10月，全国高等中医院校

---

① 《加快中医药教育改革和发展步伐　全面适应现代化建设对各类中医药人才培养的需要卫生部副部长兼国家中医药管理局局长张文康——在全国中医药教育工作座谈会上讲话》，《中医药管理杂志》1997年第3期。

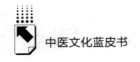

教材编审会议在南京召开，此次会议修订了中医、中药、针灸等学科的教学大纲，落实了第四版教材出版相关工作。1983 年 8 月，全国高等中医院校课程教材编审会议在上海召开，包括中医课程与西医课程，成立了教材编审委员会。至此，我国高等中医教育形成了一套符合中医理论体系的系列教材。

第二次是 1988 年国家中医药管理局召开了全国中医教育工作会议，会议通过了《1988－2000 年中医教育事业发展战略规划》，明确提出"建立以政府办学为主体，多种办学形式并存、规模适度、专业齐全、层次分明、结构合理有特色的中医药教育体系。"

第三次是 1997 年国家中医药管理局、国家教育委员会联合召开全国中医药教育工作座谈会，制定了《关于中医药教育工作改革和发展的若干意见》，会议提出高等中医教育改革的基本思路："中医药教育工作要全面适应现代化建设对各类各级中医药人才培养的需要，全面提高教育质量与办学效益，建设中医药教育体系、中医药学科和课程体系、中医药人才培养体系，为实现中医药全面发展服务，为建设有中国特色的社会主义事业服务。"

2014 年，《教育部等六部门关于医教协同深化临床医学人才培养改革的意见》（教研〔2014〕2 号）再一次明确指出大力支持中医人才培养。此后，高等中医教育专业设置逐渐拓宽，规模不断扩大，专业结构和教育层次均得到了合理调整，逐渐形成了办学体制、教育形式多样化，专业设置、教育层次多元化的格局。

二　当前高等中医教育现状

（一）高等教育中医学专业规模

根据教育部开设中医学专业普通高等院校情况统计数据，截至 2021 年，开设中医学专业院校共计 62 所，其中，独立设置的高等中医药院校 24 所，设置中医药专业的高等西医药院校 14 所，设置中医药专业的高等非医药院校 15 所，独立学院 9 所，占比见图 1。

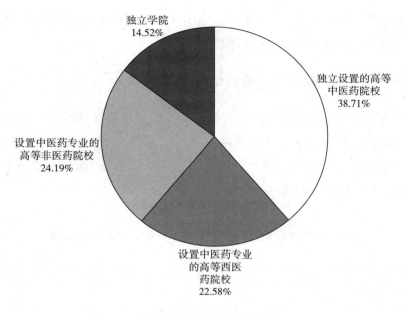

图1　开设中医学专业普通高等院校分布

根据《全国中医药统计摘编》2019 年数据，全国中医学类专业毕业生 35966 人，招生数 41379 人，在校生 173573 人（含本、硕、博）。其中，中医药院校中医学类专业毕业生 30440 人，招生数 34854 人，在校生 144975 人。①

（二）高等教育中医学专业学制

1956 年中医学专业建立之初为六年制，经历调整后，最终确定为以五年制为主的本科中医学专业学制。1991 年，部分中医药院校开始探索七年制中医学专业。自 2015 年起，教育部发布《卓越医生（中医）教育培养计划改革试点高校及试点项目名单》，共有 6 所院校被批准开办中医拔尖创新人才培养模式改革（九年制），开办中医拔尖创新人才培养模式改革（"5 + 3"一体化）的高等中医药院校为 13 所。2017 年经教育部批准，增补 9 所

---

① 统计中医类专业包括中医学专业、针灸推拿专业、中医儿科学专业、中医养生康复学专业、民族医学等。

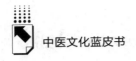

院校为中医学专业"5+3"一体化招生院校。硕士与博士研究生学制均为三年，授予学位分学术型与专业学位。

（三）中医药院校专业设置情况

24所独立设置的本科中医药院校中的专业设置数逐年递增。截至2021年，专业设置数平均为27个，最高达38个，最低为13个（见表1）。调查显示，按2019年度各院校招生专业比例，非医类专业招生数占总招生计划比最高达33.36%，最低为4.23%。

表1 24所独立设置本科的中医药院校专业开设数量的变迁

单位：个

项 目	1994年	2003年	2010年	2019年	2021年
最大值	8	17	25	32	38
最小值	2	4	5	12	13
均 值	4	10	16	26	27

（四）中医学专业必修课程设置情况

以开设中医学专业院校本科人才培养方案为依据，将必修课程分为通识类课程、中医类课程、西医类课程分别统计，中医类课程与西医类课程占比基本为6∶4，最大为7∶3，最小为5∶5（见表2）。

表2 各院校中医学专业必修课设置情况

院 校		N（所）	总学时（学时）	通识类课程		中医类课程		西医类课程		中西医课时比
				学时（学时）	占比（%）	学时（学时）	占比（%）	学时（学时）	占比（%）	
最大值		53	1928	504	26.14	1016	52.70	408	21.16	7∶3
最小值		53	3358	936	27.87	1238	36.87	1184	35.26	5∶5
均值	中医药类院校	24	2761	802	29.05	1214	43.97	745	26.98	6∶4
	西医药类院校	14	3107	847	27.26	1358	43.71	902	29.03	6∶4
	综合院校	15	2589	749	28.93	1131	43.68	709	27.39	6∶4
	总体	53	2803	799	28.51	1228	43.81	776	27.68	6∶4

注：最大值及最小值的确定，以中医类课程占比为依据。

（五）中医学专业四大经典课程设置情况

中医经典类课程选择。各院校均开设有四大经典课程，即黄帝内经、伤寒论、金匮要略及温病学，53 所院校均为专业必修课程。从中医四大经典课程设置情况来看，各院校平均为 268 学时。从占中医类课程学时百分比来看，安徽中医药大学占比最多，为 30.25%；内蒙古医科大学占比最少，为 14.14%。总体来看，中医药类院校四大经典课程的平均学时数相对较高，为 278 学时，占中医类课程学时的 22.90%；综合院校平均学时数最低，为 247 学时，占中医类课程学时的 21.84%，可见各类院校虽然中医四大经典课程学时数不尽相同，但占中医类课程学时比例相差不大（见表 3）。

表 3　中医学专业四大经典课程设置情况

单位：所，%

院　校		N	总学时	中医课程学时	四大经典课程		
					学时	占总学时百分比	占中医类课程学时百分比
最大值		53	2344	952	288	12.29	30.25
最小值		53	3184	1584	224	7.04	14.14
均值	中医药类院校	24	2761	1214	278	10.07	22.90
	西医药类院校	14	3107	1358	275	8.85	20.25
	综合院校	15	2589	1131	247	9.54	21.84
	总体	53	2803	1228	268	9.56	21.82

注：最大值及最小值的确定，以中医学专业四大经典课程占中医类课程学时百分比为依据。

综上，中医药院校以中医学专业为主体，学生人数占比最多；经过不断改革，当前中医学专业以五年制为主，另有"5+3"一体化及九年制学制；中医学专业必修课程设置中，中医类课程与西医类课程占比为 6:4，中医课程为中医学专业人才培养主体内容；各院校均开设中医四大经典课程必修课程，学时数占中医类必修课的 1/5 以上，且各类院校占比基本相同。

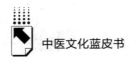

三 高等中医教育未来发展建议

（一）遵循教育规律及中医人才成长规律，全面落实推进中医教育改革

遵循教育规律及中医人才成长规律，扎根中国大地办大学。认真贯彻全国教育大会、全国中医药大会、《中共中央 国务院关于促进中医药传承创新发展的意见》（国中医药办发〔2019〕15号）、《教育部 国家卫生健康委 国家中医药管理局关于深化医教协同进一步推动中医药教育改革与高质量发展的实施意见》（教高〔2020〕6号）等会议及文件精神，全面推进中医教育改革工作的不断深化。

（二）进一步完善专业结构，明确中医药院校中的中医学专业主体地位

中医药院校的首要任务即培养服务于社会的高素质中医人才，而中医药院校教育输出的人才也将对社会、经济、文化价值等方面产生深刻影响，因此中医学专业的主体地位是不可动摇的。中医药院校应该集中师资、经费、临床实习基地等教学资源，首先满足中医学专业的发展需求。其他非医学类专业，控制规模，保证质量。在考虑规模、效益的同时，作为以中医为主体的高等院校，还要考虑专业结构的设置、人才培养的质量、办学特色等诸多方面，因此就要在明确的办学定位指导下，调整好中医学专业与非医药类专业在各方面的关系。中医人才的培养是精英的培养，并不代表要一味地追求规模，既要凸显其在整体布局中的主体地位，又要注重人才培养的质量，除了要在中医专业做出合理规划外，还要考虑举办能够满足人类健康服务、为健康服务业培养相关人才的、条件成熟的相关专业；同时，应该少办、停办那些对中医行业支持度过低的专业，集中有限资源，培养更多的中医人才。

（三）吸引优质生源，扩大教育规模，加强高层次中医人才培养

中医教育高质量发展离不开优秀的生源与精致化培养。在未来的中医教育改革中，中医药院校要深入总结已有经验，加强对中医药传统文化功底深厚、热爱中医的优秀学生的选拔培养，拓展途径、方法，确保中医教育招收到真正的"好苗子"。在研究生阶段，推广"申请—审核制"招生模式、非中医药类专业直攻博等政策，为中医学专业研究生教育选拔更多真正热爱中医的优质生源。

深入推动"卓越医生教育培养计划2.0"的全面实施，适应医教协同发展需要，调整不同学制比例布局，回归医学教育的精英本质，逐步调整规模，扩大中医学类专业"5＋3"一体化招生规模，并使其逐步成为高等中医教育体系的主体。将人才选拔和培养与学科建设、科学研究相结合，推动教、研、学的协同发展，为一流中医教育和服务健康中国培养中医教育和中医研究领域紧缺的高层次领军人才。

增强多学科交叉融合，打破壁垒，广泛开展学科间、院校间、机构间的交流合作，积极开展高层次复合型拔尖人才培养模式的探索。同时，通过不断更新教育理念、引入学者大师、建立国家级共享平台等途径，最终使学生成为能够服务国家重大需求、应对人类未来重大挑战、探索重大科学问题、推动中医事业发展的青年英才。

（四）打造遵循中医人才成长规律的课程体系，建立精品教材体系

1. 整体优化，重建中医课程体系

为适应时代发展，面向大健康发展需求，以中医药特色为导向，充分考虑课程体系内各课程间的系统性与整体性，进一步打破学科壁垒，优化课程体系，建立以临床病症为主线、辨证论治为基础的课程体系。打破先理论后实践的设计理念，依据"双加工"理论，将技能、技术与理论、思维培养在课程中交叉设计。按照"医药融通、医针一体"的原则将中医学专业基础课程横向打通，实施跨学科、跨专业的联合，构筑相互联系且逐级递进的

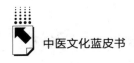

平台化专业课程结构。推动中医特色的"生命健康全周期预防、治疗、康养"的课程体系建设，增加预防医学、中医疫病学等课程。突出中国优秀传统文化教育，构建中国传统文化核心课程集群。用5年左右时间，建立以中医为主线、先中后西的课程体系。

同时，积极利用高等学校中医学专业核心课程联盟平台，联盟于2020年由教育部高等学校中医学类专业教学指导委员会成立，以中医学专业核心课程为主，共成立20个联盟，联盟会集全国名师大家，以推动课程教学内容、教学方法、评价手段等配套改革为主要工作内容。此外，还应突出思想政治教育课程体系的重要性，全面深化思政课程改革，强调通识教育课程体系的基础性，优化专业教育课程体系核心性，完善实践教育课程体系临床性。以五大"金课"建设要求及内容为指引，积极开展线上课程、线上线下混合式课程、虚拟仿真课程、社会实践课程等建设，打造更多中医学专业"金课"。

2. 紧抓核心课程，建立精品教材体系

针对中医教育人才培养目标及课程改革情况，建设配套教材体系，加大教材建设投入，加快建设核心课程教材，逐步进行推广。建设英文版海外教材，助力中医国际化发展。完善教材种类，注重教材合理配套，使同一专业的专业基础课、专业主干课的教材相配套。还要重视辅助教材、教学参考书的建设，增加品种，丰富课外读物。在教材编写中，注重"优化经典，强化现代"的原则，删除与现代临床不一致的相关内容，压缩经典性、描述性内容，充实当代科学技术前沿发展的知识，注重学生综合能力的培养，体现当代科学发展的多学科特征，将学科相互交叉的知识渗透到教材当中。

（五）传承精华，固本守正，进一步凸显中医优势特色的经典教育与师承教育

1. 全面推行全国中医经典能力等级考试

在试点联考工作基础上，正式全面推广普及全国中医经典能力等级考试，实现经典教育在中医人才培养中的全员、全过程、全覆盖。建设全国中

医经典能力等级考试规范化标准和统一口径。编写出版全国中医经典能力等级考试统一教材，配套出版考试指南、考试大纲等辅助材料，为考生提供统一复习参考资料。强化全国中医经典能力等级考试成绩应用。将全国中医经典能力等级考试成绩逐步纳入学生学业评价体系和规范化培训考核体系。教育部、国家中医药管理局引导各中医药类院校及综合性医学院校将中医经典能力等级考试纳入中医药类专业人才培养方案，将考核结果纳入学生学业评价体系。以考试为抓手，夯实学生的中医经典基础与运用能力，提升学生学习兴趣，增强专业信仰，促进各中医药院校形成"学经典""用经典""悟经典"的良好氛围。

2. 深化中医经典类课程改革

进一步在院校教育中提高中医经典教育的比重与质量。在经典课程改革的基础上，提高经典课程在课程体系中的比重，前移中医类课程。将中医经典贯穿人才培养始终，融入中医基础与临床类各阶段课程中，尽早建立学生学习兴趣，培养学生形成稳固的中医思维。强化古汉语学习，适当增设中国传统文化课程或讲座，为中医经典课程学习打牢基础。

优化课程内容，突出经典课程融通性。深入研究各经典课程之间及其与其他课程之间的关联性，整合优化课程内容，在中医经典课程中适当融入文字训诂、天文历法、历史地理等中国传统文化内容；删除重复内容，突出各经典理法方药的内在联系与贯通，强化学生对于经典知识的理解、积累和运用。

拓展中医经典教育第二课堂。鼓励和支持学生通过名医工作室、名家讲座、社团活动、社会实践等形式学习中医经典传承创新，注重学生的活动参与、主体体验、文化熏陶，引导学生将中医经典应用到临床和实践中。

3. 加强中医经典师资培养

依托中医学专业核心课程联盟的经典类课程联盟，以此为平台，改革教学内容，统一教学要求与标准，定期开办经典师资培训班，进一步整体提升中医经典教学质量。

建立合理的中医经典教师队伍梯队，加大经典师资力量培养。充分发挥高年资教师经典方面的专业优势，鼓励高校通过延聘或者授予"终身教授"等方式，继续让擅长中医经典教学与研究的高年资教师发挥带头引领作用；对中青年教师，从职称、评选、评优等方面进行政策倾斜，不单纯以课题、科研、论文等来衡量经典教师的水平，允许一部分中医专业教师根据自身的专业特点、兴趣特长，专心研究经典、经方；采取政策鼓励中青年教师跟师、跟诊回炉深造，通过拜师学习、"双导师"等形式，传承老专家、老教授们高尚的教学情怀及教学本领，培养经典传承的后来者和接班人。

4. 大力推广师承教育模式

师承教育是在中医人才培养过程中实现强化中医思维的有效途径，应充分总结"院校＋师承"人才培养模式经验，在中医学专业全面推广。制定师承教育方案，将跟师相关要求纳入中医学专业人才培养方案。要从学生入校之时便开展临床及跟师活动，完善跟师学习指导方案，制定可量化指标，增强对学生及教师的双向质量评价。同时，采用多途径培养形式，充分利用院校、家庭、社会资源，扩大师承导师队伍，将名老中医、临床特聘专家等纳入院校教育体系师资队伍之中。健全师承导师管理体系，制定遴选标准、带教考核标准等，严格把握师承教育质量。

（六）突出中医特色，建立中医岗位胜任力模型，深化医教协同

1. 突出中医特色，改革中医住院医师规范化培训体系

住院医师规范化培训已与院校教育有机结合形成以"5＋3"一体化为主的教育模式，成为促进医学生形成关键能力的重要环节。中医的住院医师规范化培训体系在未来改革中要着重突出中医特色，尤其在二级学科轮转培养过程中，以培养中医临床实践能力为主要抓手，加强中医思维训练，充分发挥中医的优势特色。在住院医师规范化培养过程中，融入中医经典与师承教育，保证中医经典不断线、师承教育不断线。要求学生完成基层全科轮转，加强全科医学教育。此外，补齐短板，着重强化对学生危急重症的救治能力培养。最终，通过具有中医特色的住院医师规范化培训，促进学生形成以中医思维为核心的综合临床能力。

（1）中医学长学制采用一体化的培养方案，打破本科阶段与研究生阶段界限，将毕业实习与住院医师规范化培训整合为一个培养阶段。一方面，在内容上进行整合与调整，使二者有机融合，合并重复内容，增加此前未涉及科室，使学习内容更加丰富；另一方面，以突出中医特色为目标，在整体上对培训内容进行重新设计，形成具有中医特色的住院医师规范化培训方案。

（2）具有中医特色的住院医师规范化培训，其内容设计以岗位胜任力为核心，贯穿三条主线，覆盖四项内容，即将中医思维、中医经典、师承教育贯穿整个培训过程；培训内容覆盖二级学科轮转、基层全科培训、危急重症救治及疫病防治、学位课程等四项内容。

2. 以胜任力为导向，加强实践教学改革

以中医人才岗位胜任力为导向，增加实践教学比重，优化实践教学课程体系和教学内容，推动实验、实践教学的改革，推广综合性设计性实验教学方式，提升学业挑战度，强化学生综合能力培养。以项目及各类竞赛活动为平台，培养学生创新创业意识，加强创新创业能力。强化课堂外的实践作用，充分发挥实践育人效果，将专业实践技能培养进一步提前融入基础课程学习阶段，在后期实践环节培养过程中，仍然不断加强基础理论的学习，通过二者螺旋式交替提升，实现基础与实践联动、经典与临床融合，实现人才培养的"厚基础、强实践"。

3. 强化临床教师队伍建设，充分调动临床教师积极性

依照相关规章制度和标准，自上而下涉及医院院长、教学院长、教育处长、科室主任与教研室主任以及临床教师，从教学管理职责、考核方法、教学经费、临床教师岗位设置、教学津贴等全面强化各级教学意识，加强各环节教学管理，充分调动临床教师从事教学工作的积极性，凸显教学在临床医学院的重要地位。

4. 强化院校附属医院的临床教学主体责任

将教学质量评价作为评价附属医院的重要且必要指标，将教学质量纳入各类考核指标体系，特别是在上级主管单位的各类考核之中，如医院评级

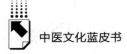
（三甲医院评审体系）、院领导业绩考查等。制定不同类别临床实践教学基地标准，完善临床实践教学基地建设与监控机制。大力推进"双师型教师"制度，将附属医院医师的职称晋升、业绩评定与教学质量和成果数量挂钩，如在教学查房、带教、讲座、教育教学培训等环节均设置数量与质量要求。依照《国家中医临床教学培训示范中心建设指南》认定 30 个国家临床教学培训示范中心，在本科生临床实践教学、研究生培养、住院医师规范化培训及临床带教师资培训等方面发挥示范辐射作用。

文化传播篇
Cultural Communication

B.11
中医药抗击新冠肺炎疫情信息传播力研究

黄友良　王鸿蕴　马　爽*

摘　要： 中医药以其在新冠肺炎疫情防控和救治等方面的独特作用，受到不同国家的关注和认可。中医药抗疫的成功，为中医药文化的传播奠定了基础，进一步提升了中医药国内外形象。本文以2020年和2021年中医药抗击新冠肺炎疫情的微博博文、微信公众号文章和中国知网收录相关文献为研究对象，通过研究不同媒体平台的传播主体、传播受众、传播内容和传播效果，分析中医药抗疫信息传播力，总结中医药文化媒体平台的传播经验，以期为后续相关研究提供借鉴和参考。

关键词： 中医药文化　新冠肺炎疫情　传播力研究

---

* 黄友良，博士，北京中医药大学管理学院副教授，研究方向为卫生管理与政策，报告撰写的主要贡献为整体内容设计；王鸿蕴，北京中医药大学管理学院助理研究员，研究方向为中医药政策与管理，报告撰写的主要贡献是图片绘制与数据采集；马爽，博士，北京中医药大学管理学院讲师，研究方向为医疗卫生政策，报告撰写的主要贡献是数据分析。

2019 年底，新冠肺炎（COVID－19）疫情突袭而至，并在全国各省蔓延，这是我国继"非典"后又一次面临的突发公共卫生事件。面对突然来袭的疫情，党中央、国务院领导我国人民迅速做出反应，在第一时间采取严格、有效的卫生防控措施指导抗疫。经过历时两年多全国人民齐心协力共同奋战，疫情防控工作取得阶段性成效。2021 年 12 月 1 日，国家卫健委马晓伟主任接受新华社记者专访时表示，我国疫情防控从最初的突发疫情应急围堵阶段逐步过渡到常态化防控探索阶段，并逐步进入全链条精准防控的"动态清零"阶段。截至 2021 年 12 月 31 日，全国 31 个省（自治区、直辖市）和新疆生产建设兵团报告，现有确诊病例 2886 例，累计治愈出院病例 94792 例，累计死亡病例 4636 例，累计报告确诊病例 102314 例。①

世界各国新冠肺炎疫情仍在肆虐，而我国在中国共产党领导下全面取得新冠肺炎疫情防控阻击战阶段性胜利。自疫情发生以来，中医药凭借其高效率、高治愈率的独特优势在全面抗击疫情中发挥了重大作用。党中央多次强调统筹中西医资源，坚持中西医结合治疗，实现中西医优势互补，更好地守护好人民健康。疫情出现之初，中医药仅作为辅助疗法参与救治。随后，由黄璐琦院长带领的医疗队接管了金银潭医院南一区病房的医疗工作，是首支在重病区全面开展救治工作的中医医疗队，打响了中医治疗新冠肺炎的首场战役。2020 年 1 月 23 日，中药治疗方法被纳入国家卫健委发布的《新型冠状病毒感染的肺炎诊疗方案（第三版）》中，中医药的独特优势和价值得到了充分肯定。以"三方三药"为代表的针对不同阶段新冠肺炎治疗的中成药和处方疗效显著，提高了易感人群免疫力，有效降低发病率、转重率、死亡率，显著缩短患者住院时间，明显加快恢复期康复。事实证明，中医药的介入，为我国乃至世界抗击新冠肺炎疫情做出了贡献并提供了宝贵经验。

中医药作为中华文化的重要组成部分，经过了数千年的临床实践和积累，在守护人民健康过程中扮演着重要角色。但长期以来，社会对中医药存

---

① 资料来源：国家卫生健康委员会官方报告。

在一定的偏见和误解。中医药在疫情防控和救治中的成功，使中医药再次成为社会关注的热点。其中，以新浪微博、微信和期刊为代表的新媒体和传统媒体在中医药抗击新冠肺炎疫情的信息传播、重塑中医药形象中起到了关键作用。本文以新冠肺炎疫情发生期间微博、微信和学术期刊作为信息传播研究对象，对 2020 年 1 月 1 日至 2021 年 12 月 31 日中医药抗击新冠肺炎疫情相关传播数据进行收集和整理，并对不同媒介的传播特征和传播要素进行实证研究与分析，探究不同平台的传播策略、传播效果和传播力，以期为中医药抗疫影响力、中医药社会形象塑造和中医药文化传播研究提供借鉴与参考。

一　中医药抗击新冠肺炎疫情信息传播实证研究

（一）中医药抗击新冠肺炎疫情微博信息传播分析

1. 微博平台概述与传播特征

微博作为一种新型的社交媒体，革新了传统的信息传播方式，具有实时信息获取、原创作品分享和在线互动交流等功能。以新浪微博为代表的微博类平台，成为了解前沿社会舆论动态、获取最新资讯的重要途径之一。微博不仅可以为生活中好友情感维系提供渠道，还可以打破现实社会的圈层结构，实现"破圈"式互动，并借助"关注""评论""转发"等功能构建人际关系网络，经过多重评论和多重转发，达到"裂变式"的传播效果。新冠肺炎疫情发生以来，新浪微博不断推出多项措施助力疫情防治和救治。广大用户不仅可以通过微博的超话和热搜等功能持续关注疫情进展，还可以通过如组织募捐、分享正能量抗疫故事等不同形式助力抗疫。

2. 微博传播要素研究与分析

微博平台信息传播主体。在中医药抗击新冠肺炎疫情信息传播过程中，信息发布的主体在疫情防控的基础上充分发挥舆论引导和舆情疏导等作用。以"中医药抗疫""中医药＋新冠肺炎"为关键词，检索 2020 年 1 月 1 日至 2021 年 12 月 31 日内全部博文，排除与主题无关的博文后共 262370 条。截至 2021 年 12 月 31 日，发布相关主题博文的主体共 14761 个。根据博主认证介绍及主管单位划分，可以将认证主体分为卫计系统微博、企业微博、政务宣传官博、娱乐媒体微博、社会团体官博和医务人员个人微博等类型。

以地域统计博主数量，结果表明：北京（1534 个）、广东（833 个）、山东（612 个）的博主数量位居前列。选取"中医药抗疫"主题发文量排在 TOP 10 的账号主体进行分析，发现均为健康领域官方认证微博（见表 1）。由此可见，国家及地方政府部门、卫生健康行业媒体是中医药抗疫信息传播的主力军，是塑造中医药公众形象的重要力量。

表 1　中医药抗击新冠肺炎疫情发文量 TOP 10 主体

单位：个，篇

账号名称	认证类型	关注数	粉丝数	微博数	发文量	排名
@本草中国	微博官方认证	546	73307	2613	446	1
@河南中医药大学	微博官方认证	267	43210	29001	142	2
@威海科技	微博官方认证	127	3785	71076	114	3
@中国中医药报	微博官方认证	205	223544	15065	89	4
@天津和平	微博官方认证	191	211932	64618	81	5
@医药卫生报	微博官方认证	525	70789	21649	79	6
@北京中医药大学东方医院	微博官方认证	1228	18415	3173	60	7
@津云	微博官方认证	398	1551924	160031	60	8
@网信宝坻	微博官方认证	65	11413	19134	57	9
@网信南开	微博官方认证	335	32699	42574	57	10

微博平台信息传播受众。传播受众是中医药抗击新冠肺炎疫情信息传播中的关键要素，也是信息再传播的重要节点。本研究以中医药抗疫信息发文博主的粉丝作为信息传播的受众对象，并重点分析发博量前十位博主的粉丝分布特征，从图 1 可见博主粉丝年龄分布。其中，"@中国中医药报""@北京中医药大学东方医院"的粉丝集中在 35 岁以上的中老年群体，而其他博主粉丝各年龄段分布较均匀，35 岁以下的粉丝数量居多。通过分析粉丝

性别分布得到，"@本草中国""@河南中医药大学""@中国中医药报"等博主的粉丝分布中男女比例并无较大差别，而"@天津和平""@医药卫生报"等博主的粉丝分布中男性明显高于女性。

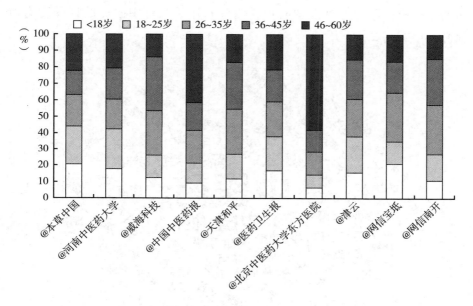

图1　中医药疫情信息传播 TOP 10 主体粉丝年龄特征分析

微博平台信息传播内容。疫情发生后，新浪微博公共讨论平台发布中医药抗击疫情信息的形式以图文结合为主，视频动画等其他形式为辅。内容涵盖了疫情信息发布、疫情辟谣、疫情求助、抗疫故事和海外抗疫等主题。为更直观地了解中医药抗疫信息的传播内容，本文对"中医药抗击新冠肺炎"相关主题的博文内容进行分词处理和词频分析，选取词频排在前100位的词绘制词云图（见图2）。通过聚类分析可知，传播内容大致可分为5类：一是中医药防控信息发布，肯定了中医药在疫情期间发挥的积极作用。如临床应用中能够有效缓解症状、减少重症病例等；二是中医药抗疫行为的宣传，疫情发生之初中医药专家团队驰援武汉，进驻湖北抗疫第一线；三是中医药文化科普，如疫情期间自我防控方法、中医药健康知识分享等。借由新冠肺炎疫情这一重要契机向公众普及中医药文化、提升公众健康素养，有助于塑造良好的公众形象；四是中医与西医间的讨论，同时存在"支持中西医结合优势互补""中医药起到决定性作用""中医药没有实质疗效"等不同的声音；五是中医药海外传播，随着疫情蔓延，中医药也在积极助力海外疫情防控，使得海外民众对中医药的接受度有所提升。

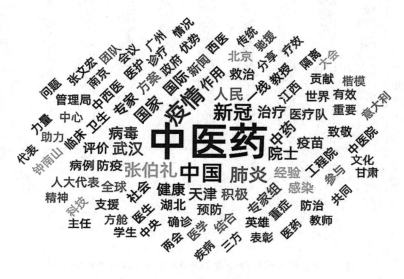

图 2　中医药疫情信息词云图

　　微博平台信息传播效果。传播效果主要包括两大类：第一类着重关注传播要素在整个传播过程中发挥的各项作用，即传播要素与它们产生的各项作用对信息受众形成的影响；第二类强调传播过程各类主体，例如传播者、传播环境、传播受众等本身发生的根本变化。本研究对中医药抗疫信息传播效果的评价主要采用第一种方法。2017 年，清博指数公司推出了微博传播指数 BCI，综合考量活跃度、传播度两项一级指标，评估传播主体在传播过程中的传播力和影响力。依据 BCI 指数对中医药疫情传播主体进行了传播影响力的统计（见表 2）。将发文量排名与 BCI 指数排名进行对比，研究发现活跃度高的账号其传播效果不一定好。BCI 指数排在前十位的传播主体中绝大多数为低发文量博主，而高发文量博主（除"本草中国""河南中医药大学"外）的传播力普遍较低。此外，这些高传播力的发文主体，多为具备强大粉丝基础的中央级媒体官博。而这些高影响力的用户是引起信息持续传播和形成更大传播规模的关键因素。及时激发主流媒体对中医药文化的认同感，有助于塑造良好的中医药舆论氛围。

表 2　中医药疫情传播主体 BCI 传播指数 TOP10

单位：个，条

博　　主	发文数	原创数	转发数	评论数	原创微博转发数	原创微博评论数	点赞数	BCI
人民日报	10	10	18721	30265	18721	30265	163945	1391.37
河南中医药大学	142	142	5226	10025	5226	10025	15949	1306.49
央视新闻	4	4	15907	10757	15907	10757	260350	1303.10
本草中国	446	431	8067	2009	8014	1998	10133	1268.44
观察者网	9	9	4664	9551	4664	9551	207146	1244.84
人民网	6	6	13320	5298	13320	5298	15227	1226.51
环球时报	5	5	2966	6890	2966	6890	98240	1174.07
今晚报	31	31	6186	1454	6186	1454	20260	1160.18
能量中国官方	3	3	6474	3761	6474	3761	21996	1152.03
头条新闻	4	4	4716	3204	65032	4716	3204	1145.57

3. 微博传播存在的问题与传播策略

通过微博传播效果分析可得，中医药话语权亟待提高，需进一步加强中医药文化传播的阵地建设。作为国家战略传播的主导者，主流媒体代表着国家主流价值观，其在信息传播过程中发挥着舆论引导的旗帜作用。但是目前，以弘扬中医药文化为主要功能的主流平台较少，而且大部分中医药媒体缺乏民众基础，导致中医药文化得不到有效传播。因此，只有加强中医药传播体系建设，才能实现真正意义上的话语表达，助力中医药事业高质量发展。同时，由于微博用户逐步趋于年轻化，因此需要不断丰富中医药传播内容及形式。在微博的中医药抗击疫情信息传播过程中，中老年群体比重较大，亟须借助多样化、个性化传播方式以吸引年轻用户。目前，中医药抗击

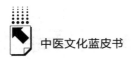

疫情信息传播内容集中在中医药抗疫动态信息报道和中医抗疫故事分享两个方面，传播形式也是以文字为主。在疫情常态化防控阶段，更重要的是提升中医药的社会公信力，引导公众正确认知中医药文化。

（二）中医药抗击新冠肺炎疫情微信信息传播分析

1. 微信平台概述与传播特征

微信是腾讯公司推出的一款提供即时通信、具有交流互动功能的跨平台应用程序。微信公众号是 2012 年 8 月推出的微信附加功能，依托多媒体图文推送的丰富形式、互动方便等优势受到我国政府、媒体、企业、个人等用户青睐，成为主体信息发布与传播的重要手段与方式。微信公众号主要划分为订阅号、服务号、企业号。订阅号主要实现的是信息传递，运营者与订阅者之间进行信息传递与沟通，具有大众传播属性；服务号主要实现业务服务和用户管理；企业号的客户以企业为主。本文研究内容为中医药抗疫信息在大众中的传播，该传播在微信中主要依靠订阅号传播媒介，下文所指公众号均特指订阅号，不再进行区分。微信公众号的传播具有传播主体多元化和平等性、传播受众主体性强、内容碎片化、一对多的传播结构等特点。自疫情发生以来，中医药抗疫信息通过微信公众号图文推送中的点赞、转载、评论、在看等功能形成了超强的传播力，引起广泛传播与讨论。

2. 微信传播要素研究与分析

微信平台信息传播主体。疫情发生以来，微信公众号主要通过图文推送的形式传播疫情防控的最新形势、抗疫精神等消息，并附带一定的主体评论，给疫情期间相关信息的传播与舆论导向都带来了一定的影响。微信公众号图文推送是微信平台传播此类消息的主要方式，因此本研究主要讨论微信公众号这类信息传播主体。通过搜狗微信搜索专栏以"中医药＋新冠""中医药＋疫情"为关键词，检索 2020 年 1 月 1 日至 2021 年 12 月 30 日所有订阅号发布的消息，并通过网络爬虫技术对订阅号全文、发布时间、点赞数、发布主体等内容进行收集分析。经统计可得，推送疫情相关消息（发文量）

最多的十个订阅号为中国中医、江西省中医院、中医五运六气、岐伯有道、医药卫生报、都市现场、广州中医药大学一附院、国医大全、卢医、赛柏蓝。

在检索过程中，共有408个订阅号推送过与中医药抗疫相关的消息，新华网、河南日报、广州日报等新闻类主流媒体在中医药抗疫信息的传播中起到了主导作用，进一步体现了国家与大众媒体对于中医药的重视程度与宣传力度有所增强，通过"讲好中医药故事，传播好中医药声音"的方式引导群众关注中医并提高对中医药文化的认同度与归属感。另外，408个订阅号还包括较多如武汉吃喝玩乐、丽宫侨宝陈皮产业链等商业媒体。这表明互联网时代媒体边界逐渐变得模糊，媒体利用其用户资源及时起到了数据监测及可视化呈现、信息整合和即时辟谣等作用。

微信平台信息传播受众。受众指接收所传递信息的人或者物。公众号有关注才能接收受推送消息，因此它的受众仅包含关注该账号的微信用户。微信公众号与传统媒体有着较为显著的区别，主要体现在信息的可见性上。信息的发送者（推送者）能够在后台看到关注者的数量以及昵称等社交平台上的基本特征，也可以通过后台提供的数据分析功能用可视化图表了解账号的传播能力与效果。因微信公众号关注者与阅读者数据仅能在运营者后台获取，本文用微信用户的传播受众代表微信公众号关于中医药抗疫的信息传播受众。传播受众年龄大多集中在18~36岁，其中25~30岁年龄段的关注者最为活跃，其将是中医药抗疫信息传播的主要力量。

微信平台信息传播内容。本文对推送疫情相关消息最多的10个订阅号的文章内容进行了分词与词频的统计分析，并得到词云图（见图3）。进一步对推送消息进行聚类分析，2020年1月1~19日为新冠肺炎疫情的第一阶段，信息传播内容主要表现为国家各个层面对于突发疫情的应对举措，如分离毒株、研发试剂等。该阶段关于中医药抗疫的报道较少，其原因可能为新冠肺炎发现之初，医疗界主要借助病理学等现代医学的实验进行基础研究，在该阶段中医药参与度较低。2020年1月20日至2月20日为新

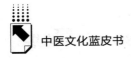

冠肺炎疫情的第二阶段，也是新冠肺炎疫情急速扩散阶段。主要关键词为预防、武汉、临床、结合、专家组等，说明中医药在武汉抗击疫情的过程中与西医积极联合，进行新冠的临床治疗与预防工作。2020 年 2 月 21 日至 3 月 17 日为新冠肺炎疫情的第三阶段，也是湖北疫情初步遏制阶段。该阶段中医药抗疫的微信公众平台主要报道的关键词为效果、颗粒、处方、张伯礼、特色等，说明中医药在新冠肺炎的治疗预防与控制中起到了良好的效果，有特色化的治疗方式得到了广泛的认可与传播。2020 年 3 月 18 日至 4 月 28 日为新冠肺炎疫情的第四个阶段，基本阻断疫情的本土大规模传播。该阶段主要报道关键词为疗效、抗击、常态化等，中医药在疫情防控效果巩固中发挥了重大作用。2020 年 4 月 29 日至 2021 年 12 月 31 日为新冠肺炎疫情的第五个阶段，各地发生零星病例，防控策略转变为严防输入与常态化防控，该阶段主要报道关键词为中医人、精神、结合等，中医药在疫情防控效果巩固中发挥了重大作用，同时，中医人的抗疫精神与中医药的疗效获得了极大的关注。

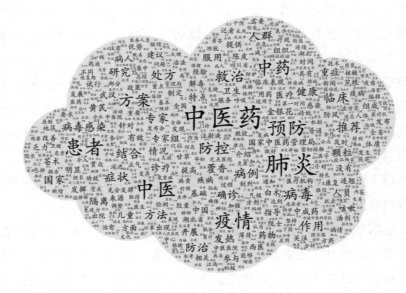

图 3　微信公众号推送中医药疫情信息词云图

微信平台信息传播效果。阅读数代表文章对于公众的吸引程度，点赞与评论代表受众对于文章内容表示认同或文章内容激发他们的认同感，而在看与分享会将他们阅读文章的消息传递给列表好友，此时受众也将变为一个传播者。阅读量达 10 万 + 文章列举 10 篇（见表 3），他们的主题大多数是中药防治新冠肺炎的方剂传播以及对于中医药治疗新冠肺炎疗效的讨论，说明疫情信息传播过程中公众最关心如何发挥中医药治未病的特色、提升自身免疫力预防新冠肺炎以及中医药疗效方面的内容。点赞数最高的 10 篇文章见表 4，从表 4 可见，信息主题集中在中医药抗击新冠肺炎的事迹以及中医药预防治疗新冠肺炎的方案，说明疫情信息传播过程中公众对于这两个方面的信息认可度较高。转发数最高的 10 篇文章见表 5，他们的主题集中于中药预防药方与防治方案，这也暗示公众对于中医如何预防与控制新冠方面的信息感到有帮助或有兴趣。

表 3　微信公众号中医药抗疫信息阅读量 TOP10 文章

单位：篇

文章名称	所属账号	阅读量	发布日期
中医药治疗新冠肺炎,有效率高得让你想不到!	占豪	10 万 +	2020 年 2 月 27 日
中医药,是真的能治新冠肺炎,还是只能弄几碗安慰汤而已	吴鹏飞观点	10 万 +	2020 年 2 月 22 日
三种处方! 洛阳新版新冠肺炎中医药预防方案发布	洛阳网	10 万 +	2021 年 8 月 5 日
捷报:中医药在新冠肺炎防治中再次挽救中华民族于危难!	人民健康论坛	10 万 +	2020 年 2 月 3 日
最新! 甘肃省中医药预防新冠肺炎方(2021 版)来了	甘肃省中医院	10 万 +	2021 年 10 月 22 日
意大利医生对中医药治疗新冠肺炎怎么看?	新华网	10 万 +	2020 年 3 月 28 日
刚刚! 江西发布新冠肺炎中医药防治方案! 速速转发出去	南昌晚报	10 万 +	2020 年 1 月 25 日
三个新冠肺炎中药制剂获批	药圈网	10 万 +	2020 年 2 月 13 日
刚刚,江西发布新冠肺炎中医药防治方案! 互相转告	都市现场	10 万 +	2020 年 1 月 25 日
市卫健委发布新冠肺炎中医药防治方案	大连发布	10 万 +	2020 年 1 月 20 日

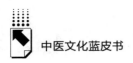

表4　微信公众号中医药抗疫信息点赞数 TOP10 文章

单位：次

文章名称	所属账号	点赞量	发布日期
收藏!《四川省新冠肺炎中医药预防建议方案》印发	四川中医药	2619	2021 年 7 月 28 日
支持! 我建议将中医药预防新冠肺炎推到疫苗高度!	国医大全	2357	2020 年 2 月 22 日
最新! 甘肃省中医药预防新冠肺炎方（2021 版）来了	甘肃省中医院	1263	2020 年 10 月 22 日
广州中医药大学第一附属医院中医药预防新冠肺炎方案	人民健康论坛	10 万 +	2020 年 2 月 3 日
中医药全程介入绵阳市首例德尔塔变异毒株新冠肺炎患者治疗	广州中医药大学一附院	681	2021 年 8 月 5 日
十堰市卫健委发布预防新冠肺炎中药方剂	十堰晚报	484	2021 年 1 月 13 日
深度介入新冠肺炎预防、救治、康复全过程:中医药抗疫再立新功	中国中医	470	2021 年 12 月 8 日
新冠肺炎中药方剂来了!	河南日报	452	2021 年 8 月 3 日
将中医药预防新冠肺炎推到疫苗高度! 信心从哪里来?	大国医论坛	429	2021 年 8 月 3 日
好消息! 2021 年宁夏首个预防新冠肺炎中药颗粒制剂研制成功	宁夏日报	417	2021 年 11 月 3 日

表5　微信公众号中医药抗疫信息转发数 TOP10 文章

单位：次

文章名称	所属账号	转发数	发布日期
中医药治疗新冠肺炎,有效率高得让你想不到!	占豪	6825	2020 年 2 月 27 日
河南通许县人民医院使用中医经方治疗新冠肺炎患者疗效显著	医馆界	4016	2020 年 1 月 31 日
中医药,是真的能治新冠肺炎,还是只能弄几碗安慰汤而已	吴鹏飞观点	3037	2020 年 2 月 22 日
广东新冠肺炎中医药治疗方案（第二版）出炉——清开灵再获推荐	今日热咨询	1907	2020 年 2 月 23 日
捷报:中医药在新冠肺炎防治中再次挽救中华民族于危难!	人民健康论坛	1870	2020 年 2 月 3 日
速扩收藏! 省中医药管理局发布新冠肺炎中医药防控技术指南修订版	占豪	1827	2020 年 3 月 1 日

续表

文章名称	所属账号	阅读量	发布日期
收藏!《四川省新冠肺炎中医药预防建议方案》印发	四川中医药	2619	2021 年 7 月 28 日
权威发布!预防新冠肺炎的中药方来了!	湖北日报	1597	2020 年 1 月 23 日
最新!贵州预防"新冠肺炎"中药方子公布!快快收藏	多彩贵州网	1467	2020 年 2 月 19 日
专家:一旦得新冠肺炎,应第一时间吃上中药	观察者网	1277	2020 年 2 月 15 日

3. 微信传播存在的问题与传播策略

通过微信传播信息分析可知,首先,需要强化对于中医药信息传播的深度。在微信公众号对于中医药抗疫信息的传播中,题材以通讯为主,且推送数量相对较少。主流媒体要加强对于中医药人物故事、数据对比、民众反应等多维度、生动性信息的传播,以提高公民对于中医药的认同感与归属感。如通过对中医在新冠肺炎疫情间抗击疫情、救死扶伤的事件做典型报道,或对中医在新冠肺炎疫情前和中医在新冠肺炎疫情发生后的对比报道、系列报道,让中医成为受众一段时间内重点关注的话题,引发对中医的讨论,推动中医形象向更好方向发展。其次,注重多元化的推送方式。微信公众号对于中医药抗疫信息的传播多是文字传播,图片、视频等较少,形式较为单一,影响了推送的可读性。在编辑推送的过程中除了可以加入中医医生的照片,也可以合理利用漫画、患者采访等丰富的形式来吸引读者的阅读兴趣,引发读者情感共鸣,增强传播效率与效果。最后,注重保持医学报道的严肃性。在一些微信公众号对于中医药抗疫效果的报道中出现了数据错误、援引不明确等失误,造成了读者对于中医的不良情绪。在对于中医药知识与疗效等严肃主题的传播过程中,要注重其内容来源的真实性与正确性,并且要保证报道的客观。

(三)中医药抗击新冠肺炎疫情期刊信息传播分析

1. 期刊平台概述与传播特征

期刊是连续发布的具有科研成果和其他公共信息传播的一种重要平台与

载体。全国出版的报纸与期刊，内容涵盖哲学与社会科学、文化教育、文化科学、自然科学技术以及综合等多种门类。期刊的传播方式大致可以分为传统印刷、数字化转型和交互式融媒体平台构建三个阶段。期刊传播具有高度的专业性，能够促进行业知识交流与应用，为用户提供行业知识的发展前沿，具有良好的科普效果。学术期刊作为期刊最重要的组成部分，在促进学术交流、支持学术前沿突破等方面发挥了至关重要的作用。自疫情发生以来，以中国知网、维普学术为代表的学术期刊知识服务平台积极响应知识需求，建立新冠肺炎疫情专题研究成果网络平台，鼓励支持相关科研成果的分享和传播，为抗击疫情专业知识分享做出贡献。

2. 期刊传播要素研究与分析

以中国知网（CNKI）为主要研究对象，进行中医药抗击新冠肺炎疫情的期刊信息传播要素研究分析。在平台中构建检索表达式为"主题＝中医药＋新冠肺炎疫情"，检索时间设置为2020年1月1日至2021年12月31日，检索得到5365篇期刊文献，其中2020年3560篇，2021年1805篇（见图4）。

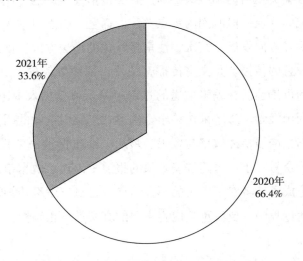

图4 中医药抗击新冠肺炎出版文献数量情况

期刊信息传播主体。期刊信息传播的主体包括期刊社和具体期刊文献作者，在新冠肺炎疫情期间，以《北京中医药》为代表的中医药期刊通过约发相关稿件和整合各种资源多方面支持和号召中医药在学术上进行疫情抗击，以中国知网为代表的期刊信息资源服务平台也在各种条件下给予学术便利。自 2020 年 1 月 1 日始，截至 2021 年 12 月 31 日，中医药抗击新冠肺炎疫情相关期刊在 CNKI 上发文共计 5365 篇，作者所属科研机构发文量 40 篇以上达 10 个（见表 6），累计发文量 576 篇，占总发文量的 10.74%，其中以中医药院校及其附属医院为主要发文机构。期刊发文量 6 篇及以上刊物达 10 个（见表 7），累计发文量 162 篇，占总发文量的 3.02%。发文量最高的前 10 位作者均来源于中国，其中相关发文量最高的是刘清泉教授，共发文 20 篇（见表 8）。

表 6　中医药抗击新冠肺炎疫情研究发文机构（前 10 位）

单位：篇

序号	机构	发文量	序号	机构	发文量
1	北京中医药大学	122	6	成都中医药大学	45
2	天津中医药大学	66	7	成都中医药大学附属医院	45
3	湖北中医药大学	62	8	湖南中医药大学	45
4	中国中医科学院	56	9	北京大学	41
5	上海中医药大学	54	10	江西中医药大学	40

表 7　期刊发文量统计（前 10 位）

单位：篇

序号	期刊	发文量	序号	期刊	发文量
1	中国医学伦理学	36	6	时珍国医国药	10
2	世界科学技术 – 中医药现代化	34	7	中华医学图书情报杂志	10
3	中医杂志	30	8	科学通报	6
4	中国心理卫生杂志	12	9	中国中西医结合杂志	6
5	新世纪图书馆	12	10	吉林中医药	6

表 8　作者发文量统计（前 10 位）

单位：篇

序号	作者	发文量	序号	期刊	发文量
1	刘清泉	20	6	张俊华	13
2	杨丰文	19	7	唐建元	13
3	张伯礼	17	8	黄明	12
4	谢春光	17	9	吕文亮	11
5	刘良徛	14	10	王燕平	10

期刊传播内容分析。通过对中医药抗疫刊发文献收集整理，进行关键词聚类分析得到，中医药抗击新冠肺炎疫情研究主题集中在疫情防控、临床疗效和效果、疫苗研究、医院管理、心理卫生、并发症、不良反应等方面。利用 VOSviewer 对发表文献的高频关键词进行聚类分析，可以发现中医药抗击新冠肺炎疫情科研信息传播集中在中医学视角下新冠肺炎病理和病因、中医药在新冠肺炎预防和救治中的特色优势、中医药治疗新冠肺炎的临床疗效和效果、中医药抗击新冠肺炎疫情防控中心理疏导机制和路径等研究领域（见图5）。

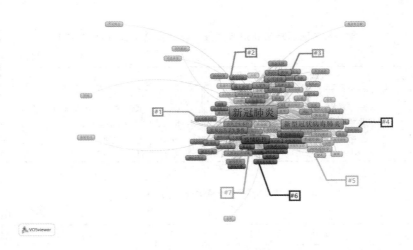

图5 中医药抗击新冠肺炎关键词共现网络

3. 期刊传播存在的问题与传播策略

通过分析研究可得，中医药抗疫科研文献信息传播互动性较差，难以形成良好的中医药抗疫信息传播生态效应。传播信息内容专业性强、部分内容不适合非学术读者群体理解消化。在新媒体信息传播时代，受众对碎片化的信息需求大幅增加，受过于专业的学术性质与篇幅较长的信息传播局限，学术期刊与新媒体融合进一步传播的空间受到限制。为提高中医药抗疫信息的传播力，相关期刊可以在原有的期刊信息资源传播平台的基础上，添加传播主体与传播受众的交互式功能。同时，可以收集用户自身的学术研究方向和学术偏好构建用户数据库，借助大数据、人工智能等互联网技术定制化向用户精准推送关注的信息，提高信息传播的效率，共同促进中医药抗疫信息高质量的传播。

二 思考与展望

中医药是中华民族的宝贵财富。近年来，随着《中华人民共和国中医药法》的颁布及国家相关政策的支持，中医药的地位不断攀升，中医药事业发展受到越来越多的关注和重视。新冠肺炎疫情发生后，中医药在预防和救治中发挥了独特作用，彰显特色优势。中医药抗疫信息广泛且及时的传播，进一步提升了新冠肺炎疫情防控、救治效率和中医药整体形象。通过对中医药抗疫微博、微信和期刊信息实证研究和分析可得，当前时代，社交媒体平台对中医药的传承、发展和推广具有重要的作用和影响。以期刊为代表的传统媒体在中医药抗击新冠肺炎疫情信息传播时，传播力有限，传播形式单一，内容相对专业，传播覆盖范围较小，传播存在一定的滞后性，难以使广大民众在较短时间内认同中医药在抗击新冠肺炎疫情中发挥的作用。以微信、微博为代表的新媒体平台在中医药抗击新冠肺炎疫情信息传播时，信息发布得较为灵活，内容丰富多样，不仅有中医药抗疫专业科研成果、中医药科普知识，还有中医药抗疫微电影、漫画等通俗易懂的中医药文化知识。新媒体的传播不仅打破了中医药抗击新冠肺炎疫情信息传播的时空限制，还让更多的民众能够参与到中医药抗疫活动中。同时，无论是传统媒体还是新媒体在中医药文化传播过程中，都需要注重高质量内容的生产、高水平的媒体运营、完善的传播生态监督制度和信息媒介的建设，才能更好地营造传播环境，推广中医药文化，为中医药发展注入新动力。

B.12
2009～2020年中医药抗疫学术
成果研究报告

卢建秋　姚　远　丁胜云　田　蕾*

摘　要： 中华民族的文明史与中医药抗疫史如影随形，新冠肺炎疫情
　　　　　中中医药抗疫获得了极大的认可。本文系统分析了2009～
　　　　　2020年SARS、甲型HINI流感病毒、H7N9禽流感病毒、登革
　　　　　热局部疫情、新型冠状病毒肺炎等疫情的中医药学术论文
　　　　　3014篇，重点研究下载前百位的学术论文、出版的10余部中
　　　　　医药抗疫专著和SCIE收录的中医药学术论文309篇，展示了
　　　　　中医药抗疫的学术成果及经验，为进一步研究中医药抗疫事
　　　　　业发展提供依据。

关键词： 中医药　学术论文　COVID－19

　　2019年末突发的新型冠状病毒肺炎（Corona Virus Disease 2019, COVID－
19）疫情，危害之烈、影响之深、范围之广前所未有。中医药在抗击新
型冠状病毒肺炎等疫情中的作用举世瞩目，中医药深度介入、全程参与
疫情防控和救治，将科研攻关和临床救治、防控实践紧密结合，通过发

---

*　卢建秋，北京中医药大学图书馆馆长，研究员，研究方向为中医药文献分析和中药质量
　评价；姚远，北京中医药大学图书馆流通部主任，助理研究员，研究方向为中医文献情
　报分析；丁胜云，北京中医药大学图书馆副馆长，副研究员，研究方向为图书文献信息
　分析；田蕾，北京中医药大学图书馆办公室主任，主管药师，研究方向为中药文献信息
　研究。

表学术论文开展学术交流，分享中医药防治新冠肺炎策略、经验和成果，促进中医药抗疫的交流与合作，传承创新发展中医药事业，彰显了中医药特色优势，为抗疫贡献中医药智慧和力量。本文以2009年的甲型H1N1流感病毒、2013年H7N9禽流感病毒、2014年登革热局部疫情，以及SARS和COVID－19等为研究对象，对2009～2020年的中医药抗疫学术论文发表情况进行分析。本文采集的所有论文来源于中国知网和Web of Science数据库，图书来源于读秀数据库和北京人天书店有限公司的中国可供书目网。

一 基于中国知网2009年1月至 2020年12月中医药抗疫 学术论文分析

基于中国知网（CNKI）以主题词及关键词：新型冠状病毒肺炎、新型冠状病毒、新冠肺炎疫情、冠状病毒肺炎、冠状病毒感染、"COVID－19"、"2019－nCoV"、"SARS"、严重急性呼吸综合征、非典型肺炎、禽流感、禽流感病毒、"甲型H1N1流感"、"H7N9禽流感"、埃博拉病毒、登革热和中

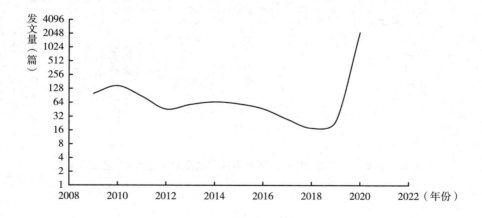

图1 2009年1月至2020年12月中医药抗疫学术论文发表年度趋势

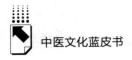

医药、中医药治疗、中医药防治、中医及中药进行检索，检索到学术期刊论文3014篇，发文主要作者是刘清泉、王玉光、刘永琦等，发文主要机构是北京中医药大学、天津中医药大学、湖北中医药大学等，发文主要由国家自然科学基金、国家重点研发计划、国家科技重大专项等资助，发文主要内容包括中医理论、病因病机、用药规律、中药作用机制等方面，附录列出下载前百名学术论文，顺序按引用率排序（见图1至图5）。

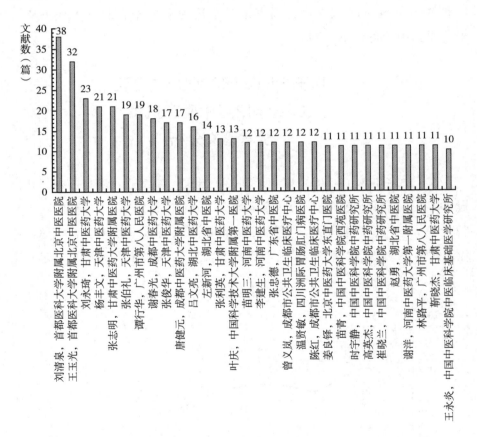

图2　2009年1月至2020年12月中医药抗疫学术论文中国主要作者

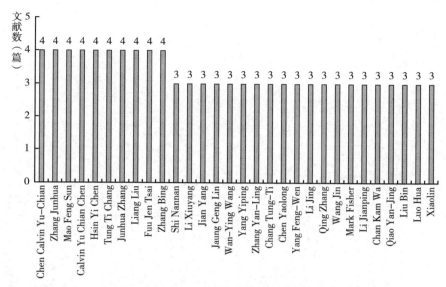

图3 2009年1月至2020年12月中医药抗疫学术论文海外主要作者

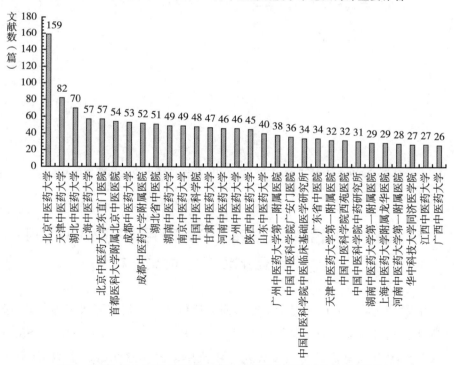

图4 2009年1月至2020年12月中医药抗疫学术论文主要机构

207

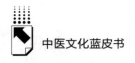

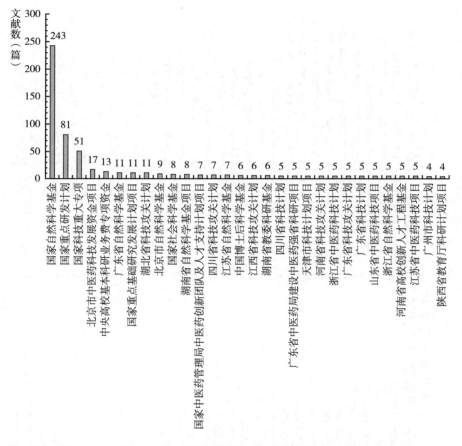

图5 2009 年 1 月至 2020 年 12 月中医药抗疫学术论文主要资助基金

二 基于中国引文数据库2009年1月至2020年12月中医药抗疫学术论文分析

中国引文数据库以主题词：新型冠状病毒肺炎、新型冠状病毒、新冠肺炎疫情、冠状病毒肺炎、冠状病毒感染、COVID – 19、2019 – nCov、SARS、严重急性呼吸综合征、非典型肺炎、禽流感、禽流感病毒、甲型 H1N1 流感、H7N9 禽流感、埃博拉病毒、登革热和中医药、中医药治疗、中医药防

治、中医及中药进行检索，共检出 3791 篇文献引文，其中期刊文献 2054
篇，核心期刊收录 637 篇，CSCD 收录 550 篇；被核心期刊引用 1235 篇，被
SCI 刊引用 77 篇，被 EI 刊引用 56 篇，被 CSSCI 刊引用 75 篇，被 CSCD 刊
引用 1147 篇。被引作者排名前 20 的是王玉光、刘清泉、张忠德等，被引图
书《新型冠状病毒肺炎中医诊疗手册》《中医抗击 SARS 启示录》《新型冠
状病毒肺炎中医医案精选》等（见表 1 至表 3）。

表1　2009 年 1 月至 2020 年 12 月被引中医药抗疫学术论文排名前 20 作者

单位：篇，%

序号	被引作者	文献数	文献数占比	被引↓	被引占比
1	王玉光,北京中医医院	31	0.82	1852	7.83
2	刘清泉,首都医科大学附属北京中医医院	32	0.84	1562	6.61
3	张忠德,广东省中医院	10	0.26	981	4.15
4	杨丰文,天津中医药大学	20	0.53	881	3.73
5	马家驹,首都医科大学附属北京中医医院	3	0.08	754	3.19
6	张伯礼,天津中医药大学	18	0.47	711	3.01
7	齐文升,中国中医科学院广安门医院	6	0.16	697	2.95
8	张俊华,天津中医药大学	16	0.42	634	2.68
9	阮连国,武汉市金银潭医院	4	0.11	629	2.66
10	李旭成,武汉市中医医院	5	0.13	620	2.62
11	卢幼然,首都医科大学附属北京中医医院	2	0.05	614	2.60
12	赵昕,中国中医科学院广安门医院	1	0.03	607	2.57
13	仝小林,中国中医科学院广安门医院	6	0.16	520	2.20
14	宋斌,遵义医科大学第三附属医院	5	0.13	491	2.08
15	李修洋,中国中医科学院广安门医院	5	0.13	483	2.04
16	赵林华,中国中医科学院广安门医院	6	0.16	483	2.04
17	雷烨,陕西中医药大学第二附属医院	5	0.13	482	2.04
18	苗青,中国中医科学院西苑医院	8	0.21	482	2.04
19	王强,东北国际医院	4	0.11	479	2.03
20	朱向东,甘肃中医药大学	3	0.08	477	2.02

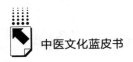

表2 2009年1月至2020年12月被引中医药抗疫学术论文贡献排名前20机构

单位：篇，%

序号	被引机构	文献数	文献数占比	被引↓	被引占比
1	首都医科大学附属北京中医医院	46	1.21	2083	8.81
2	北京中医药大学	148	3.90	1957	8.28
3	中国中医科学院广安门医院	33	0.87	1481	6.27
4	天津中医药大学	63	1.66	1271	5.38
5	广东省中医院	31	0.82	1170	4.95
6	中国中医科学院	60	1.58	962	4.07
7	上海中医药大学	49	1.29	916	3.88
8	北京中医药大学东直门医院	54	1.42	871	3.68
9	武汉市中医医院	12	0.32	700	2.96
10	南京中医药大学	57	1.50	699	2.96
11	甘肃中医药大学	33	0.87	694	2.94
12	中国中医科学院西苑医院	21	0.55	665	2.81
13	武汉市金银潭医院	8	0.21	639	2.70
14	湖北中医药大学	65	1.71	546	2.31
15	复旦大学	6	0.16	508	2.15
16	陕西中医药大学第二附属医院	8	0.21	503	2.13
17	河南中医药大学	39	1.03	491	2.08
18	遵义医科大学第三附属医院	3	0.08	480	2.03
19	东北国际医院	4	0.11	479	2.03
20	北京中研医院管理中心东城中医医院	3	0.08	471	1.99

表3 2009年1月至2020年12月被引中医药抗疫学术论文排名前20刊物

单位：篇，%

序号	被引出版物	文献数	文献数占比	被引↓	被引占比
1	《中医杂志》	79	2.08	3627	15.34
2	《中草药》	70	1.85	1722	7.28
3	《世界中医药》	44	1.16	688	2.91
4	《北京中医药》	33	0.87	667	2.82
5	《天津中医药》	37	0.98	614	2.60
6	《上海中医药杂志》	36	0.95	578	2.45
7	《中国中药杂志》	29	0.76	537	2.27

序号	被引出版物	文献数	文献数占比	被引↓	被引占比
8	《中国实验方剂学杂志》	36	0.95	529	2.24
9	《中医学报》	38	1.00	459	1.94
10	《中国中医急症》	44	1.16	403	1.70
11	《中药药理与临床》	50	1.32	358	1.51
12	《世界科学技术－中医药现代化》	39	1.03	343	1.45
13	《中华中医药学刊》	29	0.76	335	1.42
14	《中国中西医结合杂志》	16	0.42	311	1.32
15	《江苏中医药》	35	0.92	292	1.24
16	《南京中医药大学学报》	16	0.42	286	1.21
17	《中华中医药杂志》	33	0.87	267	1.13
18	《环球中医药》	16	0.42	242	1.02
19	《上海中医药大学学报》	3	0.08	203	0.86
20	《浙江中医药大学学报》	15	0.40	198	0.84

三　基于 SCI 数据库2009～2020年中医药抗疫学术论文分析

科学引文数据库以主题词"COVID－19""SARS－CoV－2""Avian flu""novel coronavirus""2019－nCoV""H1N1 influenza""H7N9 influenza""Ebola virus""TCM""Chinese medicine""traditional Chinese medicine"进行检索，检索论文309篇，其中高被引论文33篇，热点论文1篇，综述论文111篇；主要研究方向是中药药效、中药作用机制机理；主要发文机构是北京中医药大学、成都中医药大学、中国中医科学院、上海中医药大学、华中科技大学等；主要刊物是 *MEDICINE*、*FRONTIERS IN PHARMACOLOGY*、*PHARMACOLOGICAL RESEARCH*、*CHINESE MEDICINE*、*INTEGRATIVE MEDICINE RESEARCH* 等（见表4）。

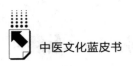

表4 2009年1月至2020年12月SCI中医药抗疫学术高被引论文

Serial number	Authors	Article Title	Source Title	Citation Frequency
1	Jin, Y. H.; Cai, L.; Cheng, Z. S.	A rapid advice guideline for the diagnosis and treatment of 2019 novel coronavirus (2019 – nCoV) infected pneumonia (standard version)	Military Medical Research	1809
2	Liu, K.; Chen, Y.; Lin, R. Z.	Clinical features of COVID – 19 in elderly patients: A comparison with young and middle-aged patients	Journal of Infection	576
3	Wan, S. X.; Xiang, Y.; Fang, W.	Clinical features and treatment of COVID – 19 patients in northeast Chongqing	Journal of Medical Virology	474
4	Yang, Y.; Islam, M. S.; Wang, J.	Traditional Chinese Medicine in the Treatment of Patients Infected with 2019 – New Coronavirus (SARS-CoV – 2): A Review and Perspective	International Journal of Biological Sciences	346
5	Wang, Z. W.; Chen, X. R.; Lu, Y. F.	Clinical characteristics and therapeutic procedure for four cases with 2019 novel coronavirus pneumonia receiving combined Chinese and Western medicine treatment	Bioscience Trends	304
6	Li, R. F.; Hou, Y. L.; Huang, J. C.	Lianhuaqingwen exerts anti-viral and anti-inflammatory activity against novel coronavirus (SARS-CoV – 2)	Pharmacological Research	272
7	Luo, H.; Tang, Q. L.; Shang, Y. X.	Can Chinese Medicine Be Used for Prevention of Corona Virus Disease 2019 (COVID – 19)? A Review of Historical Classics, Research Evidence and Current Prevention Programs	Chinese Journal of Integrative Medicine	240
8	Wang, J.; Jiang, M. M.; Chen, X.	Cytokine storm and leukocyte changes in mild versus severe SARS-CoV – 2 infection: Review of 3939 COVID – 19 patients in China and emerging pathogenesis and therapy concepts	Journal of Leukocyte Biology	225

续表

Serial number	Authors	Article Title	Source Title	Citation Frequency
9	Zhang, D. H.; Wu, K. L.; Zhang, X.	In silico screening of Chinese herbal medicines with the potential to directly inhibit 2019 novel coronavirus	Journal of Integrative Medicine-Jim	199
10	Chan, K. W.; Wong, V. T.; Tang, S. C. W.	COVID－19: An Update on the Epidemiological, Clinical, Preventive and Therapeutic Evidence and Guidelines of Integrative Chinese-Western Medicine for the Management of 2019 Novel Coronavirus Disease	American Journal of Chinese Medicine	177

四 2009年1月至2020年12月中医药抗疫学术著作

通过中国引文数据库和北京人天书店有限公司的中国可供书目网，以中医药抗疫为主题词检索图书 130 余本，经人工筛选出《新型冠状病毒肺炎中医诊疗手册》《中医抗击 SARS 启示录》《新型冠状病毒肺炎中医医案精选》《中西医结合诊疗新型冠状病毒肺炎验案 120 例》《新型冠状病毒感染的肺炎预防手册》《新冠肺炎中医诊疗与研究》《新冠肺炎中医防治读本》《病毒性传染病中医治疗概要》《流行性感冒与人感染禽流感诊疗及防控技术指南》《禽流感与人禽流感防治问答》《新冠肺炎中医药防治方案与技术》等 10 多部图书。

总之，中医药抗疫具有几千年的历史经验，经历数百次的考验，具有丰富的理论基础和实践经验。2020 年新冠肺炎疫情出现，中医药抗疫学术论文和专著推动了中医药抗疫学术理论的发展，预计 2021 年以后还会有更多的学术论文和著作出版，推动中医药抗疫事业的发展。

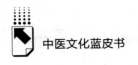
附 表

附表1　2020年中医药抗疫学术论文

序号	作者	论文名称	期刊	刊期
1	王玉光、齐文升、马家驹、阮连国、卢幼然、李旭成、赵昕、张忠德、刘清泉	《新型冠状病毒肺炎中医临床特征与辨证治疗初探》	《中医杂志》	2020年第4期
2	仝小林、李修洋、赵林华、李青伟、杨映映、林轶群、丁齐又、雷烨、王强、宋斌、刘文科、沈仕伟、朱向东、黄飞剑、周毅德	《从"寒湿疫"角度探讨新型冠状病毒肺炎的中医药防治策略》	《中医杂志》	2020年第6期
3	苗青、丛晓东、王冰、王玉光、张忠德	《新型冠状病毒肺炎的中医认识与思考》	《中医杂志》	2020年第4期
4	郑文科、张俊华、杨丰文、王玉光、刘清泉、张伯礼	《中医药防治新型冠状病毒肺炎各地诊疗方案综合分析》	《中医杂志》	2020年第4期
5	夏文广、安长青、郑婵娟、张继先、黄敏、王喻、杨丰文、段璨、李正良、刘清泉、张伯礼	《中西医结合治疗新型冠状病毒肺炎34例临床研究》	《中医杂志》	2020年第5期
6	范伏元、樊新荣、王莘智、金朝晖、赵四林、王伟、姚璐莎、柳玉佳、田英、刘丹、葛子靖、许潜、闵锐	《从"湿毒夹燥"谈湖南新型冠状病毒肺炎的中医特点及防治》	《中医杂志》	2020年第7期
7	刘清泉、夏文广、安长青、李旭成、王玉光、苗青、杨丰文、张伯礼	《中西医结合治疗新型冠状病毒肺炎作用的思考》	《中医杂志》	2020年第6期
8	薛伯寿、姚魁武、薛燕星	《"清肺排毒汤"快速有效治疗新型冠状病毒肺炎的中医理论分析》	《中医杂志》	2020年第6期
9	陆云飞、杨宗国、王梅、时佳、王振伟、吕莹、汤伯宗、叶晨、徐庆年、殷科珊、陈晓蓉	《50例新型冠状病毒感染的肺炎患者中医临床特征分析》	《上海中医药大学学报》	2020年第2期
10	马家驹、陈明、王玉光	《新型冠状病毒肺炎中医证治述要》	《北京中医药》	2020年第2期
11	于明坤、柴倩云、梁昌昊、丁砚秋、林子宜、高佳琪、王涵、张立山、刘建平、费宇彤	《新型冠状病毒肺炎中医预防及诊疗方案汇总分析》	《中医杂志》	2020年第5期

续表

序号	作者	论文名称	期刊	刊期
12	高树明、马英、杨丰文、张俊华、于春泉、张伯礼	《中医药在防治新型冠状病毒肺炎全过程发挥作用》	《天津中医药》	2020 年第 2 期
13	杨道文、李得民、晁恩祥、张洪春	《关于新型冠状病毒肺炎中医病因病机的思考》	《中医杂志》	2020 年第 7 期
14	赵静、田赛赛、杨健、刘剑锋、张卫东	《清肺排毒汤治疗新型冠状病毒肺炎机制的网络药理学探讨》	《中草药》	2020 年第 4 期
15	姚开涛、刘明瑜、李欣、黄继汉、蔡宏斌	《中药连花清瘟治疗新型冠状病毒肺炎的回顾性临床分析》	《中国实验方剂学杂志》	2020 年第 11 期
16	徐旭、张莹、李新、李晓霞	《各地区中医药预防新型冠状病毒肺炎（COVID－19）方案分析》	《中草药》	2020 年第 4 期
17	杨华升、李丽、勾春燕、张佳莹、罗晓岚、金爱华、汪晓军、李秀惠	《北京地区新型冠状病毒肺炎中医证候及病机特点初探》	《北京中医药》	2020 年第 2 期
18	顾植山	《五运六气看当前新型冠状病毒肺炎疫情》	《世界中医药》	2020 年第 2 期
19	李晓凤、杜武勋	《基于五运六气理论对新型冠状病毒感染肺炎的几点思考》	《中华中医药学刊》	2020 年第 3 期
20	杨家耀、苏文、乔杰、蔡蓉、刘欣、魏力	《90 例普通型新型冠状病毒肺炎患者中医证候与体质分析》	《中医杂志》	2020 年第 8 期
21	王金榜、梁保丽、孙树椿	《新型冠状病毒（COVID－19）感染性肺炎现代中医诊疗建议方案与探讨》	《世界中医药》	2020 年第 1 期
22	何黎黎、龚普阳、封玥、邹微、王恩龙、顾健	《中药在抗新型冠状病毒肺炎（COVID－19）引起的细胞因子风暴中的应用分析》	《中草药》	2020 年第 6 期

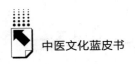

续表

序号	作者	论文名称	期刊	刊期
23	郑榕、陈琴、黄铭涵	《从"寒湿疫毒"辨治新型冠状病毒感染肺炎》	《中国中医药信息杂志》	2020 年第 8 期
24	王饶琼、杨思进、谢春光、沈其霖、李敏清、雷枭、李继科、黄梅	《清肺排毒汤治疗新型冠状病毒肺炎的临床疗效观察》	《中药药理与临床》	2020 年第 1 期
25	郝晓赛	《医学社会学视野下的中国医院建筑研究》	博士学位论文，清华大学	2012
26	牛明、王睿林、王仲霞、张萍、柏兆方、景婧、郭玉明、赵旭、湛小燕、张子腾、宋雪艾、秦恩强、王伽伯、肖小河	《基于临床经验和分子对接技术的抗新型冠状病毒中医组方快速筛选模式及应用》	《中国中药杂志》	2020 年第 6 期
27	刘晓丹、刘莉、陆云飞、冯玲、赵斐然、吴绪波、齐唐凯、赵敬军、肖璐、徐曙天、刘杨、沈亚南、刘益杰、卢洪洲、单春雷	《新型冠状病毒肺炎患者功能恢复的中西医结合康复训练指导建议》	《上海中医药杂志》	2020 年第 3 期
28	吴昊、王佳琪、杨雨薇、李天怡、曹一佳、曲玉霞、靳玉洁、张晨宁、孙毅坤	《基于网络药理学和分子对接技术初步探索"清肺排毒汤"抗新型冠状病毒肺炎作用机制》	《药学学报》	2020 年第 3 期
29	庞稳泰、金鑫瑶、庞博、杨丰文、王辉、刘春香、郑文科、张俊华	《中医药防治新型冠状病毒肺炎方证规律分析》	《中国中药杂志》	2020 年第 6 期
30	张侠、李柳、戴广川、叶放、马南兰、冯哲、胡亮、史茜、周仲瑛、程海波、易永祥	《南京地区 42 例新型冠状病毒肺炎临床特征及中医证候初探》	《南京中医药大学学报》	2020 年第 2 期
31	姚运秀、贺桢翔、刘晓凤、何勇志、雷阳、张书滔、赵灵丽、刘涛	《基于网络药理学和分子对接技术的抗病毒颗粒治疗新型冠状病毒肺炎（COVID - 19）的潜在物质基础研究》	《中草药》	2020 年第 6 期

续表

序号	作者	论文名称	期刊	刊期
32	马翠、严兴科	《新型冠状病毒肺炎疫情的心理应激反应和防控策略研究进展》	《吉林大学学报》(医学版)	2020 年第 3 期
33	项琼、莫郑波、宋恩峰	《新型冠状病毒肺炎中医理论与临床探讨》	《医药导报》	2020 年第 3 期
34	张晋、宋昌梅、呆春阳、付燕来、高峰	《中药香囊辟瘟囊预防新型冠状病毒肺炎应用探讨》	《北京中医药》	2020 年第 2 期
35	罗丹、张海明、于兆民、陈瑞	《中医"治未病"理论指导新型冠状病毒肺炎防治的思考》	《陕西中医药大学学报》	2020 年第 2 期
36	王刚、金劲松	《新型冠状病毒肺炎中医认识初探》	《天津中医药》	2020 年第 3 期
37	薛博瑜	《新型冠状病毒肺炎的中医药辨治思路》	《南京中医药大学学报》	2020 年第 2 期
38	窦晓鑫、杨玉莹、卜志超、孟静岩	《试从中医角度认识2019 新型冠状病毒肺炎》	《天津中医药》	2020 年第 2 期
39	陈冉、王婷婷、李开铃、尚锐峰、宋杰、张景勋	《免疫调节抗病毒中药的特性与应用》	《中草药》	2020 年第 6 期
40	韩园园、赵梦冉、石垚、宋兆辉、周水平、何毅	《中西医结合治疗新型冠状病毒肺炎的应用分析》	《中草药》	2020 年第 4 期
41	潘芳、庞博、梁腾霄、马晓晓、王振萍、耿嘉玮、姜晓晨	《新型冠状病毒肺炎中医防治思路探讨》	《北京中医药》	2020 年第 2 期
42	郑文科、张俊华、杨丰文、黄明、苗青、齐文升、王玉光、刘清泉、张伯礼	《从湿毒疫论治新型冠状病毒肺炎》	《中医杂志》	2020 年第 12 期
43	李晓东、刘保延、王宜、关玲、李光熙、王华、王健、瓮长水、肖明中、仝小林	《关于〈新型冠状病毒肺炎恢复期中医康复指导建议(试行)〉的解读》	《中医杂志》	2020 年第 11 期
44	凌晓颖、陶嘉磊、孙逊、袁斌	《基于网络药理学的连花清瘟方抗冠状病毒的物质基础及机制探讨》	《中草药》	2020 年第 7 期

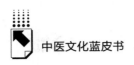

序号	作者	论文名称	期刊	刊期
45	李婧、马小兵、沈杰、张志锋	《基于文献挖掘与分子对接技术的抗新型冠状病毒中药活性成分筛选》	《中草药》	2020 年第 4 期
46	邹璐、喻晓、吴雨沁、孙鼎、吴银根、方泓	《中医药防治重症新型冠状病毒肺炎的分析和思考》	《上海中医药大学学报》	2020 年第 2 期
47	陈婧、王文清、施春阳、方建国	《新型冠状病毒肺炎（COVID－19）中医药防治的思考》	《中草药》	2020 年第 5 期
48	王怡菲、邱模炎、裴颢、张琼英、刘淑娟、邹浩、熊莉莉、文天才	《基于 24 个省市自治区诊疗方案的新型冠状病毒肺炎中医病因病机与证素特点探讨》	《天津中医药》	2020 年第 5 期
49	张龙浩、李柏宏、贾鹏、蒲剑、白蓓、李音、朱培嘉、李雷、曾国军、赵欣、董珊珊、刘梦菡、张楠	《新型冠状病毒（SARS-CoV－2）全球研究现状分析》	《生物医学工程学杂志》	2020 年第 2 期
50	李贝金、李潇、薛嘉睿、张萌萌、张新雪、孙艳华、赵宗江	《新冠肺炎炎症风暴的机制探讨及中医药的干预作用》	《中国实验方剂学杂志》	2020 年第 13 期
51	倪力强、陶弘武、杨小林、张杰、倪行健	《中药预防新型冠状病毒肺炎策略与分析》	《中华中医药学刊》	2020 年第 4 期
52	王辉、金鑫瑶、庞博、刘春香、郑文科、杨丰文、庞稳泰、张俊华	《中医药干预新型冠状病毒肺炎临床研究方案分析》	《中国中药杂志》	2020 年第 6 期
53	许冬玉、许玉龙、王至婉、吕雅丽、朱红磊、宋婷	《基于网络药理学研究清肺排毒汤治疗新型冠状病毒肺炎的作用机制》	《中药药理与临床》	2020 年第 1 期
54	杨进	《关于中医药防治新型冠状病毒肺炎的几点思考》	《南京中医药大学学报》	2020 年第 2 期

续表

序号	作者	论文名称	期刊	刊期
55	王薇、王玉伟、马爽、李瑞锋	《23个省（市、自治区）中医治疗新型冠状病毒肺炎策略、参与率和治愈效果分析》	《世界中医药》	2020年第6期
56	熊微、冉京燕、谢雪佳、夏亿红、兰标、汪梦蝶、施春阳、方建国、王文清	《治疗新型冠状病毒肺炎中成药的药理作用与临床应用》	《医药导报》	2020年第4期
57	路志正、路喜善	《清肺排毒汤彰显中医药抗疫疗效与自信》	《中医杂志》	2020年第10期
58	张岩、唐德志、舒冰、李文雄、张佳莉、李钺、赫明超、沙南南、施杞、王拥军	《基于肾素－血管紧张素系统评析新冠病毒致多脏器损伤作用及中药干预作用》	《世界科学技术－中医药现代化》	2020年第2期
59	岳萍、唐仕欢、于欢、王芳、赖昕、吴金鹏、郭新峰	《新型冠状病毒肺炎中医防治方案的病机与组方规律分析》	《中国实验方剂学杂志》	2020年第14期
60	李红蓉、常丽萍、魏聪、贾振华	《连花清瘟治疗新型冠状病毒肺炎的理论研究基础和临床疗效》	《世界中医药》	2020年第3期
61	王毅、李翔、张俊华、薛睿、钱竞扬、张晓慧、张晗、刘清泉、范骁辉、程翼宇、张伯礼	《基于网络药理学的宣肺败毒汤治疗新型冠状病毒肺炎机制研究》	《中国中药杂志》	2020年第10期
62	李春波、苏韫、刘永琦、薛轩、龚红霞、李婷婷、牛世伟	《清肺排毒汤治疗新型冠状病毒肺炎的中医理论及现代药理学机制》	《中医杂志》	2020年第15期
63	陈广、刘艳娟	《华中科技大学同济医学院附属同济医院新型冠状病毒肺炎中医诊疗方案及预防方案》	《医药导报》	2020年第3期

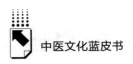

序号	作者	论文名称	期刊	刊期
64	张岩、唐德志、舒冰、李文雄、张佳莉、李钺、丁凡、冯睿、赫明超、陈楠、施杞、王拥军	《基于文献探讨中药干预新型冠状病毒肺炎的作用机制》	《中医杂志》	2020 年第 13 期
65	苏颖	《新型冠状病毒肺炎与五运六气异常气候及其趋势的分析》	《长春中医药大学学报》	2020 年第 2 期
66	付小宇、张新雪、赵宗江	《基于中医情志疗法探讨新冠肺炎疫期的心理调适方法》	《中国实验方剂学杂志》	2020 年第 13 期
67	段璨、夏文广、郑婵娟、孙国兵、李正良、李庆琳、李平、张荷玲、杨丰文、张伯礼、刘清泉	《金花清感颗粒联合西医常规治疗方案治疗轻型新型冠状病毒肺炎的临床观察》	《中医杂志》	2020 年第 17 期
68	宗阳、丁美林、马世堂、居文政	《以血管紧张素转换酶Ⅱ（ACE2）为受体挖掘治疗新型冠状病毒肺炎（COVID－19）潜在中药及单体成分》	《中草药》	2020 年第 5 期
69	孙晨、江亚南、赵继敏	《新型冠状病毒肺炎流行病学特点和治疗药物研究进展》	《中国现代医学杂志》	2020 年第 6 期
70	张燕	《从中医"治未病"理论谈新型冠状病毒肺炎（COVID－19）的中医预防》	《中医药信息》	2020 年第 2 期
71	沈爱明、张伟、吴卓、王文龙、花佳佳	《清肺排毒汤治疗新型冠状病毒肺炎的中医理论分析》	《辽宁中医杂志》	2020 年第 3 期
72	李晓宇、谢立科、郝晓凤、罗金花、陆秉文	《中医药诊治新型冠状病毒肺炎研究进展》	《世界中医药》	2020 年第 3 期
73	方磊、朱清广、程伟、占超、方晓明、郭超阳、李振瑞、姚斐、房敏	《308 例新型冠状病毒肺炎病例回顾性分析及抗疫强身功运动处方的临床应用方案》	《上海中医药杂志》	2020 年第 5 期

续表

序号	作者	论文名称	期刊	刊期
74	吴英杰、付小宇、张新雪、赵宗江	《基于"三因制宜"原则探讨新冠肺炎不同中医方案的差异性》	《中国实验方剂学杂志》	2020年第13期
75	程琦、高杉、于春泉	《新型冠状病毒肺炎的中西医防治研究进展》	《天津中医药》	2020年第6期
76	林志健、张冰	《临床中药师参与新型冠状病毒肺炎（COVID－19）防治的药学服务策略》	《中国中药杂志》	2020年第6期
77	张云飞、赵鹏飞、沈体雁	《新型冠状病毒肺炎中医病理研究》	《中医学报》	2020年第4期
78	王赫然、王茜	《新型冠状病毒有关药物和生物制品研究进展》	《药学学报》	2020年第3期
79	赵军宁、戴瑛、华桦、曾瑾、杨思进、谢春光、王超、鄢良春、李莉、张翼冠、尹竹君、张磊	《治疗新冠病毒肺炎（COVID－19）中药"药理谱－云"特点与有效性评价要素》	《中药药理与临床》	2020年第1期
80	邹本良、李敏、范铁兵、王永炎、边永君、陈素平、陈扬、陈盈盈、丛晓东、董国菊、郭敬、胡力捷、黄璐琦、蒋建新、冷路兴、李斌、李东旭、李浩、李静、吕诚、吕文良、齐文升、苗青、石嘉恒、史华新、王冰、王刚、王健、王微、谢晓磊、缐永悦、徐春艳、徐明、闫蓓、杨金亮、杨志旭、张丽、周振琪、朱浩宁	《中医药治疗重型新型冠状病毒肺炎经验总结及诊疗方案建议》	《中医杂志》	2020年第15期
81	张思超、阎兆君、张兴彩、马玉侠、程大千、高树中	《新型冠状病毒肺炎的中医辨治探析》	《山东中医杂志》	2020年第4期
82	宇凤、李晶、马菡	《浅谈新型冠状病毒肺炎》	《中医学报》	2020年第3期
83	吴雨沁、邹璐、喻晓、孙晶、李少滨、唐凌、杨洁如、陈晓云、吴银根、方泓	《中西医结合治疗新型冠状病毒肺炎的系统评价》	《上海中医药杂志》	2020年第6期

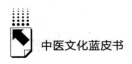
续表

序号	作者	论文名称	期刊	刊期
84	王晓群、李小江、王洪武、张国骏、贾英杰	《中医药治疗新型冠状病毒肺炎现状》	《中国中医基础医学杂志》	2020 年第 9 期
85	陈莹、郭怡博、郭然、陈秀芬、常冠华、李欣、郝莉雨、孙志蓉、张子龙	《基于文献计量学的新型冠状病毒肺炎（COVID – 19）研究可视化分析》	《中国中药杂志》	2020 年第 10 期
86	孙润菲、孙明瑜	《中医抗"疫"对新型冠状病毒肺炎防治带来的思考》	《辽宁中医药大学学报》	2020 年第 3 期
87	冯雪、段笑娇、张冰、萨日娜、苏祥飞、马思远、李袁、郭宇博	《新型冠状病毒肺炎中医诊疗/防治方案对中医临床指南制定的思考》	《中国实验方剂学杂志》	2020 年第 14 期
88	赵士博、姜皓、张艺馨、韦雨忻、黄锁义	《新冠肺炎中医药诊治预防及地区治疗特色研究进展》	《中国医院药学杂志》	2020 年第 17 期
89	丁玥、曹泽彧、柯志鹏、曹亮、李娜、丁岗、王振中、萧伟	《埃博拉病毒及其药物研究进展》	《中草药》	2015 年第 6 期
90	赵静、刘剑锋、王燕平、田赛赛、杨健、张卫东	《中药复方分期治疗新冠肺炎的网络药理学分析》	《世界科学技术 – 中医药现代化》	2020 年第 2 期
91	李昌海、李波、雷珊珊、龙立华、柯清华、李林子	《新型冠状病毒肺炎感染防治研究进展》	《中国药师》	2020 年第 6 期
92	卢幼然、王玉光、焦以庆、陈明、陈腾飞、刘锡瞳、潘霏、刘清泉	《新型冠状病毒肺炎中医证治研究进展》	《中医杂志》	2020 年第 21 期
93	李亚茜	《中医药应在新冠肺炎防治中发挥更大的作用》	《医学食疗与健康》	2020 年第 11 期
94	曲金桥、郑一、倪菲、于游、郭鹤、于睿	《论中医药防治新型冠状病毒感染肺炎优势与特色》	《辽宁中医药大学学报》	2020 年第 8 期

续表

序号	作者	论文名称	期刊	刊期
95	李文满、苏宁、尚美云、李博文、郭利芳、王柳、魏昆、孙献歌、任晓东、任赛、黄庆	《新型冠状病毒肺炎的国内研究现状可视化分析与解读》	《国际检验医学杂志》	2020年第9期
96	刘菊、崔瑛、白明学、张红伟、金云隆	《基于中医药预防治疗新型冠状病毒肺炎的用药探析》	《中草药》	2020年2月12日
97	吕睿冰、王文菊、李欣	《中药连花清瘟治疗新型冠状病毒肺炎疑似病例63例临床观察》	《中医杂志》	2020年2月17日
98	—	《新冠肺炎诊疗方案治疗药物信息汇编（第二版）》	《中南药学》	2020年4月28日
99	张伯礼	《中医药抗击新冠病毒COVID－19进展全球公益讲座－第一期第一讲－中西医结合救治新冠肺炎——中国方案的亮点》	中医药抗击新冠病毒COVID－19进展全球公益讲座－第一期第一讲	2020年4月21日
100	李建生	《新型冠状病毒肺炎中医药防治实践—河南省临床救治示范》	新型冠状病毒肺炎中医药防治实践—河南省临床救治示范	2020年5月21日

B.13
2011～2020年中国中医药科技
计划（专项）进展报告

李婧昳*

摘　要：　随着党和国家对中医药事业的愈加重视和扶持，中医药在21世纪
　　　　　绽放出了新的光芒。中医药科技计划（项目）的重点，由提升基
　　　　　础理论和中医临床研究水平，向提升中医医疗服务能力和中医药
　　　　　标准化、信息化、产业化、现代化水平转变。大健康产业的技术
　　　　　发展和中药资源保护及现代开发成为2016年以后中医药科技发展
　　　　　的战略重点。而中医药科技项目研发主体，也由国家级科研机构
　　　　　和高校各占半壁江山的"两极化"分布，转向以高校为主，国家
　　　　　级科研机构、医药健康企业和其他医疗机构共同研发的"多极
　　　　　化"分布。

关键词：　中医药　科技计划　专项

　　党的十九大报告指出中国特色社会主义进入了新时代，也开启了我国建
设世界科技强国的新征程①。习近平总书记在中国科学院第二十次院士大
会、中国工程院第十五次院士大会和中国科学技术协会第十次全国代表大会
上提出党高度重视科技事业，科技事业在党和人民事业中始终具有十分重要

---

　　* 李婧昳，北京中医药大学助理研究员，研究方向为中医药发展战略、中医药文化传播。
　　① 李瑞、梁正、薛澜：《建设世界科技强国：基本内涵、动力源泉及实现路径》，《科学学与
　　　科学技术管理》2020年第1期，第3～15页。

的战略地位并发挥了十分重要的战略作用。党的十八大以来，党中央高度重视中医药事业的发展，赋予了中医药是我国五大资源之一的定位，即"中医药是具有原创优势的科技资源"①。

"十二五"期间，我国中医药科技计划（专项）主要由中医药行业科研专项、"973计划"和国家科技支撑计划项目组成。而"十三五"期间，则由"中医药现代化研究重点专项"和科技助力经济计划组成。从2011年到2020年，我国中医药事业发展的基本形势发生了变化，中医药发展的重点任务发生了变化，中医药科技计划的研发主体和研发方向也随之发生了变化。

一　中医药行业科研专项

为支持落实《中医药创新发展规划纲要（2006—2020年）》的重点任务，围绕行业发展的关键问题和重点需求，开展中医药应急性、培育性、基础性科研工作，国家中医药管理局负责组织实施了中医药行业科研专项。主要包括中医药应用基础研究、中医药重大公益性技术（方法、方案）前期预研、中医药实用技术（方法、方案）研究开发、国家标准和中医药行业重要技术标准规范研究及中医药计量、检验检测技术研究等。附录中的附表1统计了2011～2015年中医药行业科研专项的研发情况。

如图1所示，2011～2015年，中医药行业专项数量有较大变化，其中2011年9项、2012年11项、2013年13项、2014年5项、2015年6项。2011～2013年，行业专项数量稳步增长，而2014年则迎来断崖式下跌，2015年又有小幅增长。

中医药行业专项的研究方向在这五年中也有着较大变化。如图2所示，中医药应用基础研究方向数量最多的年份为2012年和2015年，均为3项，数量最少的年份为2013年，0项；中医药重大公益性技术（方法、方案）前期预研方向数量最多的年份为2012年，3项，数量最少的年份为2011年，0项；

---

①　国务院印发《中医药发展战略规划纲要（2016—2030年）》，2016年2月22日。

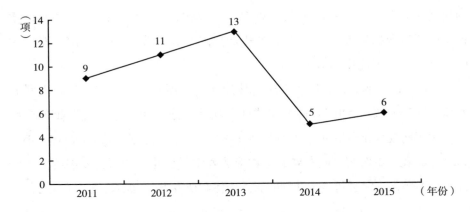

图1 2011～2015年中医药行业科研专项数量变化

中医药实用技术（方法、方案）研究开发方向数量最多的年份为2013年，6项，数量最少的年份为2012年，0项；国家标准和中医药行业重要技术标准规范研究方向数量最多的年份为2012年，为5项，数量最少的年份为2015年，0项；中医药计量、检验检测技术研究方向数量最多的年份为2013年，2项，最少的年份为2011年、2012年、2015年，均为0项（见图2）。

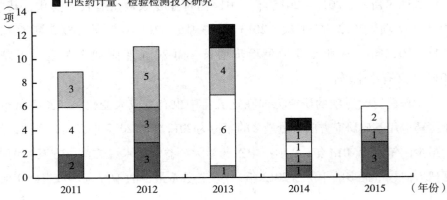

图2 2011～2015年中医药行业科研专项研究方向变化

如图3所示，在2011～2015年获批的44个中医药行业专项中，中医药实用技术（方法、方案）研究开发方向、国家标准和中医药行业重要技术标准规范研究方向最多，均为13项，各占29.55%；其次是中医药应用基础研究方向9项，占20.45%；中医药重大公益性技术（方法、方案）前期预研方向6项，占13.64%；中医药计量、检验检测技术研究方向最少，只有3项，占6.82%。

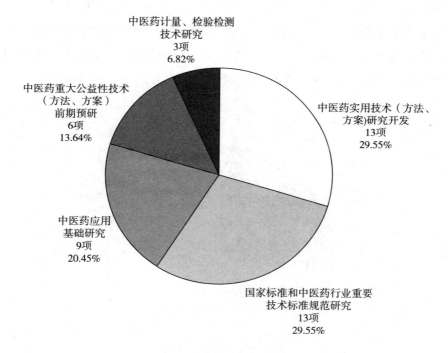

图3　2011～2015年中医药行业专项研究方向占比

从2011年至2015年中医药行业科研专项的项目承担单位来看，中国中医科学院及其下属单位以13个专项的绝对优势遥遥领先；排名第二的是承担了3个专项的中国医学科学院药用植物研究所；接着是分别承担了2个专项的北京中医药大学及其附属医院、上海中医药大学附属医院、南京中医药大学、河南中医学院第一附属医院、辽宁中医药大学及其附属医院；浙江中医药大学附属第一医院、天津中医药大学、中国药材公司、国家食品药品监督管理局药品审评中心、中国中医药科技开发交流中心、国家药典委员会、江苏省中医院、福建中医药大学、黑龙江中医药大学附属第一附院、科技部科技评价中心、国家中医药管理局中药质量控制重点研究室、江西本草天工科技有限责任公司、浙江省新华医院、华东理工大学、国家中药品种保护审评委员会、广东省中医院、中和亚健康服务中心、广州中医药大学第二附属医院各承担了一个专项。按照类别来看，如图4所示，科学院及其附属单位和高校及其附属医院均为16项，各占36.36%；评价中心以及其他单位各3项，占6.82%；省中医院、医药健康公司、国家中医药管理局下属研究机构均为2项，各占4.55%。从整体上来看，科学院及其附属单位与高校及其附属医院分庭抗礼，各占36.36%，成为中医药行业科研专项的主要承担单位。

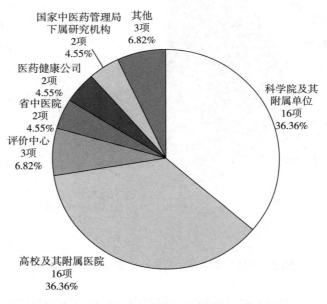

图4　2011～2015年中医药行业专项研究承担单位占比

二　"973计划"中医理论专题项目

"973计划"是由科技部组织实施的国家重点基础研究发展计划，为保证国家对中医药基础理论的可持续研究，科技部在"973计划"中设立了中医理论基础研究专项，用于支持我国中医基础理论研究，助力中医药发展，鼓励中医药理论的传承和创新。表1统计了2011~2015年"973计划"中医理论专题项目。

表1　2011~2015年"973计划"中医理论专题项目清单

年份	项目名称	承担单位	承担人
2011	基于"肝藏血主疏泄"的脏象理论研究	北京中医药大学	王庆国
	针刺对功能性肠病的双向调节效应及其机制	中国中医科学院	朱兵
	中药"十八反"配伍理论的关键科学问题研究	南京中医药大学	段金廒
	中医原创思维与健康状态辨识方法体系研究	北京中医药大学	王琦
2012	基于微血管病变性疾病的营卫"由络以通、交会生化"研究	河北以岭医药研究院有限公司	吴以岭
	经穴效应循经特异性规律及关键影响因素基础研究	成都中医药大学	梁繁荣
	治疗心血管疾病有效方剂组分配伍规律	天津中医药大学	张伯礼
2013	"脾主运化、统血"等脾脏象理论研究	辽宁中医药大学	杨关林
	基于利水功效的中药药性理论研究	黑龙江中医药大学	匡海学
	基于临床的针麻阵痛与机体保护机制研究	北京大学	万有
	中医理论体系框架结构研究	中国中医科学院中医基础理论研究所	潘桂娟
2014	中医证候临床辨证的基础研究	中国中医科学院	胡镜清
	"上火"的机理与防治研究	浙江中医药大学	范永升
	腧穴配伍方案优选及效应影响因素研究	长春中医药大学	王之虹
	腧穴配伍效应规律及神经生物学机制研究	中国人民解放军第四军医大学	熊利泽
2015	基于病证结合的气血相关理论研究	中国中医科学院西苑医院	刘建勋
	基于临床的灸法作用机理研究	上海中医药大学	吴焕淦

如图5所示，2011~2015年"973计划"中医理论专题项目数量略有变化，其中2011年4项、2012年3项、2014年4项、2014年4项、2015年2项。

从中医理论研究方向来看，2011~2015年"973计划"中医理论专题项目基本可以分为中医基础理论机制研究、临床疗效机制研究和中西医结合

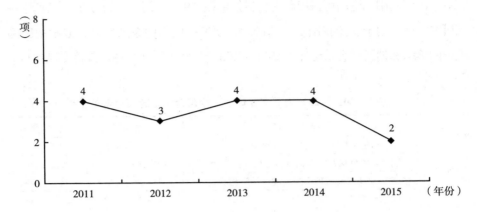

图5　2011～2015年"973计划"中医理论专题项目数量变化

理论机制研究三大类。如图6所示，其中中医基础理论机制研究10项，占59%、临床疗效机制研究4项，占23%、中西医结合理论机制研究3项，占18%。

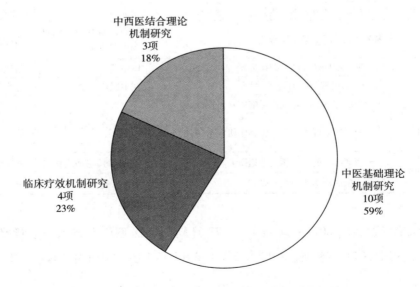

图6　2011～2015年"973计划"中医理论专题研究方向

从项目承担单位来看，如图7所示，中国中医科学院及其下属单位承担4项；高校共承担12项，其中北京中医药大学承担2项，南京中医药大学、成都中医药大学、天津中医药大学、辽宁中医药大学、黑龙江中医药大学、北京大学、浙江中医药大学、长春中医药大学、中国人民解放军第四军医大学、上海中医药大学各承担1项；医药健康企业承担1项，为河北以岭医药研究院有限公司。高校以70.59%的占比成为"973计划"中医理论专题的主要承担单位。

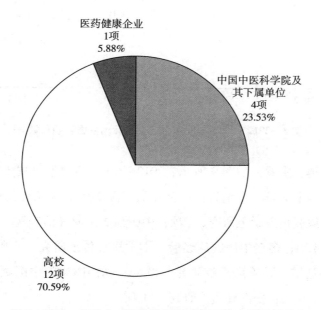

图7　2011～2015年"973计划"中医理论专题承担单位

三　国家科技支撑计划

为了贯彻落实《国家中长期科学和技术发展规划纲要（2006—2020年)》，促进中医药的继承创新，发挥中医药科技对防病治病的支撑作用，"十一五"国家科技支撑计划中设立了一批中医药项目。附表2统计了2012～2015年国家科技支撑计划中的中医药项目。

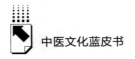
从项目数量上来看，2012～2015 年国家科技支撑计划中医药项目变化较大。如图 8 所示，分别为 2012 年 17 项，2013 年 22 项，2014 年 10 项，2015 年 11 项。

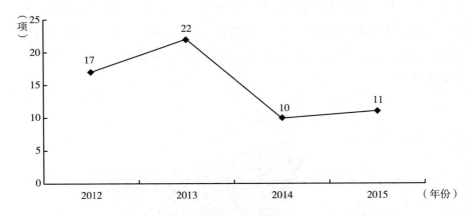

图 8　2012～2015 年国家科技支撑计划中医药项目数量

从项目类型来看，如图 9 所示，2012～2015 年国家科技支撑计划中医药项目可分为七大类，分别为：针灸疗效国际多中心临床评价研究，2 项；中医诊疗与康复设备示范研究，7 项；中医预防保健（治未病）服务技术研究与示范，8 项；名老中医临床经验、学术思想传承研究，6 项；提高中医疗效的"病证结合"临床示范研究，20 项；功能障碍的中医康复临床规范和评价研究，6 项；中医外治法研究，11 项。

从项目承担单位来看，中国中医科学院及其下属单位 18 项；上海中医药大学及其附属医院 5 项；福建中医药大学、河南中医学院第一附属医院均为 3 项；炎黄东方（北京）健康科技有限公司、天津中医药大学及其附属医院、广东省中医院、成都中医药大学、北京中医药大学、中日友好医院、山东中医药大学及其附属医院均为 2 项；中国人民解放军空军航空医学研究所、山东省中医药研究院、杭州师范大学、中国人民解放军第二军医大学、昆仑健康保险股份有限公司、国家人口计生委科学技术研究所、首都医科大学附属北京中医医院、中国中医药国际合作中心、北京科技大学、南京中医

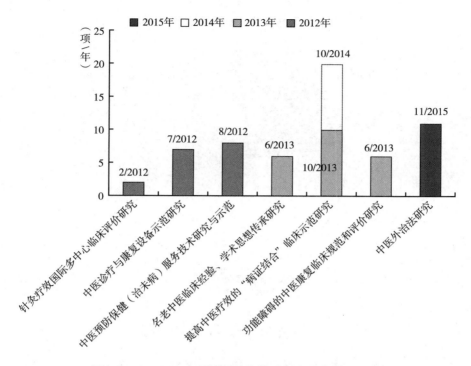

图9　2012~2015年国家科技支撑计划中医药项目分类

药大学、长春中医药大学附属医院、复旦大学附属华山医院、江苏省人民医院、国际康复辅具研究中心、新疆医科大学、江苏省中医院、广州中医药大学各承担了1项。其中，如图10所示，中国中医科学院及其下属单位18项，高校及其附属医院共28项，省中医院以及综合性医院6项，医药健康企业共3项，其他研究机构共5项。

综观"十二五"期间的三大中医药科技计划，有着如下特点：一是在研发方向上以中医药基础理论和临床技术研发为主，建立健全中医药标准规范体系为辅。二是在研发主体上以中国中医科学院及其下属单位和高校及其附属医院两大阵营为主，医药健康企业、其他医疗机构和其他科研机构为辅。三是项目研发数量在2014年和2015年都有着不同程度的减少。究其原因，主要是2015年是"中医药行业科研专项"、"973计划"以及"国家支撑计划"的收官之年，科研项目需要一定的研发周期，因此在2014年和2015年两年的

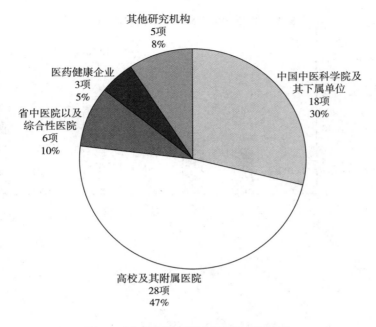

其他研究机构
5项
8%

医药健康企业
3项
5%

省中医院以及
综合性医院
6项
10%

中国中医科学院及
其下属单位
18项
30%

高校及其附属医院
28项
47%

图10 国家科技支撑计划项目承担单位

中医药科研计划项目受到了一定影响，数量上有所减少也在情理之中，这并不能说明中医药科技计划的发展在2014年和2015年两年出现了倒退。

四 "中医药现代化研究"重点专项

2016年，国家取消了中医药行业专项、"973计划"中医理论专题项目和国家科技支撑计划。2017年，科技部发布了《科技部关于发布国家重要研发计划食品安全关键技术研发和中医药现代化研究重点专项2017年度项目申报指南的通知》，开启了"中医药现代化研究"重点专项。该专项的设立是为了利用现代科技，加强中医原创理论创新及中医药的现代传承研究，加快中医四诊客观化、中医"治未病"等关键技术突破，制定一批中医药防治重大疾病和疑难疾病的临床方案，开发一批中医药健康产品，提升中医药国际科技合作层次，加快中医药服务的现代提升和中医药大健康产业的发展。2017～2019年，"中医药现代化研究"重点专项共立项126项，中央财政总投入经费达14.51亿元。附录中的附表3统计了2017～2019年"中医药现代化研究"重点专项设立情况。

如图11所示，中医药现代化研究重点专项，2017年设立专项40项，支持经费5.6294亿元；2018年设立专项43项，支持经费4.6125亿元；2019年设立专项43项，支持经费4.2711亿元。2017～2019年，专项数量变化不大，支持经费总额呈现递减趋势。此外，2020年设立"基于土壤特征的道地药材品质形成机制及产地溯源研究"定向专项1项，支持经费0.4462亿元。

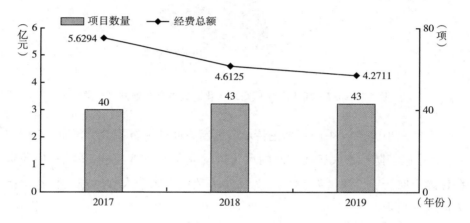

图11 2017～2019年中医药现代化研究重点专项数量与经费总额

从研究方向上划分，如图12所示，中医药现代化研究专项可分为中医药理论传承与创新、中医药防治重大疾病、中药资源保障、中医药大健康产业科技示范、中医药国际化和民族医药传承与创新六个方向，旨在制定一批中医药防治重大疾病和疑难疾病的临床方案，开发一批中医药健康产品，提升中医药国际科技合作层次，加快中医药服务的现代提升和中医药大健康产业的发展，助力中医药现代化。其中中医药大健康产业科技示范方向40项，占32%；中医药防治重大疾病方向30项，占24%；中药资源保障方向22项，占17%；中医药理论传承与创新方向16项，占13%；民族医药传承与创新方向11项，占9%；中医药国际化方向7项，占5%。

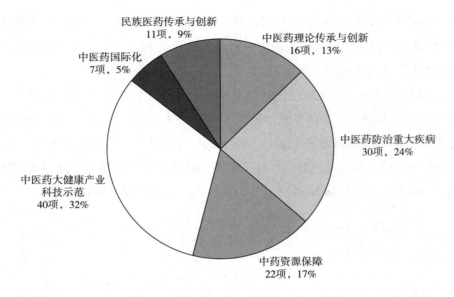

图 12　2017～2019 年中医药现代化研究重点专项方向分类

2017～2019 年，中医药理论传承与创新方向的项目数量为 3 项、5 项和 8 项；中医药防治重大疾病方向的项目数量为 3 项、15 项和 12 项；中药资源保障方向的项目数量为 13 项、2 项和 7 项；中医药大健康产业科技示范方向的项目数量为 16 项、16 项和 8 项；中医药国际化方向的项目数量为 3 项、1 项和 3 项；民族医药传承与创新方向的项目数量为 2 项、4 项和 5 项。从项目研究方向来看，2017 年的重点研发方向为中药资源保障和中医药大健康产业科技示范，2018 年的重点方向为中医药防治重大疾病和中医药大健康产业科技示范，而 2019 年相较于前两年趋于平均。

从项目承担单位来看，如图 14 和图 15 所示，2017～2019 年，高校及其附属医院共承担项目 71 项，其中 2017 年 18 项、2018 年 29 项、2019 年 24 项；科学院（包括中国中医科学院和地方科学院）共承担项目 27 项，其中 2017 年 8 项、2018 年 9 项、2019 年 10 项；医药健康企业共承担项目 23 项，其中 2017 年 11 项、2018 年 5 项、2019 年 7 项；其他医院（非高校附属医院）和科研机构共承担项目 5 项，其中 2017 年 3 项、2019 年 2 项。高校及其附属医院以 56% 的占比成为中医药现代化项目最主要的承担单位，

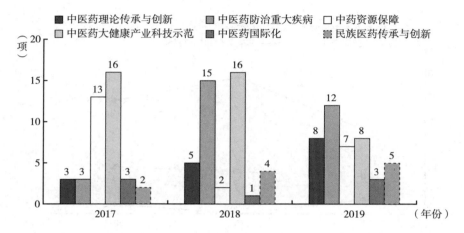

图13　2017～2019年中医药现代化研究重点专项方向年度变化

相比于此前的中医药行业专项、"973计划"以及科技支撑计划，科学院承担项目的占比有所下降。值得一提的是，医药健康企业在中医药现代化项目中仅次于科学院，以18%的占比成为中医药现代化项目承担单位的重要组成部分。

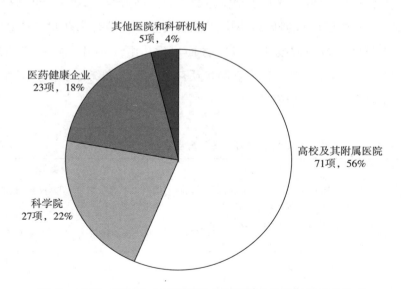

图14　2017～2019年中医药现代化研究重点专项承担单位构成

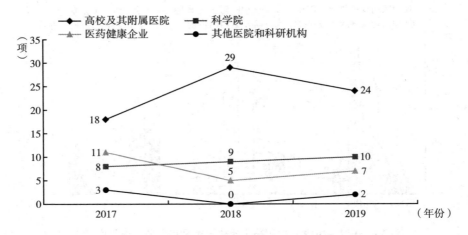

图 15 2017～2019 年中医药现代化研究重点专项承担单位变化趋势

五　科技助力经济计划

按照科技部 2020 年 3 月启动实施的"科技助力经济 2020"重点专项工作安排，国家中医药管理局聚焦中药材质量保障，结合中药材产业扶贫工作，从中药材种植关键技术提升等方面出发，组织推荐了如表 2 所示的"半夏的规范化种植及加工技术保障优质药材的增产和无硫加工、沉香高效采收机械研发"等 10 个项目①。

表 2　"科技助力经济"重点专项立项项目清单

立项年度	项目名称	项目牵头单位
2020	半夏的规范化种植及加工技术保障优质药材的增产和无硫加工、沉香高效采收机械研发	北京园禾方圆植物科技股份有限公司
2020	2 种常用大宗野生变家种药材的标准化生产技术提升与推广	太极集团重庆涪陵制药厂有限公司

---

① 资料来源：国家中医药管理局政策文件"科技助力经济 2020"重点专项拟立项项目公示。

续表

立项年度	项目名称	项目牵头单位
2020	山西道地药材黄芪制种及种子加工关键技术研究及应用示范	国药种业有限公司
2020	黄精标准化种植生产成果转化与应用	湖北颐凤中药产业发展有限公司
2020	数字中药追溯技术创新平台	北京道地良品技术发展有限公司
2020	无公害中药材规范化种植生产成果转化与应用	盛实百草药业有限公司
2020	中药材种植与中药资源评估技术集成成果转化推进复工复产	华润三九医药股份有限公司
2020	大宗疫情药材柴胡野生抚育关键技术集成与产业化推广应用	山东百味堂中药饮片有限公司
2020	华北道地疫情药材良种生产与种子加工关键技术集成与产业应用	承德恒德本草农业科技有限公司
2020	提高道地中药材猪苓质量的研究及全产业链打造与应用	湖北梦阳药业股份有限公司

资料来源：国家中医药管理局网站。

如图16所示，"科技助力经济2020"重点专项从研发方向来看，可分为中药材种植、生产加工关键技术提升，中药种植成果转化与推广应用，中药材追溯体系建设，中药材质量保障四个方向。其中中药材种植、生产加工关键技术提升方向5项、中药种植成果转化与推广应用方向3项、中药材追溯体系建设方向1项、中药材质量保障方向1项。

综观"十三五"期间的两个中医药科技计划（专项），有着如下几个特点：一是在研发方向上以中医药大健康产业科技示范、中医药防治重大疾病和中药资源保障为主，中医药理论传承与创新、民族医药传承与创新以及中医药国际化为辅。二是在研发主体上以高校及其附属医院为主，科学院、医药健康企业和其他医院及科研机构为辅，且医药健康企业作为牵头单位的研发占比，较"十二五"期间有所增长。三是中医药科技发展的战略重点转向大健康产业的技术发展和中药资源保护与现代开发。

《"十三五"中医药科技创新专项规划》把加强中药材技术创新及构建中药材质量保障体系摆到中医药科技发展全局的重要位置进行了规划布局。《中药材保护和发展规划（2015—2020年）》则通过实施野生中药资源保

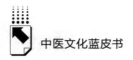

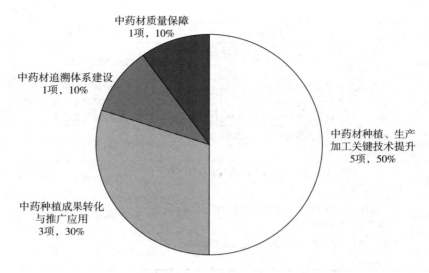

图16　"科技助力经济2020"重点专项研发方向

护、优质中药材生产、中药材生产组织创新和中药材技术创新四大工程，构建了中药材质量保障、中药材生产服务和中药材现代流通三大体系①。

2011～2020年这十年，对于中医药的科技发展来说，是承上启下的十年，是传承创新的十年，是转型变革的十年。中医药科技计划（项目）的重点，由提升基础理论和中医临床研究水平向提升中医医疗服务能力以及中医药标准化、信息化、产业化、现代化水平转变。大健康产业的技术发展和中药资源保护与现代开发成为2016年以后中医药科技发展的战略重点。而项目研发主体，也由国家级科研机构和高校各占半壁江山的"两极化"分布，转向以高校为主，国家级科研机构、医药健康企业和其他医疗机构共同研发的"多极化"分布。十年间，中医药在医疗服务能力、防病治病能力、中西医结合和民族医药发展等方面都有了长足的进步。随着党和国家对中医药事业的愈加重视和扶持，作为中华传统文化瑰宝并且历经千年传承的中医药在21世纪再次绽放出新的光芒。

---

① 资料来源：《中药材保护和发展规划（2015—2020年）》。

附　录：

附表1　2011～2015年中医药行业科研专项清单

立项年度	项目名称	承担单位/牵头单位	项目承担人
2011	慢性再生障碍性贫血致重因素中医干预方案的研究	浙江中医药大学附属第一医院 中国中医科学院西苑医院	周郁鸿、麻柔
	早期慢性阻塞性肺病稳定期中医治疗方案与转化应用研究	河南中医学院第一附属医院 新疆维吾尔自治区中医医院	李建生、哈木拉提
	脊柱失稳中医手法治疗方案及推广应用研究	上海中医药大学附属龙华医院 中国中医科学院望京医院	王拥军、朱立国
	多囊卵巢综合征不同生育阶段中医防治方案及转化应用研究	黑龙江中医药大学附属第一医院	吴效科、侯丽辉
	中医慢病临床科研体系及其成果转化应用模式研究	天津中医药大学	张伯礼、刘保延、胡镜清
	19种生熟异用中药饮片临床规范使用研究	辽宁中医药大学	许枬
	附子等中药炮制方法传承与规范化应用研究	中国药材公司	任玉珍
	20种道地药材特色栽培及加工技术整理、规范及应用	中国中医科学院中药研究所	郭兰萍
	荆芥等9种常用大宗药材优良种质挖掘与利用研究	中国医学科学院药用植物研究所	魏建和
2012	全国中医医疗与临床科研信息共享关键技术及应用研究	中国中医科学院	刘保延、谢琪
	我国代表性区域特色中药资源保护利用	中国中医科学院中药研究所	黄璐琦
	面向农村的5种常见病中医药成果集成转化研究与平台建设	中国中医药科技开发交流中心	莫用元
	全国中药炮制技术规范研究	国家药典委员会	钱忠直
	30种疾病中医临床评价规范与复杂干预评价共同路径研究	中国中医科学院广安门医院	胡镜清
	中医临床研究伦理审查研究	江苏省中医院	熊宁宁、汪秀琴
	中医临床研究水平及能力提升模式研究	北京中医药大学	刘建平、魏伟
	证候类中药新药疗效评价方法研究	国家食品药品监督管理局药品审评中心	张磊
	中医药科研项目绩效评估与体系建设研究	科技部科技评价中心	方衍
	中医证候的构成要素确定和定义规范化研究	上海中医药大学附属曙光医院	窦丹波
	中医药防治慢病社区管理模式的研究	北京中医药大学东直门医院	王耀献

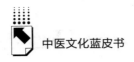
续表

立项年度	项目名称	承担单位/牵头单位	项目承担人
2013	3 种中医独特技术的规范及评价研究	中国中医科学院中医临床基础医学研究所等	何丽云
	川芎等 80 种中药材国际推荐质量标准研究	国家中医药管理局中药质量控制重点研究室(扬子江药业集团)等	果德安
	基于中医特色的老年社区的健康监测与干预关键技术研究	中国中医科学院等	胡镜清
	脑卒中与膝骨关节炎相关功能障碍中医康复方案社区应用研究	福建中医药大学	赵军、苏友新、陶静
	中医药传统知识保护技术研究	中国中医科学院中国医史文献研究所	柳长华
	肺癌中医临床指引的示范与推广	中国中医科学院广安门医院	林洪生、侯炜、许玲
	儿童社区获得性肺炎中医综合方案推广应用研究	辽宁中医药大学附属医院	王雪峰
	中药材硫黄熏蒸替代技术及规范化研究	南京中医药大学	陆兔林
	中成药生产投料饮片质量均一性控制技术研究	江西本草天工科技有限责任公司	饶毅
	绝经后骨质疏松中医药方防治方案与策略的应用研究	浙江省新华医院	史晓林
	中医药科技项目绩效评估与体系建设(Ⅱ)—科技项目对中药产业影响的量化评估体系建设	华东理工大学	张立国
	保健食品中含蒽醌类成分中药原料的安全性评价	国家中药品种保护审评委员会(国家食品药品监督管理局保健食品审评中心)	白鸿
	针灸戒烟研究	中国中医科学院针灸研究所、北京市呼吸疾病研究中心	杨金生
2014	提高中医药防治重大疑难疾病临床能力与水平的实用技术研究	广东省中医院	吕玉波
	我国水生、耐盐中药资源的合理利用研究	南京中医药大学	段金廒
	常用大宗中药材质量现场快速检测技术研究	中国中医科学院中药研究所	邵爱娟
	基于红外热成像技术的正常人体中医特征热图研究	中和亚健康服务中心	孙涛
	30 项中药材生产实用技术规范化及其适用性研究	中国医学科学院药用植物研究所	魏建和

续表

立项年度	项目名称	承担单位/牵头单位	项目承担人
2015	中医药治疗慢性病临床疗效研究（一）	河南中医学院第一附属医院	李建生
	中药饮片质量保障系统研究（一）	中国中医科学院中药研究所	王智民
	中医药保健技术与产品研究（一）	广州中医药大学第二附属医院	杨志敏
	与临床病症相关的确有疗效常用中药炮制技术与配伍减"毒"研究	中国医学科学院药用植物研究所	孙晓波
	中医药抗病毒治疗艾滋病的临床研究	中国中医科学院	王健
	中医药传统知识与技术挖掘示范研究（一）	中国中医科学院中医临床基础医学研究所	王燕平

附表2　2012～2015年国家科技支撑计划中医药项目

立项年度	项目名称	承担单位
2012	针灸疗效国际多中心临床评价研究	
	针灸治疗围绝经期综合征与功能性便秘等国际多中心随机对照临床试验	中国中医科学院广安门医院
	针灸临床疗效评价共性技术与数据管理方法研究	中国中医科学院
	中医诊疗与康复设备示范研究	
	低频旋磁等治疗康复设备的研究	中国人民解放军空军航空医学研究所
	中医健康状态辨识干预评价技术研究与应用	中国中医科学院
	实时经络监测辅助诊断系统与针灸治疗设备的研究	上海中医药大学
	金式脉诊仪的研制	山东省中医药研究院
	中医四诊信息采集与集成研究	上海中医药大学
	中医诊疗康复设备技术标准与评价研究	上海中医药大学
	中医汗出特征模式识别及高精度检测装置研发	中国中医科学院中医临床基础医学研究所
	中医预防保健（治未病）服务技术研究与示范	
	健康状态辨识技术方法研究	福建中医药大学
	中医预防保健治未病共性技术研究	炎黄东方（北京）健康科技有限公司
	中医预防保健（治未病）规范及技术标准制定	中国中医科学院中医临床基础医学研究所
	公共卫生服务领域中医预防保健（治未病）服务技术应用示范	杭州师范大学
	慢性非传染性疾病预控领域中医预防保健（治未病）服务技术应用示范	中国人民解放军第二军医大学
	健康保险服务领域中医预防保健（治未病）服务技术应用示范	昆仑健康保险股份有限公司
	中医预防保健（治未病）优质服务技术应用示范	炎黄东方（北京）健康科技有限公司
	特色人群中医预防保健（治未病）服务技术应用示范	国家人口计生委科学技术研究所

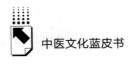
续表

立项年度	项目名称	承担单位
2013	名老中医临床经验、学术思想传承研究	
	名老中医独特辨证方法传承研究	中国中医科学院西苑医院
	名老中医特色治则治法传承研究	首都医科大学附属北京中医医院
	名老中医特色诊疗技术传承研究	天津中医药大学第一附属医院
	名老中医特色有效方药传承研究	中国中医科学院广安门医院
	名老中医经验传承研究方法与评价研究	中国中医药国际合作中心
	临床一线跟师人员信息采集实用软件研发	北京科技大学
	提高中医疗效的"病证结合"临床示范研究(一)	
	基于病证结合降低冠心病稳定期心血管事件的临床研究	中国中医科学院西苑医院
	慢性心力衰竭病症结合干预的疗效研究	天津中医药大学
	基于核心病机治疗寻常型银屑病的临床研究	广东省中医院
	中医药治疗慢性肾脏病5期(非透析)的效果比较研究	广东省中医院
	病症结合治疗腹泻型肠易激综合征的临床示范性研究	中国中医科学院西苑医院
	类风湿关节炎的中医病证规律与综合治疗方案研究	中国中医科学院广安门医院
	小儿紫癜性肾炎病证结合中医阶梯治疗方案的示范研究	河南中医学院第一附属医院
	病毒感染类热病中医学术传承及临床应用研究-流行性感冒中医辨治方案及临床应用研究	南京中医药大学
	从肝论治心脏神经官能症的临床研究	中国中医科学院广安门医院
	"病症结合"中医药真实世界临床科研方法学研究	中国中医科学院
	功能障碍的中医康复临床规范和评价研究	
	脑卒中后认知功能障碍的中医康复临床规范和评价研究	福建中医药大学
	脊髓损伤后神经源性膀胱尿潴留中医综合康复治疗方案的规范化研究	长春中医药大学附属医院
	脑卒中后手功能障碍的中医康复临床规范和评价研究	复旦大学附属华山医院
	脑卒中后痉挛的中医康复临床规范研究	江苏省人民医院
	颈型颈椎病肌肉功能障碍的中医康复临床规范研究	福建中医药大学
	神经训导康复偏瘫下肢运动功能的三阶段方法及配套设备研究	国际康复辅具研究中心

续表

立项年度	项目名称	承担单位
	提高中医药疗效的"病证结合"临床示范研究（二）	
2014	基于真实诊疗的中医"病证结合"方案降低非小细胞肺癌术后复发转移的临床研究	中国中医科学院广安门医院
	中医药干预胃癌前病变中长期评价的示范性研究	中国中医科学院西苑医院
	糖尿病微血管并发症病证结合临床研究	成都中医药大学
	中药干预糖调节受损临床疗效评价研究	北京中医药大学
	缺血性中风"病证结合"早期干预方案的临床评价研究	北京中医药大学
	病证结合提高中医治疗慢性阻塞性肺疾病疗效研究	河南中医学院第一附属医院
	病证结合治疗抑郁症的临床评价研究	中国中医科学院广安门医院
	活血疏肝补肾序贯治疗子宫内膜异位症相关不孕的临床研究	中国中医科学院广安门医院
	支气管哮喘慢性持续期中医干预方案研究	中日友好医院
	民族医药病证结合及特色治疗技术临床研究	新疆医科大学
2015	中医外治法研究	
	拖线疗法治疗窦瘘类疾病的临床示范性研究	上海中医药大学附属龙华医院
	腔内悬吊挂线法治疗高位肛瘘的规范化研究	江苏省中医院
	针刀疗法改善股骨头坏死关节功能的方案规范及可视化研究	中国中医科学院望京医院
	青少年视力低下中医外治法防控技术临床评价及规范化研究	山东中医药大学眼科研究所
	益肺灸治疗COPD疗效评价及技术规范研究	河南中医学院第一附属医院
	穴位埋线治疗变应性鼻炎的临床疗效评价及操作规范研究	成都中医药大学
	中医外治肿瘤化疗致手足综合征的临床研究	中日友好医院
	中药熏洗煨脓湿润疗法治疗慢性下肢溃疡的临床规范化研究	上海中医药大学附属龙华医院
	袋泡糖痹外洗方治疗糖尿病周围神经病变的临床评价和技术操作规范化研究	广州中医药大学
	纳米雄黄外用治疗肿瘤破溃创面的临床评价和技术操作规范研究	山东中医药大学附属医院
	冬病夏治穴位贴敷预防支气管哮喘发作的临床评价及技术操作规范研究	中国中医科学院

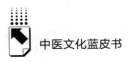

附表3　2017~2019年"中医药现代化研究"重点专项设立清单

立项年度	项目名称	项目牵头承担单位	实施周期(年)
2017	气虚证辨证标准的系统研究	北京中医药大学	5
	基于系统生物学的中药复方配伍理论及应用研究	中国人民解放军第二军医大学	5
	面向名老中医学术经验传承的关键技术和应用平台的系统化研究	中国中医科学院西苑医院	5
	冠心病(心绞痛—心肌梗死—心衰)中医药防治方案的循证优化及疗效机制	北京中医药大学东直门医院	5
	脉络学说营卫理论指导系统干预心血管事件链研究	河北以岭医院	5
	胃肠恶性肿瘤二级预防、协同化疗与抗转移复发的中医药方案循证评价研究	中国中医科学院西苑医院	5
	中药材生态种植技术研究及应用	中国中医科学院中药研究所	5
	中药材外源性有毒有害物质检测及控制标准研究	上海市食品药品检验所	5
	苦参等大宗中药材的综合利用技术研究	山西振东制药股份有限公司	5
	基于器官芯片技术的中药安全性有效性评价体系	上海中医药大学	5
	中药高效节能提取分离成套技术及装备研究与产业化示范	广州泽力医药科技有限公司	5
	中医药减少儿童细菌感染性疾病抗生素应用的示范研究	长春中医药大学	5
	中医智能舌诊系统研发	上海中医药大学	5
	中药饮片智能调剂与煎煮设备关键技术研究	郑州众生实业集团有限公司	5
	中医药大数据中心与健康云平台构建	中国中医科学院	5
	针灸优势病种疗效评价国际合作研究	中国中医科学院中医临床基础医学研究所	5
	面向"一带一路"国家的中医药国际合作示范研究	中国中医科学院中医临床基础医学研究所	5
	厄瓜多尔亚马逊地区药用植物国际合作开发研究	暨南大学	5
	民族医药发掘整理与学术传承研究	成都中医药大学	5
	民族医药防治重大疾病诊疗方案及经典方剂安全性有效性评价研究	中央民族大学	5

续表

立项年度	项目名称	项目牵头承担单位	实施周期（年）
2017	栀子等三种高品质江西道地中药材规模化种植及精准扶贫示范研究	江西中医药大学	5
	黄连等三种鄂产高品质道地中药材规模化种植及精准扶贫示范研究	武汉爱民制药有限公司	5
	南药(阳春砂、广陈皮与巴戟天)规模化生态种植及其精准扶贫示范研究	中山大学	5
	辽宁高品质道地中药材五味子、石柱参和苦参规模化种植及精准扶贫示范研究	沈阳药科大学	5
	山茱萸、黄芩、白及高品质道地中药材规模化种植及精准扶贫示范研究	陕西师范大学	5
	高品质道地中药材甘草、黄芩、金荞麦规模化种植及精准扶贫示范研究	中国中药公司	5
	高品质道地金银花、黄芩、西洋参规模化种植及精准扶贫示范研究	山东省中医药研究院	5
	安徽省高品质道地中药材规模化种植及精准扶贫示范研究	安徽中医药大学	5
	太行山高品质道地药材连翘、酸枣、黄芩规模化种植及精准扶贫示范研究	石家庄以岭药业股份有限公司	5
	道地药材川贝母、川芎、附子规模化种植及精准扶贫示范研究	四川省中医药科学院	5
	人参产业关键技术研究及大健康产品开发	长春中医药大学	5
	铁皮石斛大健康产品研发	浙江森宇有限公司	5
	以林下山参为核心的人参中药材大品种开发	辽宁上药好护士药业（集团）有限公司	5
	中药肉苁蓉大品种开发与产业化	内蒙古曼德拉沙产业开发有限公司	5
	三七生态种植技术与大健康产品研发及产业化	云南农业大学	5
	黄连大品种开发	西南大学	5
	丹参深度开发、产业升级关键技术研究和科技示范	山东沃华医药科技股份有限公司	5
	地黄特色中药材产业链关键技术研究	河南中医药大学	5
	中药材大品种——葛(葛根、粉葛)的开发	江西江中制药（集团）有限责任公司	5
	茯苓全产业链标准体系构建及产品研究	湖北省中医院	5

247

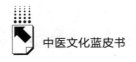
续表

立项年度	项目名称	项目牵头承担单位	实施周期(年)
2018	基于"道术结合"思路与多元融合方法的名老中医经验传承创新研究	北京中医药大学	3
	湿热证在2型糖尿病中的临床演变规律及其核心病机和辨证标准的系统研究	广东药科大学	3
	"肾阳虚证"辨证标准的系统研究	上海中医药大学	3
	阴虚证辨证标准的系统研究	南京中医药大学	3
	中药配伍复方治疗理论研究	天津中医药大学	3
	基于心/肺经的经脉关键问题创新研究	浙江中医药大学	3
	中医"治未病"辨识方法与干预技术的示范研究	长春中医药大学	3
	慢性阻塞性肺疾病(稳定期—急性加重期—慢性呼衰)中医药治疗方案优化及循证评价研究	河南中医药大学第一附属医院	3
	高血压全程防治的中医药方案循证优化和疗效机制研究	南京中医药大学附属医院	3
	中风病急性期关键环节中医药干预方案循证评价与机制研究	北京中医药大学东直门医院	3
	肺癌中医防治方案的循证优化及机制研究	北京中医药大学东方医院	3
	类风湿关节炎中医药治疗方案优化及循证评价研究	中国中医科学院广安门医院	3
	银屑病"新血证论"理论体系构建与实践	上海中医药大学附属岳阳中西医结合医院	3
	活动期溃疡性结肠炎(轻度—中度—重度)中医药治疗方案循证优化及疗效机制研究	北京中医药大学	3
	类风湿性关节炎中医分期防治方案的优化及循证评价研究	浙江中医药大学	3
	慢性失眠中医诊疗新方案及机制研究	湖北中医药大学	3
	茵芪三黄解毒汤治疗慢性乙型病毒性肝病的临床研究	中国中医科学院广安门医院	3
	经皮颅—耳电刺激"调枢启神"抗抑郁临床方案优化及效应机制研究	中国中医科学院针灸研究所	3
	基于"截断扭转"策略的中医药防治脓毒症循证评价及效应机制研究	上海中医药大学附属龙华医院	3
	中风后主要功能障碍的中医康复研究	长春中医药大学	3

续表

立项年度	项目名称	项目牵头承担单位	实施周期（年）
2018	珍稀濒危中药资源新来源的四种开发模式研究	中国中医科学院中药研究所	3
	常用中药活性成分的合成生物学研究	南京中医药大学	3
	党参产业关键技术研究及大健康产品开发	兰州大学	3
	名贵南药沉香大品种开发关键技术突破与产业化应用	中国医学科学院药用植物研究所海南分所	3
	甘草全产业链技术体系升级与产品开发	盛实百草药业有限公司	3
	梅花鹿产业关键技术研究及大健康产品开发	中国农业科学院特产研究所	3
	道地南药化橘红中药大品种开发与产业化	广州市香雪制药股份有限公司	3
	基于辨证保健的中药复方保健产品评价技术体系研究及示范研发平台的建立	北京中医药大学	3
	基于中药物料性质的（口服）剂型设计与制剂处方优化关键技术研究	中国药科大学	3
	中药饮片质量识别关键技术研究	南京中医药大学	3
	中药饮片智能化生产模式及一致性评价研究	广东药科大学	3
	10种传统特色炮制方法的传承、工艺技术创新与工业转化研究	江西中医药大学	3
	中成药整体性质量控制技术研究	北京大学	3
	十种中成药大品种和经典名方上市后治疗重大疾病的循证评价及其效应机制的示范研究	中国中医科学院中医临床基础医学研究所	3
	基于系统辨证脉学的系列新型智能化脉诊仪研发	山东中医药大学附属医院	3
	便携式中医健康数据采集系列设备的开发	博奥生物集团有限公司	3
	便携式中医健康数据采集设备关键技术研究	天津慧医谷科技有限公司	3
	老年与慢性病中医智能康复设备研发与应用	上海中医药大学	3
	中药国际标准示范研究	中国科学院上海药物研究所	3
	藏医、蒙医、维医等少数民族医药防治重大疾病或优势病种研究	西南民族大学	3
	苗药大品种开喉剑喷雾剂、金骨莲胶囊的关键技术提升与应用示范	贵阳中医学院	3
	蒙药防治优势病种经典方药研发平台及质量体系建设和示范研究	内蒙古蒙医药工程技术研究院	3
	罗欧咳祖帕治疗哮喘的药物研究	国药集团新疆制药有限公司	3

249

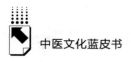

续表

立项年度	项目名称	项目牵头承担单位	实施周期（年）
2019	民间中医特色诊疗技术筛选评价与推广应用机制研究	中国中医科学院中国医史文献研究所	3
	冠心病等疾病痰瘀互结病因病机与诊治方案创新研究	中国中医科学院中医基础理论研究所	3
	基于脑心同治理念的益气活血类方治疗脑梗死/心肌梗死的病因病机与诊治方案的创新研究	浙江中医药大学	3
	基于"瘀毒郁互结"核心病因病机异病同治方案的创新研究与应用	浙江中医药大学	3
	基于科学假说的中药引经和升降浮沉药性理论研究	黑龙江中医药大学	3
	生脉散类名优中成药为范例的中药作用机制解析创新方法研究	中国中医科学院中药研究所	3
	临床优势病种的腧穴功效特点及其效应机制	成都中医药大学	3
	经络功能的研究——足厥阴肝经和生殖器官特定联系的生物学机制	广州中医药大学	3
	基于知识元理论与临床需求深度融合的中医古籍整理及专题文献研究	北京中医药大学	3
	糖尿病足中西医结合防治方案的循证评价及疗效机制研究	中国中医科学院西苑医院	3
	膜性肾病中医药疗效评价及优化临床诊疗指南研究	天津中医药大学第一附属医院	3
	高发妇科疾病中西医结合方案的循证评价	黑龙江中医药大学附属第一医院	3
	基于通降理论系列方辨证治疗非糜烂性反流病的疗效优势及机制研究	中国中医科学院西苑医院	3
	"宣阳解郁，通络止痛"法防治偏头痛的循证评价及机制研究	成都中医药大学	3
	中医药优势病种证据系统的智能化构建及应用示范	广东省中医院	3
	心脑血管疾病等慢病中医健康状态监测、预警与防控模式的示范研究	长春中医药大学	3
	不同区域人群心脑血管疾病中医健康状态监测、预警与防控模式的示范研究	河南中医药大学第一附属医院	3
	基于中医体质学和主被动相结合的健康状态干预及管理技术研究	北京中医药大学	3
	儿童青少年近视中西医结合综合防控有效方法、技术和配套产品研究	山东中医药大学附属眼科医院	3

续表

立项年度	项目名称	项目牵头承担单位	实施周期（年）
2019	太极拳对2型糖尿病及脑卒中功能康复效果的临床研究	福建中医药大学	3
	疗效导向下中医辨证论治能力提升数字化关键技术及平台构建	香港浸会大学深圳研究院	3
	闽产高品质道地中药材灵芝、太子参规范化种植及精准扶贫示范研究	仙芝科技（福建）股份有限公司	3
	黄芪等三品种规模化无公害种植及精准扶贫示范研究	盛实百草药业有限公司	3
	高品质道地药材关防风、五味子和细辛规范化种植示范研究	吉林农业大学	3
	高品质道地中药材恒山黄芪、潞党参、北柴胡生态种植示范研究	山西振东道地药材开发有限公司	3
	新疆高品质红花和肉苁蓉规范化种植示范研究	石河子大学	3
	中药的分子标识研究以及"中药智慧云"信息平台建设	中国药科大学	3
	中药多组学方法创新及新品种选育研究	中国中医科学院中药研究所	3
	中药口服制剂先进制造关键技术与示范研究	山东大学	3
	质量评价导向的特种膜中药绿色制造技术及其专属装备集成研究	广州中国科学院先进技术研究所	3
	经典名方标准颗粒制备与标准研究	华润三九医药股份有限公司	3
	中药材净切制关键技术与智能设备研究及应用	九州天润中药产业有限公司	3
	针对小血管病变采用清热解毒、软坚解痉精准治则的异病同治方法学研究	复旦大学	3
	穿戴式五藏功能态势监测设备关键技术研究	中国中医科学院医学实验中心	3
	脊柱退行性疾病小型化智能中医治疗设备关键技术与产品研发	苏州好博医疗器械有限公司	3
	基于中医诊疗原理的智能化、数字化、集成化医疗设备关键技术研究	北京中医药大学	3
	中医国际标准研制与评价研究	中国中医科学院中医临床基础医学研究所	3
	基于腧穴配伍分类指导原则的针灸优势病种国际合作研究	北京中医药大学	3

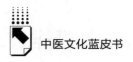
续表

立项年度	项目名称	项目牵头承担单位	实施周期(年)
2019	国际针灸临床实践指南、技术操作规范和服务标准的研制	中国中医科学院针灸研究所	3
	藏、蒙、维等民族药资源信息化共享平台构建、品种整理及繁育保护技术研究	江西中医药大学	3
	经典藏药如意珍宝片和白脉软膏治疗藏医重大疾病白脉病的示范开发研究	甘肃奇正藏药有限公司	3
	十五个少数民族医防治常见病特色诊疗技术、方法、方药整理与示范研究	贵州中医药大学	3
	秦巴山区高品质中药材规模化生产示范研究	陕西师范大学	3

B.14
2011～2020年中国中医药
科技成果分析报告

李婧昳　赵元辰　王晓琦*

摘　要：　中医药走过的这近十年间，可谓科技成果显著，并且呈现
　　　　　向好的趋势。这些产业、科研、教学等方面的最新科技成
　　　　　果，使得中医药摆脱了此前在人们心目中死板陈旧的形
　　　　　象。与此同时也存在以下问题：一是中医药科技成果获得
　　　　　国家科技奖励数量逐年下滑；二是中医药的国际化进程还
　　　　　需提速；三是我国东、中、西部地区中医药院校科技投入
　　　　　极度不平衡。

关键词：　中医药　科技成果　成果转化

《中医药发展战略规划纲要（2016—2030年）》中明确指出，要支持中医药相关科技创新工作，促进中医药科技创新能力提升，加快形成自主知识产权，促进创新成果的知识产权化、商品化和产业化①。

从2011年起，伴随科研资金的逐渐充足、科研人员经验的逐步丰富，

* 李婧昳，北京中医药大学助理研究员，研究方向为中医药发展战略研究、中医药文化传播，负责全文策划和撰写中医药科技成果获得国家科技奖励情况部分；赵元辰，医学博士，中国中医科学院广安门医院呼吸科，主治医师，研究方向为中西医结合肿瘤、慢性呼吸系统疾病的诊疗，负责撰写中医药科技成果转化部分；王晓琦，北京中医药大学管理学院公共管理专业在读硕士，负责撰写全国中医药院校科技投入产出情况部分。
① 国务院印发《中医药发展战略规划纲要（2016—2030年）》，2016年2月22日。

古老的中医药与当今先进的科学技术方法互相碰撞出了更多的火花，不断地推陈出新，在中医临床诊疗新方法新思路、中药新药研发、中医相关实验室基础研究、中医经典及经验传承、新体系及平台建设、中医药标准化领域规范建设等诸多方面取得了丰硕的成果。

本文从 2011 年到 2020 年中医药科技成果获得的国家科技奖励、中医药成果转化以及基于区域分布的全国中医药院校科技投入产出情况三个方面分析近十年中医药科技成果的动态。

一　近十年中医药科技成果获得国家科技奖励情况

"国家科学技术奖励"是国务院为了奖励在科学技术进步活动中做出突出贡献的公民、组织，调动科学技术工作者的积极性和创造性，加速科学技术事业的发展，提高综合国力而设立的一系列奖项，是对全国各领域科技成果的最高认可。获得该奖励的中医药科技成果，则代表了当年中医药科技研发的最高成就。

国务院共设立了五项国家科学技术奖：其中包括国家最高科学技术奖、国家自然科学奖、国家技术发明奖、国家科学技术进步奖和中华人民共和国国际科学技术合作奖。如图 1 和附录中的附表 1 所示，2011～2021 年，中医药类科技成果共获得 71 项国家科学技术奖，其中国家最高科技奖 1 项；国家科学技术进步奖 63 项；国家技术发明奖 5 项；国家自然科学奖 2 项。受新冠肺炎疫情影响，2020 年度的国家科技奖于 2021 年 11 月 3 日召开的国家科技奖励大会完成授奖。

如图 2 所示，2011 年共有 13 项中医药科技成果获奖，包括国家技术发明奖二等奖 1 项和国家科学技术进步奖二等奖 12 项；2012 年共有 10 项中医药科技成果获奖，包括国家科学技术进步奖一等奖 1 项、国家科学技术进步奖二等奖 7 项、国家自然科学奖二等奖 1 项、国家技术发明奖二等奖 1 项；2013 年共有 8 项中医药科技成果获奖，包括国家科学技术进步奖一等奖 1 项、国家科学技术进步奖二等奖 4 项、国家自然科学奖二等奖 1 项、国家技

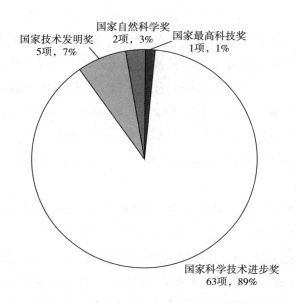

图1 2011～2020年中医药科技成果获国家科技奖励情况

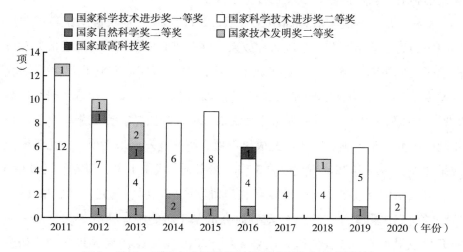

图2 2011～2020年中医药科技成果获国家科技奖励情况

术发明奖二等奖2项；2014年共有8项中医药科技成果获奖，包括国家科学技术进步奖一等奖2项、国家科学技术进步奖二等奖6项；2015年共有9项中医药科技成果获奖，包括国家科学技术进步奖一等奖1项、国家科学技术进步奖二等奖 8 项；2016 年共有 6 项中医药科技成果获奖，包括国家最高科技奖 1 项、国家科学技术进步奖一等奖 1 项、国家科学技术进步奖二等奖 4 项；2017 年共有 4 项中医药科技成果获奖，均为国家科学技术进步奖二等奖；2018 年共有 5 项中医药科技成果获奖，国家科学技术进步奖二等奖 4 项和国家技术发明奖二等奖 1 项；2019 年共有 6 项中医药科技成果获奖，包括国家科学技术进步奖一等奖 1 项、国家科学技术进步奖二等奖 5 项；2020 年共有 2 项中医药科技成果获奖，均为国家科学技术进步奖二等奖。

2011～2020 年，中医药科技成果获国家科技奖励数量呈波浪式下降趋势。主要原因为 2017 年 5 月，国务院办公厅印发了《关于深化科技奖励制度改革方案的通知》，大幅减少国家科技奖励数量，三大奖总数由不超过 400 项减少到不超过 300 项。整体奖项数量的"缩水"是中医药科技成果获得国家科技奖励数量下降的重要原因，而 2020 年中医药科技成果受新冠肺炎疫情影响，获得国家科技奖励数量也大幅减少。

从科技成果分类来看，如图 3 所示，2011～2020 年获得国家科技奖励的中医药科技成果可分为基础研究成果、临床研究成果、研究开发成果和方法学研究成果四大类。其中基础研究成果 12 项、临床研究成果 24 项、研究开发成果 24 项、方法学研究成果 11 项。如图 4 所示，2011 年基础研究成果 2 项、临床研究成果 7 项、研究开发成果 3 项、方法学研究成果 1 项；2012 年基础研究成果 1 项、临床研究成果 4 项、研究开发成果 3 项、方法学研究成果 2 项；2013 年基础研究成果 3 项、临床研究成果 1 项、研究开发成果 3 项、方法学研究成果 1 项；2014 年临床研究成果 3 项、研究开发成果 3 项、方法学研究成果 2 项；2015 年基础研究成果 1 项、临床研究成果 2 项、研究开发成果 4 项、方法学研究成果 2 项；2016 年临床研究成果 3 项、研究开发成果 1 项、方法学研究成果 2 项；2017 年基础研究成果 1 项、临床研究成果 1 项、研究开发成果 1 项、方法学研究成果 1 项；2018 年基础研究成果 1 项、临床研究成果 1 项、研究开发成果 3 项；2019 年基础研究成果 2 项、临床研究成果 2 项、研究开发成果 2 项；2020 年基础研究成果 1 项、研究开发成果 1 项。总体来看，2011～2020 年，中医药领域获得国家科技奖励的科技成果以研究开发成果和临床研究成果为主，基础研究成果按年份分布相对平均，而方法学研究成果则集中在 2017 年以前。

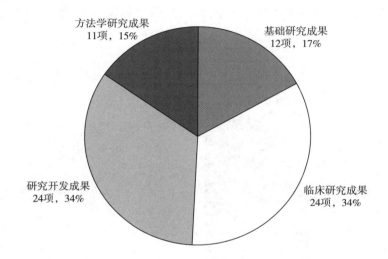

图3　2011～2020 年获得国家科技奖励的中医药成果分类

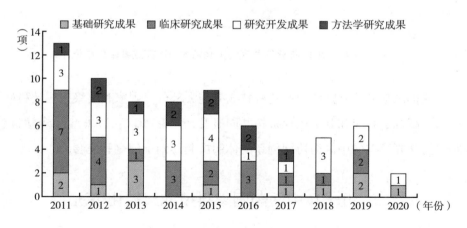

图4　2011～2020 年获得国家科技奖励的中医药成果变化情况

从牵头单位来看，如图 5 所示，高校及其附属医院共 36 项；科学院、研究所共 19 项；其他医院共 8 项；医药健康企业共 7 项；中国疾病预防控制中心 1 项。其中高校及其附属医院占比过半，成为获得国家科技奖励最多的牵头单位类别。科学院、研究所占比 27%，居第二。值得一提的是，医药健康企业牵头获奖的数量呈增长趋势，而自 2018 年开始，获得国家科技奖励的中医药成果牵头单位只有高校及其附属医院和医药健康企业两个类别。

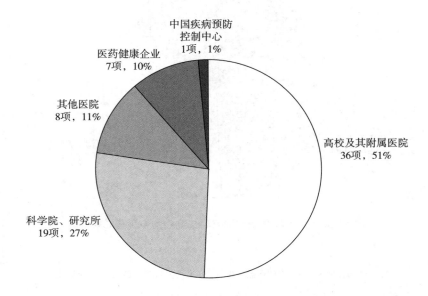

图5 2011～2020 年获得国家科技奖励的中医药成果牵头单位

获得国家科技奖励的中医药科技成果绝大部分由国家和省级中医药科研机构、高校、企业和其他医疗机构共同研发，可见 2011～2020 年，多学科、跨部门共同参与的中医药协同创新的体制机制得到了健全和完善。

二　近十年中医药国家科技成果转化情况

中医药科技成果转化，是实现中医药标准化、信息化、产业化、现代化的重要途径，是提高中医药健康服务能力、提高中医药防病治病能力的必要条件，是中医药成果惠及人民、增进人民健康福祉的基本前提。

本次内容主要基于国家科技成果登记工作平台及国家科技成果转化项目库两个主要网站的数据，未纳入在其他平台或数据库中的中医药成果内容信息，具有一定的局限性。因两个平台的时间截点不同，此部分内容分为2011~2017年总结及2018~2020年总结两个时间段。

　　选择国家科技成果登记工作平台中目录索引中的医药卫生下的"中国医学"子目录即可查询到这7年间所有在该平台注册登记的中医药相关成果。

　　从总体的成果数量来看，从2011年开始的这7年，分别为1884件、1869件、1892件、1838件、2310件、2308件、2385件，可以看出中医药科技成果的项目数量总体是递增的，反映了国家政策越来越强的扶持力度，同时也说明中医药工作者在得到充分支持的情况下能够有较多的成果产出。

　　而从成果类别上看，如图6所示，应用技术方面的成果是最丰富的，每年甚至超过了另外两项（基础理论和软科学）的总和。由此可以看出，从临床经验中总结而出的中医中药理论最佳的回馈方式便是回归于临床应用，无论是总结既往古人经典的名方验方，是基于多年临床实践经验的总结创新，还是对于传统中药组成、炮制方法或剂型的改革，抑或是基于最新实验室数据的药物开发或创新应用，等等，都是中医药可以落地并服务于广大患者的科技应用成果，也使中医药从一概地遵从经典循序渐进转到了开拓创新的道路上。科技成果类别的第二大项基础理论方面，主要是围绕中医药传统理论的研究创新、结合现代实验室相关最新技术探索中医药在分子层面的机制，探究治疗药物的有效成分，等等。这些成果把传统的中医药疗效及理论在目前最先进的微观科学领域进行解读，让中医药能够走向世界的舞台，与全世界的医疗同道分享中医药疗效的可能机制，让中医药不再限于经验医学的范畴，使其科学性得到充分的解读。软科学方向的成果主要包括中医药信息平台领域的创新成果、老中医的经验传承体系建设以及指南方案的规划制定，等等。虽然这些方面的成果相对较少，但作为中医中药最重要的文字领域研究，推陈出新也是十分必要的。

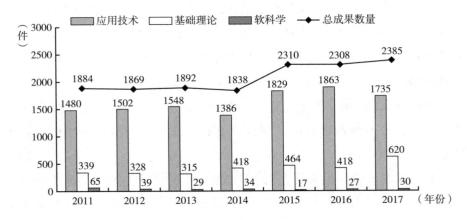

图6　2011～2017年成果类别年度汇总

从图7的科技成果的应用状态分类可见，中医药成果的产业化应用是主导，其次是小批量或小范围应用，未应用及应用后停止的占比较低。而其中未应用的科技成果多为与中医药相关的实验室基础研究，即在基础研究方面得到有意义的实验结果，需要下一步进行临床研究再其后布局产业化的成果，因此这些未应用的成果未来大部分也是潜在的中医药科技产业化成果。处于试用状态的成果多为进行过小规模临床观察或实践的成果，在此基础上需要更大的平台来检验成果的有效性，所以这方面的成果也可归属于未来潜在的可落地的产业化成果。从中医药科技成果的应用的布局分析表明，中医药这些年来的科技成果大部分均可以形成最终的落地产业化，形成自主研发并有自主知识产权的科技成果，从而在临床诊疗、基础研究、经验传承等各个方面为祖国的健康产业助力。

由表1的成果最终体现形式分类可见，其共有新技术、新产品、国家标准、行业标准、新工艺、农业生物新品种、国际标准、地方标准、企业标准、新装备、矿产新品种、新材料、其他等13个细目。每年的分布类型中，新技术和新产品是主要成果形式。由此可见，近年来中医药在创新领域的成果是显著的。同时中医药也能够融合国际、地方、行业及企业的各自标准，顺应时代大潮流，不断地改革前行，在方方面面做到中医药的科学化、国际化、产业化。

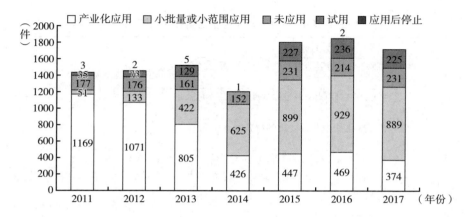

图7　2011～2017年应用状态年度趋势

表1　2011～2017年中医药成果的体现形式

单位：%

分　类	2011	2012	2013	2014	2015	2016	2017
新技术	599	665	784	187	1147	1214	1120
新产品	134	103	122	849	212	237	229
国家标准	76	71	44	15	25	18	24
行业标准	69	79	85	49	40	41	42
新工艺	48	48	53	48	104	84	78
农业生物新品种	32	10	19	3	9	4	7
国际标准	19	17	10	15	6	18	2
地方标准	12	20	15	5	18	16	19
企业标准	11	14	7	5	10	4	5
新装备	5	0	0	1	0	0	3
矿产新品种	1	1	1	0	0	0	0
新材料	0	2	1	3	3	7	2
其他	437	449	396	200	236	230	193

　　在国家科技成果转化项目库平台中可查询到2018～2020年中医中药相关科技成果的总结细目（见表2）。其中2018年10项；2019年3项；2020年1项，该汇总条目已除外非中医药干预或与中医药无关的研究成果项目，考虑到平台更新及最新成果未完全录入的因素，因此成果项目较少。

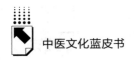

表2 2018～2020年中医中药科技成果汇总

年份	成果名称	研究机构
2018	中药新风胶囊治疗强直性脊柱炎临床疗效的队列研究	安徽中医药大学第二附属医院
2018	双合枣仁颗粒对阴虚火旺型原发性失眠患者的临床观察	安徽省芜湖市中医医院
2018	基于代谢转化的中药提取物的制备及体内过程研究	上海中医药大学
2018	补肾复方对COH小鼠子宫内膜血管调控的方法	成都中医药大学
2018	中医分步论治法介入试管婴儿失败后患者的多中心临床助孕疗效	成都中医药大学附属医院（四川省中医医院）
2018	院内制剂——利咽气雾剂	成都中医药大学附属医院（四川省中医医院）
2018	益气活血法调控RAE1/NKG–2D通路激活NK细胞逆转气虚血瘀型大鼠肝纤维化	成都中医药大学附属医院（四川省中医医院）
2018	中药6类新药经痛停颗粒	国药集团精方（安徽）药业股份有限公司
2018	基于代谢转化的中药提取物的制备及体内过程研究	上海中医药大学
2018	中江白芍精制饮片炮制工艺及质量标准关键技术	四川省天府神龙中药饮片有限公司
2019	急性胰腺炎灌肠中药虎皮大承气汤	四川大学
2019	良附暖胃止痛贴制剂工艺	成都中医药大学
2019	成都中医大科技园大学生创新创业平台	成都中医药大学
2020	出血性脑卒中医护一体化临床护理模式	成都中医药大学附属医院（四川省中医医院）

在这三年产出的中医药成果当中，多为中药新药、新方的临床应用，可见近年来在中药成药创新成果方面需求量较大，临床应用也较为广泛。中药新药目前在中医药标准化的路线指导下，已经基本形成了一套从临床经验总结收集、基础实验药物机制研究、新药临床观察研究，最终到产业化落地的成熟体制。因此目前也有越来越多的各家名老中医的经验方药可以通过此体系进而最终形成产业化成果落地，在为更多的患者解除痛苦的同时也让中医药宝贵的传承经验得以延续。

另外在中医药领域，中药新技术新制法的创新成果也是不容忽视的。无良药难以为良医，中药的药效对于中医药行业的发展至关重要。因此结合农业相关科学技术，提高中药产能、把关中药质量控制、保证中药药性、提取中药有效成分等技术成果在近十年间不断涌现。正因为有了合格过关的中药在背后默默支持，临床疗效作为中医的硬核才能够继续保持。此外，中医相关操作技术及护理也是不容忽视的一部分成果。中国古代虽没有护士这个职业存在，但现如今很多中医相关操作需要护理层面更多的介入。特别是针对某一种复杂或危重的疾病，医生在出具相关治疗方案后可能没有充裕的时间精力进行更细致的中医相关操作，这些就需要护士的协助护理，无论是简单的推拿耳针等中医操作技术，还是心理疏导等人文干预，均需要医护进行充分的团队协作，以便更好地协助患者康复，而这种科学的团队及平台建设也是不容忽视的重要科技成果。

三　基于区域分布的全国中医药院校科技投入产出情况

中医药院校作为中医药领域三大科技创新实体的主要力量[1]，每年投入了大量的科研发展人员和科技经费，承担科技课题，产出科技成果，培养研究人员。梳理中医药院校近十年的科技投入产出概况[2]，有助于掌握我国中医药院校科技工作的整体信息，并通过对比不同中医药院校的科技情况，为政府和中医药院校科技工作者从事相关工作提供理论依据。

目前，国内关于中医药院校科技相关研究较为丰富，主要包括依据DEA、SFA 等模型对各中医药院校的投入、产出及成果转化效率进行分析[3]，基于专利分析、"双一流"等背景分析部分中医药院校的创新能力或

---

[1] 胡梦超、殷新鑫、李磊、洪峰、耿冬梅：《基于超效率 DEA 模型的中医药院校科技成果转化效率评价研究》，《中医药导报》2021 年第 2 期，第 212～216 页。

[2] 马灿、项楠、何威澎、王芳、高艳红、徐嘉颜、包子玉、杨雨晨、程薇：《全国 24 所中医药高等院校科研投入产出情况分析》，《中医教育》2019 年第 1 期，第 77～82 页。

[3] 候贵林、李祎迪、乔庆彬、赵丽颖：《基于 DEA-BCC 静态分析和 DEA-Malmquist 指数动态分析的中医药院校科技投入产出效率研究》，《中医教育》2020 年第 1 期，第 13～18 页；胡梦超、殷新鑫、李磊、洪峰、耿冬梅：《基于超效率 DEA 模型的中医药院校科技成果转化效率评价研究》，《中医药导报》2021 年第 2 期，第 212～216 页。

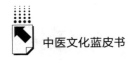

科研效率[①]，以及先将全国中医药院校视为整体，以年度数据纵向整体对比投入产出情况，再针对每个投入产出指标进行各个院校的相关排名[②]。

运用模型能综合分析投入产出指标，但在结果中无法呈现相关指标的客观现实数据，分析部分中医药院校的科技情况忽略了其他中医药院校的作用，构建投入产出指标可以揭示全国中医药院校科技总体情况，也能反映出各中医药院校在每个指标下的具体排名情况，本文希望通过划区域的方式尽可能地全面反映各区域中医药院校的科技情况。

研究资料来源于中华人民共和国教育部官网公示的 2011～2020 年《高等学校科技统计资料汇编》（以下简称科技汇编）文件，由于从 2018 年开始，该汇编手册更改了汇编内容框架，获取的详细数据受限，因此仅能比对东中西地区各中医药院校 2011～2017 年的科技投入产出情况。主要通过分析科技汇编数据，加以文献研究，从而对各区域中医药院校的科技现状进行描述性研究。

依据主体的关系，可划分出高校和政府、高校和科研机构、高校和产业 3 个创新投入维度与高校和用户 1 个创新产出维度[③]。构建高校科研活动分类绩效评价的投入指标涉及科研人员、经费投入和固定资产投入三部分，产出指标包括两部分内容——含科研成果数量、质量的科研效益和含人才培养、社会评价及成果转化的社会效益[④]。

综合文献研究和科技汇编的数据，本文构建的全国中医药院校投入产出概况描述性指标如表 3 所示[⑤]，根据科技汇编，"研究与发展当量全时人员"

① 王硕、何俗非、任明：《基于专利分析的中医药高等院校科技创新能力》，《中华医学图书情报杂志》2014 年第 10 期，第 33～36 页；洪峰、刘伟、吴涛、陈宁：《"双一流"背景下中医药高校科研效率提升研究——基于 2007～2016 年 6 所中医药院校科研数据的分析》，《中国高校科技》2021 年第 7 期，第 19～23 页。

② 马灿、项楠、何威澎、王芳、高艳红、徐嘉颜、包子玉、杨雨晨、程薇：《全国 24 所中医药高等院校科研投入产出情况分析》，《中医教育》2019 年第 1 期，第 77～82 页。

③ 李滋阳、李洪波、王海军、周以林：《高校科技创新效率及影响因素探讨——基于随机前沿函数的分析》，《中国高校科技》2020 年第 9 期，第 30～34 页。

④ 王忠、文字峰、孙玉芳、陈谦明：《基于 DEA-Malmquist 方法的高校科研活动分类绩效评价实证研究》，《暨南学报》（哲学社会科学版）2021 年第 6 期，第 121～132 页。

⑤ 候贵林、李祎迪、乔庆彬、赵丽颖：《基于 DEA-BCC 静态分析和 DEA-Malmquist 指数动态分析的中医药院校科技投入产出效率研究》，《中医教育》2020 年第 1 期，第 13～18 页。

指标指的是"本年度从事研究与发展（包括科研管理）或从事研究与发展成果应用、科技服务（包括科研管理）工作时间在 9 个月以上的人员"①。

表3　全国中医药院校投入产出概况描述性指标

投入指标	产出指标
研究与发展当量全时人员(人年)	科技课题数(项)
科技经费(千元)	专著(部)
科技经费支出(千元)	学术论文(篇)
	鉴定成果数(项)
	技术转让(项)
	成果授奖(项)

根据科技汇编，2011～2017 年各区域的中医药院校数量如表 4 所示，可知中医药院校的分布呈现着东部地区较多、中部地区略少、西部地区最少的特点。2011～2013 年，三个地区的中医药院校数量稳定，之后逐年略有增加。

表4　2011～2017 年东中西地区中医药院校数量

单位：个

年份	东部	中部	西部	总计
2011	8	7	2	17
2012	8	7	2	17
2013	8	7	2	17
2014	9	9	2	20
2015	11	9	2	22
2016	11	10	7	28
2017	12	12	7	31

东部地区中医药院校的科技投入最高，中部地区次之，西部地区最低。由表 5 可知，2011～2017 年，各区域的中医药院校科技投入整体在上升，在东部地区与中部地区的中医药院校数量基本保持一致的情况下，就绝对数比较，各区域的中医药院校科技投入仍存在较大差距。

———————————

① 洪峰、刘伟、吴涛、陈宁：《"双一流"背景下中医药高校科研效率提升研究——基于 2007～2016 年 6 所中医药院校科研数据的分析》，《中国高校科技》2021 年第 7 期，第 19～23 页。

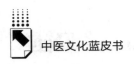

表5　2011~2017年东中西地区中医药院校的科技投入情况

年份	投入	东部	中部	西部
2011	研究与发展当量全时人员（人年）	5498	1372	351
	当年科技经费（千元）	766925	120246	53299
	当年科技经费支出（千元）	504479	91682	35862
2012	研究与发展当量全时人员（人年）	5827	1369	334
	当年科技经费（千元）	891846	111691	42961
	当年科技经费支出（千元）	568955	107526	40703
2013	研究与发展当量全时人员（人年）	5579	1674	454
	当年科技经费（千元）	1035415	158928	45962
	当年科技经费支出（千元）	707027	144864	35631
2014	研究与发展当量全时人员（人年）	6848	2541	455
	当年科技经费（千元）	1258977	355895	52515
	当年科技经费支出（千元）	1104242	254937	39997
2015	研究与发展当量全时人员（人年）	7461	2337	474
	当年科技经费（千元）	1189619	230627	56425
	当年科技经费支出（千元）	1032653	236308	36141
2016	研究与发展当量全时人员（人年）	7677	2979	1788
	当年科技经费（千元）	1280309	356229	190154
	当年科技经费支出（千元）	1141409	404558	185172
2017	研究与发展当量全时人员（人年）	7530	3128	2027
	当年科技经费（千元）	1263457	371316	230353
	当年科技经费支出（千元）	1092925	372262	186499

　　根据平均增长速度的计算公式，得出表6，可知2011~2017年，西部地区的中医药院校科技投入平均增长速度最快，中部地区次之，东部地区最后。

表6　2011~2017年不同区域中医药院校科技投入平均增长速度

单位：%

项目	东部	中部	西部
研究与发展当量全时人员（人年）	4.60	12.49	28.47
当年科技经费（千元）	7.39	17.48	23.26
当年科技经费支出（千元）	11.68	22.16	26.56

表7　2011~2017年不同区域中医药院校科技产出情况

年份	地区	科技课题数（项）	专著（部）	学术论文（篇）	鉴定成果数（项）	技术转让（项）	成果授奖（项）
2011	东部	5429	101	9551	171	22	75
	中部	1865	11	2895	193	4	72
	西部	235	9	1051	10	0	4
2012	东部	5366	116	11273	198	16	124
	中部	1790	39	3283	339	4	70
	西部	303	6	1111	6	52	8
2013	东部	5738	103	12959	133	20	109
	中部	1954	34	3763	325	7	57
	西部	462	6	1049	6	57	9
2014	东部	6929	93	15215	94	29	113
	中部	3048	26	5696	126	12	76
	西部	416	16	1110	5	49	15
2015	东部	7423	121	16233	131	21	99
	中部	2083	22	6296	283	27	61
	西部	429	10	1255	21	53	5
2016	东部	7761	151	17910	180	7	96
	中部	3683	20	6979	286	49	95
	西部	2725	47	5399	8	23	17
2017	东部	8345	128	20050	158	10	90
	中部	3832	32	10561	57	54	80
	西部	2883	23	5686	5	43	46

由表7可知，不同地区中医药院校的不同科研产出存在一定的差距。东部地区中医药院校的学术型科研产出高，中部地区的应用型科研产出高。除"技术转让""鉴定成果数"指标外，东部地区逐年的科研产出均高于中部地区，西部地区的各项科研产出排名整体上均处于靠后位置。具体分析每个科技产出指标，发现就课题数而言，整体来看三个地区的数量均处于上升趋势，中部地区2015年的课题项目数下降，之后又开始上升，详见图8。专著的部数三个地区整体上均呈波动上涨变化趋势，详见图9。东、中、西地区的学术论文数量整体呈上涨趋势。鉴定成果的数量，西部一直处于较低水平，东部、中部地区的发展趋势均为先升高再降低、再升高又降低的波动变化，详见图10。就技术转让而言，中部地区的转让数量在持续上涨，东部与西部呈波动变化。三个地区的成果授奖数量整体呈波动上涨变化。

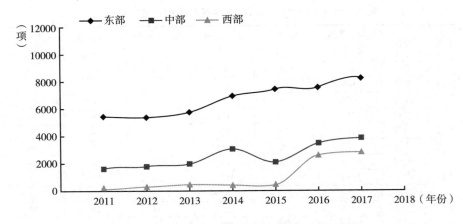

图8 2011～2017年不同区域中医药院校课题项数

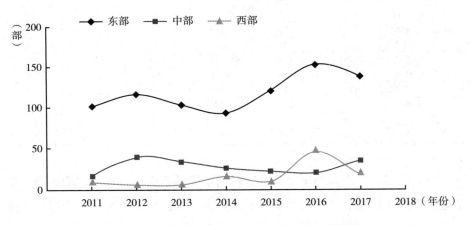

图9 2011～2017年不同区域中医药院校专著部数

综上，东、中、西地区中医药院校科技投入不均衡。我国东、中、西地区中医药院校的科技投入存在东部大于中部、西部最少的情况，三个地区的科技投入平均增长速度为西部最快，中部次之，东部最慢。东、中、西部地区中医药院校科技产出有较大差异。西部地区中医药院校科技产出处于最低位置，中部地区的应用型科技产出指标排名较高，东部地区学术型科技产出指标的排名高。东、中、西地区中医药院校科技投入产出结构与机制有待挖掘与调整。

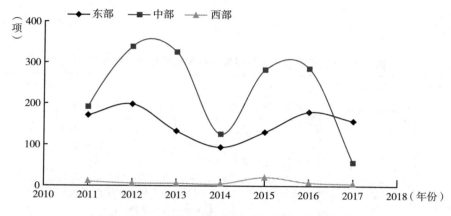

图10　2011～2017年不同区域中医药院校鉴定成果数

中医药走过的近十年间，可谓科技成果显著，并且呈现向好的趋势。这些与产业、科研、教学等相关的最新科技成果，使得中医药摆脱了其在人们心目中死板陈旧的形象，为其加上了创新的翅膀，使其能够与其他现代化领域一样在高精尖的科技社会一同立足。

与此同时，通过不同年份的中医药科技成果数据对比分析可以看出以下问题：一是中医药科技成果获得国家科技奖励数量逐年下滑。虽有国家整体缩减科技奖励数量的缘故，但是打铁还需自身硬，加快推进中医药科研和创新，增加财政资金投入力度，着力培养中医药科研人才，启动中医药科技研发项目，推动高校、科研机构、医疗机构和医药健康企业等多部门多行业协同创新，完善中医药产学研一体化创新模式是解决中医药顶端科技研发成果数量走"下坡路"的有效途径。二是2011～2017年，每年的中医药国际标准化成果均未能超过20项，最多只占到当年总成果的10%左右，可见中医药的国际化进程还需提速，在未来还需从产、学、研的每一步起均需与国际标准接轨，在充足的国家、地方等诸多标准成果的基础上，开拓市场，走向世界。三是我国东、中、西部地区中医院校科技投入极度不平衡。为合理分配各地区的中医药院校资源，投入产出结构亟须完善。中部地区与东部地区在院校数量无差异且投入有差异的情况下，其科技产出结果却表现为非相同变化，背后的原因需要挖掘从而促进各区域中医药科技资源的合理分配。

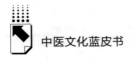
附录

附表 1　中医药科技成果获国家科技奖励情况（2011～2020）

年份	获奖类别	名称	完成单位	推荐单位
2011	国家技术发明奖二等奖	丹参多酚酸盐及其粉针剂	中国科学院上海药物所、上海绿谷制药有限公司	上海市
	国家科学技术进步奖二等奖	肝脾肾同治法辨证治疗 2 型糖尿病临床研究	北京中医药大学、中国中医科学院研究生院、中国中医科学院广安门医院、北京中医药大学东直门医院、北京中医药大学东方医院、北京世纪坛医院	国家中医药管理局
	国家科学技术进步奖二等奖	中药资源化学研究体系建立及其应用	南京中医药大学、江苏康缘药业股份有限公司、江苏省中医药研究院、甘肃岷归中药材科技有限公司	国家中医药管理局
	国家科学技术进步奖二等奖	面向临床的中药药性与品质评价模式和方法	中国人民解放军第三〇二医院、武汉大学	国家中医药管理局
	国家科学技术进步奖二等奖	中药配方颗粒产业化关键技术研究与应用	广东省中医研究所、江阴天江药业有限公司、广东一方制药有限公司	国家中医药管理局
	国家科学技术进步奖二等奖	道地药材形成机理研究及应用	中国中医科学院中药研究所、中国医学科学院药用植物研究所、山东省分析测试中心、天津大学	中华医学会
	国家科学技术进步奖二等奖	芪参益气滴丸对心肌梗死二级预防的临床试验	天津中医药大学、中国中医科学院、北京大学第一医院、中国中医科学院西苑医院、天津天士力制药股份有限公司	教育部
	国家科学技术进步奖二等奖	人参新品种选育与规范化栽培及系列产品开发	吉林农业大学、中国农业科学院特产研究所、修正药业集团、吉林敖东药业集团股份有限公司	吉林省
	国家科学技术进步奖二等奖	益气化瘀法治疗椎间盘退变性疾病的基础研究和临床应用	上海中医药大学附属龙华医院、上海市黄浦区中心医院、上海现代中医药股份有限公司	上海市

续表

年份	获奖类别	名称	完成单位	推荐单位
2011	国家科学技术进步奖二等奖	代谢综合征的中医认识及整体治疗	中国中医科学院广安门医院、天津天士力集团有限公司	中华中医药学会
	国家科学技术进步奖二等奖	中药连花清瘟治疗流行性感冒研究	石家庄以岭药业股份有限公司、首都医科大学附属北京佑安医院	中华中医药学会
	国家科学技术进步奖二等奖	人参皂苷新作用靶点及其临床应用	中国人民解放军第二军医大学	上海市
	国家科学技术进步奖二等奖	从毒瘀虚论治系统性红斑狼疮的增效减毒方案构建与应用	浙江中医药大学、中国中医科学院广安门医院、上海中医药大学附属龙华医院、浙江大学医学院附属第二医院、天津中医药大学第一附属医院、浙江大学	浙江省
2012	国家自然科学奖二等奖	中药复杂体系活性成分系统分析方法及其在质量标准中的应用研究	北京大学、中国科学院上海药物研究所	国家中医药管理局
	国家技术发明奖二等奖	细胞膜色谱技术及其在中药筛选中的应用	西安交通大学	陕西省
	国家科学技术进步奖一等奖	低纬高原地区天然药物资源野外调查与研究开发	云南省药物研究所	云南省
	国家科学技术进步奖二等奖	抗关节炎中药制剂质量控制与药效评价方法的创新及产品研发	澳门科技大学、湖南正清制药集团股份有限公司、香港浸会大学	澳门特别行政区
	国家科学技术进步奖二等奖	补肾活血理论在治疗帕金森病中的应用	中国人民解放军总医院、中国人民解放军第四军医大学、广东省中医院	中华中医药学会
	国家科学技术进步奖二等奖	经穴效应特异性循证评价及生物学基础研究	成都中医药大学、中国中医科学院、复旦大学、北京中医药大学、广州中医药大学、成都信息工程学院	四川省
	国家科学技术进步奖二等奖	肺病咳喘异病同治方法的研究与应用	中日友好医院、北京中医药大学、中国人民武装警察部队总医院、中国中医科学院西苑医院	中华中医药学会

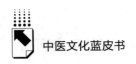

续表

年份	获奖类别	名称	完成单位	推荐单位
2012	国家科学技术进步奖二等奖	老年社区获得性肺炎证治规律与疗效评价研究及应用	河南中医学院、江苏省中医院、山东中医药大学附属医院	河南省
	国家科学技术进步奖二等奖	补肾化痰法治疗阿尔茨海默病及其应用技术	北京中医药大学、首都医科大学附属北京安贞医院、首都医科大学附属北京安定医院、首都医科大学宣武医院	北京市
	国家科学技术进步奖二等奖	病证结合动物模型的制备方法与应用	北京中医药大学、上海中医药大学、北大世佳科技开发有限公司	教育部
2013	国家自然科学奖二等奖	若干重要中草药的化学与生物活性成分的研究	中国科学院上海药物研究所	上海市
	国家技术发明奖二等奖	基于生物生存策略的有毒动物中药功能成分定向挖掘技术体系	中国科学院昆明动物研究所	云南省
	国家技术发明奖二等奖	一类单体中药新药参一胶囊创制的关键技术及应用	大连经济开发区天富科技开发有限公司、大连大学、大连医科大学附属第一医院、上海长征医院、大连医科大学	大连市
	国家科学技术进步奖一等奖	中药安全性关键技术研究与应用	中国人民解放军军事医学科学院放射与辐射医学研究所、浙江大学、中国人民解放军总医院、天津中医药大学、中国中医科学院中药研究所、深圳微芯生物科技有限责任公司、河南中医学院	中华中医药学会
	国家科学技术进步奖二等奖	参附注射液品质控制与产业化关键技术应用	成都中医药大学、雅安三九药业有限公司、四川省中医药科学院、中国食品药品检定研究院、天津中医药大学、四川大学华西医院、雅安三九中药材科技产业化有限公司	四川省

年份	获奖类别	名称	完成单位	推荐单位
2013	国家科学技术进步奖二等奖	灸法治疗肠腑病症的技术与临床应用	上海中医药大学、北京中医药大学、成都中医药大学、湖南中医药大学、复旦大学附属中山医院、上海市针灸经络研究所	教育部
	国家科学技术进步奖二等奖	中药药性理论研究模式的构建及应用	黑龙江中医药大学	黑龙江省
	国家科学技术进步奖二等奖	冠心病证结合证治体系的建立及应用	中国中医科学院广安门医院、河南中医学院第一附属医院、首都医科大学附属北京安贞医院、中国中医科学院西苑医院	国家中医药管理局
2014	国家科学技术进步奖一等奖	我国首次对甲型H1N1流感大流行有效防控及集成创新性研究	中国疾病预防控制中心、首都医科大学附属北京朝阳医院、中国疾病预防控制中心病毒病预防控制所、北京市疾病预防控制中心、浙江大学医学院附属第一医院、中国医学科学院病原生物学研究所、中国科学院微生物研究所、中国检验检疫科学研究院、中国人民解放军军事医学科学院、中国中医科学院	国家卫生和计划生育委员会
	国家科学技术进步奖一等奖	中成药二次开发核心技术体系创研及其产业化	天津中医药大学、浙江大学、中国中医科学院、正大青春宝药业有限公司、天津市医药集团有限公司	国家中医药管理局
	国家科学技术进步奖二等奖	中草药微量活性物质识别与获取的关键技术及应用	中国医学科学院药物研究所、北京科莱博医药有限责任公司	北京市
	国家科学技术进步奖二等奖	调肝启枢化浊法防治糖脂代谢紊乱性疾病基础与应用研究	广东药学院、广州白云山和记黄埔中药有限公司、广州中医药大学、中国中医科学院	中华中医药学会
	国家科学技术进步奖二等奖	中药材生产立地条件与土壤微生态环境修复技术的研究与应用	中国中医科学院中药研究所、浙江大学、中国科学院生态环境研究中心、北京中医药大学、昆明理工大学、云南省农业科学院药用植物研究所、皖西学院	国家中医药管理局

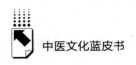
续表

年份	获奖类别	名称	完成单位	推荐单位
2014	国家科学技术进步奖二等奖	源于中医临床的中药药效学评价体系的构建与应用	中国中医科学院西苑医院	中华中医药学会
	国家科学技术进步奖二等奖	多囊卵巢综合征病症结合研究的示范和应用	黑龙江中医药大学、湖南中医药大学、上海长海医院、山东中医药大学附属医院、江西中医药大学附属医院、香港大学	教育部
	国家科学技术进步奖二等奖	中药注射剂全面质量控制及在清开灵、舒血宁、参麦注射液中的应用	神威药业集团有限公司、清华大学	河北省
2015	国家科学技术进步奖一等奖	人工麝香研制及其产业化	中国医学科学院药物研究所、中国中药公司、山东宏济堂制药集团有限公司、上海市药材有限公司、北京联馨药业有限公司	国家卫生和计划生育委员会
	国家科学技术进步奖二等奖	以桂枝茯苓胶囊为示范的中成药功效相关质量控制体系创立及应用	江苏康缘药业股份有限公司、北京大学、大连工业大学、南京中医药大学、西北农林科技大学	江苏省
	国家科学技术进步奖二等奖	基于活性成分中药质量控制新技术及在药材和红花注射液等中的应用	北京大学、雅安三九药业有限公司、劲牌有限公司	中华中医药学会
	国家科学技术进步奖二等奖	慢性阻塞性肺疾病中医诊疗关键技术的创新及应用	河南中医学院	河南省
	国家科学技术进步奖二等奖	藏药现代化与独一味新药创制、资源保护及产业化示范	中国人民解放军兰州军区兰州总医院、康县独一味生物制药有限公司、兰州大学、中国人民解放军第二军医大学、甘肃省医学科学研究院、甘肃首曲药源中藏药材加工有限公司	甘肃省
	国家科学技术进步奖二等奖	冠心病"瘀毒"病因病机创新的系统研究	中国中医科学院西苑医院、中日友好医院	国家中医药管理局

续表

年份	获奖类别	名称	完成单位	推荐单位
2015	国家科学技术进步奖二等奖	中药及天然药物活性成分分离新技术研究与应用	中国药科大学	教育部
	国家科学技术进步奖二等奖	补肾益精法防治原发性骨质疏松症的疗效机制和推广应用	上海中医药大学附属龙华医院、中国中医科学院中医临床基础医学研究所	上海市
	国家科学技术进步奖二等奖	热敏灸技术的创立及推广应用	江西中医药大学、江西中医药大学附属医院、北京大学、安徽中医药大学、陕西省中医医院	江西省
2016	国家最高科技奖	屠呦呦	中国中医科学院	国家中医药管理局
	国家科学技术进步奖一等奖	IgA肾病中西医结合证治规律与诊断关键技术的创研及应用	中国人民解放军总医院、江苏苏中药业集团股份有限公司、杭州市中医院、上海中医药大学附属龙华医院、香港中文大学、中南大学湘雅二医院、大连医科大学附属第二医院	中国中西医结合学会
	国家科学技术进步奖二等奖	中草药DNA条形码物种鉴定体系	北京协和医院－清华大学医学部、中国中医科学院中药研究所、湖北中医药大学、盛实百草药业有限公司、广州王老吉药业股份有限公司、澳门大学、四川新荷花中药饮片股份有限公司	教育部
	国家科学技术进步奖二等奖	益气活血法治疗糖尿病肾病显性蛋白尿的临床与基础研究	中日友好医院、清华大学、中国中医科学院西苑医院、神威药业集团有限公司、北京中医药大学东直门医院	国家中医药管理局
	国家科学技术进步奖二等奖	中医治疗非小细胞肺癌体系的创建与应用	中国中医科学院广安门医院、辽宁省肿瘤医院、山西省肿瘤医院、中日友好医院、中国中医科学院西苑医院、北京肿瘤医院	国家中医药管理局
	国家科学技术进步奖二等奖	国际化导向的中药整体质量标准体系创建与应用	中国科学院上海药物研究所、国家药典委员会、北京大学、扬子江药业集团有限公司、广西梧州制药(集团)股份有限公司、上海绿谷制药有限公司、上海诗丹德生物技术有限公司	国家中医药管理局

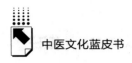
续表

年份	获奖类别	名称	完成单位	推荐单位
2017	国家科学技术进步奖二等奖	中药大品种三七综合开发的关键技术创建与产业化应用	中国医学科学院药用植物研究所、吉林省中医药科学院、中国科学院昆明植物研究所、天津中医药大学、文山苗乡三七股份有限公司、昆明圣火药业（集团）有限公司、昆药集团股份有限公司	中华中医药学会
	国家科学技术进步奖二等奖	寰枢椎脱位中西医结合治疗技术体系的创建与临床应用	中日友好医院、河南省洛阳正骨医院（河南省骨科医院）、中南大学湘雅二医院、山东省文登整骨医院、上海市第一人民医院、南华大学附属第一医院、西南医科大学附属医院	中国中西医结合学会
	国家科学技术进步奖二等奖	中药和天然药物的三萜及其皂苷成分研究与应用	暨南大学、中国药科大学、丽珠集团利民制药厂、广州康和药业有限公司	广东省
	国家科学技术进步奖二等奖	神经根型颈椎病中医综合方案与手法评价系统	中国中医科学院望京医院、天津中医药大学第一附属医院、中国康复研究中心、广东省中医院、国家电网公司北京电力医院、上海中医药大学附属岳阳中西医结合医院、北京理工大学	国家中医药管理局
2018	国家技术发明奖二等奖	银杏二萜内酯强效应组合物的发明及制备关键技术与应用	中国药科大学、江苏康缘药业股份有限公司、南京医科大学、齐齐哈尔大学	中华中医药学会
	国家科学技术进步奖二等奖	"肝主疏泄"的理论源流与现代科学内涵	北京中医药大学、北京师范大学、广州中医药大学	国家中医药管理局
	国家科学技术进步奖二等奖	葡萄膜炎病证结合诊疗体系构建研究与临床应用	山东中医药大学、哈尔滨医科大学附属第一医院、首都医科大学附属北京朝阳医院、山东大学、山东农业工程学院、广西中医药大学第一附属医院、西安大唐制药集团有限公司	山东省

续表

年份	获奖类别	名称	完成单位	推荐单位
2018	国家科学技术进步奖二等奖	基于整体观的中药方剂现代研究关键技术的建立及其应用	中国人民解放军第二军医大学、上海和黄药业有限公司、复旦大学附属华山医院、江西青峰药业有限公司、健民药业集团股份有限公司、通化白山药业股份有限公司、云南生物谷药业股份有限公司	岳建民，林国强，高月
	国家科学技术进步奖二等奖	中药资源产业化过程循环利用模式与适宜技术体系创建及其推广应用	南京中医药大学、陕西中医药大学、山东步长制药股份有限公司、吉林省东北亚药业股份有限公司、延安制药股份有限公司、江苏天晟药业股份有限公司、淮安市百麦科宇绿色生物能源有限公司	江苏省
2019	国家科学技术进步奖一等奖	中医脉络学说构建及其指导微血管病变防治	河北以岭医药研究院有限公司、中国医学科学院阜外医院、江苏省人民医院、武汉大学人民医院、中国人民解放军总医院、复旦大学附属华山医院、中山大学、河北医科大学、首都医科大学、复旦大学附属中山医院	中华中医药学会
	国家科学技术进步奖二等奖	雪莲、人参等药用植物细胞和不定根培养及产业化关键技术	大连普瑞康生物技术有限公司、中国中医科学院中药研究所、天津大学	大连市
	国家科学技术进步奖二等奖	针刺治疗缺血性中风的理论创新与临床应用	广州中医药大学、广东省中医院、天津中医药大学第一附属医院、安徽中医药大学第一附属医院、广州中医药大学深圳医院(福田)	国家中医药管理局
	国家科学技术进步奖二等奖	中药制造现代化——固体制剂产业化关键技术研究及应用	江西中医药大学、江中药业股份有限公司、江西济民可信集团有限公司、天水华圆制药设备科技有限责任公司、北京翰林航宇科技发展股份公司、哈尔滨纳诺机械设备有限公司	江西省

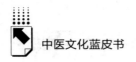

续表

年份	获奖类别	名称	完成单位	推荐单位
2019	国家科学技术进步奖二等奖	脑卒中后功能障碍中西医结合康复关键技术及临床应用	福建中医药大学、香港理工大学、香港大学、广州一康医疗设备实业有限公司	中国中西医结合学会
	国家科学技术进步奖二等奖	基于中医原创思维的中药药性理论创新与应用	山东中医药大学、北京中医药大学、广西中医药大学、黑龙江中医药大学、山东沃华医药科技股份有限公司、上海医药集团青岛国风药业股份有限公司	国家中医药管理局
2020	国家科学技术进步奖二等奖	中医药循证研究"四证"方法学体系创建及应用	北京中医药大学、广东省中医院、中国中医科学院中医临床基础医学研究所、兰州大学、香港浸会大学	国家中医药管理局
	国家科学技术进步奖二等奖	基于"物质—药代—功效"的中医药创新研发理论与关键技术及其应用	天津药物研究院有限公司、中国中医科学院中药研究所、天津中医药大学第一附属医院、天津中新药业集团股份有限公司、济川药业集团有限公司、江苏康缘药业股份有限公司、成都泰合健康科技集团股份有限公司	李大鹏、吴以岭、王锐

Contents

Ⅰ General Report

B.1 The Current Situation and Prospect of the Reform

and Development of Traditional Chinese Medicine in 2021

School of Management, Beijing University of Chinese Medicine / 001

Abstract: This report summarizes the current situation of the reform and development of traditional Chinese medicine in 2021, and makes a comprehensive investigation and analysis from four aspects: anti-epidemic, medical resources, educational inheritance and cultural communication. At present, traditional Chinese medicine is generally in an important period of development opportunities. It proposes that we should give further play to the characteristic advantages and the unique value of traditional Chinese medicine in the treatment of major diseases and emerging infectious diseases. While developing high-quality TCM medical resources, we should allocate TCM medical resources in a balanced manner, increase the price of TCM medical services for its technical value and raise the price of TCM medical services for its technical value. Exploring the mechanism of Chinese and Western medicine synergistic treatment of diseases, promoting the inheritance and innovating development of traditional Chinese medicine are also should be given considered.

Keywords: Chinese Medicine Culture; Medical Resources; Chinese Medicine Education; Development of Traditional Chinese Medicine

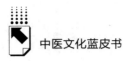

中医文化蓝皮书

Ⅱ　Hot Topics

B.2　Research on Public Opinion Image in Internet Hot Topics

of Traditional Chinese Medicine in 2021

Yao Xiangning, *Zhao Jin*, *Wang Chao*,

Wang Dong and Guo Ping / 013

Abstract: Based on the big data of the Internet and through observing the characteristics of public opinion of Traditional Chinese Medicine hot-spot events which happened on the Internet, this article analyzes the opportunities and challenges of Traditional Chinese Medicine Culture communication among the online public opinion field. In the end, this article puts forward suggestions for improving the reputation of Traditional Chinese Medicine and Traditional Chinese Medicine Culture communication.

Keywords: Culture of Traditional Chinese Medicine; Public Opinion; Hot Issue; Public Opinion Image

B.3　Evaluation of the Social Influence of Traditional Chinese

Medicine after Participating in the Fight against COVID −19

Wang Xiaofan, *Zhu Chunxue*, *Geng Gege and Zheng Qiuying* / 026

Abstract: This article uses questionnaires to investigate the changes of residents' cognition of traditional Chinese medicine before and after the epidemic, and the evaluation results of residents after the participation of traditional Chinese medicine in the anti epidemic, in order to analyze the changes of the social influence of traditional Chinese medicine before and after the epidemic, and put forward targeted suggestions on optimizing the humanistic and social environment for the development of traditional Chinese medicine. This paper uses the quality evaluation form of residents' cognition of traditional Chinese medicine and loyalty evaluation form of traditional Chinese medicine. The survey results show that compared with before the epidemic, after the participation of traditional Chinese medicine in the anti epidemic, the popularity and reputation of traditional Chinese medicine have improved, and residents trust traditional Chinese medicine more. However, the popularity of traditional Chinese medicine in the anti epidemic at the community level is low.

Keywords: TCM Anti-Epidemic; Social Influence of Traditional Chinese Medicine; Social Cognition and Evaluation of Traditional Chinese Medicine

B.4 Observation and Analysis of How Anti-pandemic Role of Traditional Chinese Medicine Promotes Its Internationalization

Zheng Qiuying, Shi Shenghui and Zhao Hongyang / 052

Abstract: Through the investigation of the overseas application of the "three drugs and three prescriptions" of traditional Chinese medicine launched by the state, this paper explores the paths and methods for traditional Chinese medicine to the global, and accordingly provides reference suggestions for promoting the internationalization of traditional Chinese medicine. The survey found that people in many countries have positively evaluated and fully affirmed the role of the "three drugs and three prescriptions" in the fight against the COVID − 19, and some countries have started clinical trials or completed registration and approval procedures for traditional Chinese medicine for the treatment of COVID −19. Studies have shown that medical assistance, improving the level of modernization and industrialization of traditional Chinese medicine, and providing evidence-based evidence are possible paths and ways for traditional Chinese medicine to go global, and that strengthening multi-party exchanges, relying on overseas traditional Chinese medicine associations to integrate into local

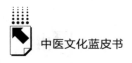

medical service systems, and increasing awareness of traditional Chinese medicine promotion can further accelerate the internationalization of traditional Chinese medicine.

Keywords: COVID −19; Traditional Chinese Medicine; Three Drugs and Three Prescriptions

Ⅲ Social Medicine

B.5 Current Situation and Change Trend of Medical Resources of Traditional Chinese Medicine in China During the 13th Five Year Plan Period *Wang Chen, Wang Sanjiao* / 059

Abstract: This report analyzes the current situation and development trend of China's traditional Chinese medicine medical resources during the 13th Five Year Plan period. In view of the reality that China has gradually stepped into the population aging society, and combined with the reality of the inheritance, innovation and development of traditional Chinese medicine, this report puts forward the solutions of traditional Chinese medicine in actively coping with the population aging, so as to better serve the national development strategy, Serve the people's growing needs for a better life, promote the high-quality development of traditional Chinese medicine, and build a new pattern of traditional Chinese medicine development in the new stage of building a modern country in an all-round way.

Keywords: 13th Five Year Plan; TCM Medical Resources; Population Aging; High-Quality Development

B. 6 Research on the Equilibrium of Traditional Chinese Medical Resources Allocation of China

He Nan, Liu Hongwei, Fan Linjie, Ma Shuang and Li Ruifeng / 078

Abstract: A balanced and reasonable allocation of medical and health resources is an important foundation for effectively meeting the needs of residents for medical treatment, improving the utilization of medical and health services, and promoting hierarchical diagnosis and treatment. Traditional Chinese medicine is an indispensable part of health care with Chinese characteristics. In order to meet the needs of residents for traditional Chinese medicine services, it is very important to give full play to the advantages of traditional Chinese medicine and promote the balanced and reasonable allocation of traditional Chinese medicine medical resources. Based on the data from " China Health Statistics Yearbook " and "National Traditional Chinese Medicine Statistics Collection", this paper analyzes the current situation and balance of the allocation of Chinese medical resources in our country. It is found that the current allocation of health resources in traditional Chinese medicine hospitals is unbalanced, and the resource allocation in the western region needs to be optimized. The fairness of health resources allocated by population is better than allocation by geographic area. The proportion of human resources in traditional Chinese medicine is relatively low, and the differences between provinces are obvious. In response to such problems, it is proposed that the allocation of medical resources of Chinese medicine in our country still needs to be rationalized, and that the input of medical resources in Chinese medicine hospitals should use carrot-and-stick approach to the problem.

Keywords: Traditional Chinese Medicine; Traditional Chinese Medicine Medical Resources; Resource Allocation; Balance

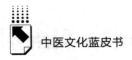

B.7 Progress of TCM Clinics and Development Strategies
for Different Types of TCM Clinics

Hou Shengtian, Wang Tianqi, Jiao Kexing, Li Yiqing and Dong Meijia / 105

Abstract: Chinese Medicine Clinics are not only an important part of the inheritance and innovative development effort for Traditional Chinese Medicine, but also the main focus in the construction of Traditional Chinese Medicine culture. This report summarizes the development and progress of Chinese Medicine Clinics sector through literature research, and analyzes different cultural types of Chinese Medicine Clinics and the construction efforts for Traditional Chinese Medicine culture. On this basis, through the expert consultation method, a self-designed questionnaire was used to investigate the clinic infrastructure, patient satisfaction and employee satisfaction of 8 typical Chinese Medicine Clinics, respectively surveys with their managers, patients and employees. According to the survey results, according to the cultural characteristics, the eight clinics are divided into Excellent Type, Strong Type, Potential Type and Smart Type, and put forward differentiated development suggestions for different types of Chinese Medicine Clinics, in order to provide reference for the development of Chinese Medicine Clinics sector and the construction of Clinic Culture.

Keywords: Chinese Medicine Clinics; Clinic Culture; Clinic Type; Differentiation Development Strategy

IV Educational Inheritance

B.8 Investigation and Analysis on the Current Situation
of Traditional Chinese Medicine Education in Primary
and Secondary Schools

Tian Tian, Wang Juan, Liu Dongmiao, Huang Zixin and Gao Peng / 125

Abstract: Carrying out Traditional Chinese Medicine (TCM) Education in primary and secondary schools helps to inherit excellent traditional culture, improve youth health literacy, deeply tap the cultural value of TCM and improve the curriculum content of primary and secondary schools. China has implemented TCM Education in primary and secondary schools in many places throughout the country. Through the combination of resources such as colleges and universities and hospitals, and according to the characteristics of primary and secondary education, basic curriculum contents and teaching materials have been formed. Nowadays, the main problems of TCM Education in primary and secondary schools are insufficient development, incomplete policy promotion, insufficient teaching resources and low acceptance of TCM knowledge. In view of the above problems, this paper puts forward four suggestions: promoting the wide popularization of traditional Chinese medicine education among primary and secondary school students, clarifying the implementation path of traditional Chinese medicine education for primary and secondary schools, cultivating excellent teachers of traditional Chinese medicine education in primary and secondary schools and creating a strong cultural atmosphere of traditional Chinese medicine.

Keywords: Traditional Chinese Medicine Culture; Primary and Secondary Education; TCM Education

B.9 Creation and Comparison of Cultural Images
of Chinese Medicine Colleges Across the Country

Zhou Shangcheng, Zhao Lanhui, Liang Shanshan,
Li Zhenglong and Yan Zhilai / 141

Abstract: Objective: To summarize and comment on the image of Chinese medicine campus culture across the country and the current status of Chinese medicine cultural identity of contemporary Chinese medicine university students, so as to provide references for the development of Chinese medicine university campus culture. Method: Classify and display the current situation of material

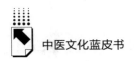
culture, spiritual culture and behavior culture of campuses of Chinese medicine universities across the country. Use the method of questionnaire survey to understand and analyze the degree of recognition of contemporary Chinese medicine university students with Chinese medicine culture. Result: Each university of Chinese medicine has its own rich content of campus culture construction. The overall recognition of Chinese medicine culture by students from universities of Chinese medicine is at a medium-to-high level. The gender, grade, major and family economic conditions of the students are the influencing factors of their degree of cultural recognition of Chinese medicine. Conclusion: The overall development of TCM campus culture is good. Colleges and universities of Chinese medicine should further create a good campus public opinion environment and strengthen the cultural education of Chinese medicine for students.

Keywords: Chinese Medicine; Campus Culture; Cultural Identity; College Students

B.10 Investigation and Analysis of the Current Situation

of TCM Talents Training   *Jiao Nan*, *Yuan Na* / 173

Abstract: The purpose of this report is to study the current situation and problems of higher traditional Chinese medicine education. Using the methods of text analysis, questionnaire survey and semi-structured interview, this paper investigates the specialty of traditional Chinese medicine in 24 independent colleges and universities of traditional Chinese medicine in China, understands the specialty setting, curriculum setting and talent training status of traditional Chinese medicine, and makes a full analysis of the current situation from the aspects of specialty connotation construction, curriculum and textbook construction, classics and teacher education Suggestions on the future development of higher traditional Chinese medicine education are put forward from the aspects of practice and construction.

Keywords: Traditional Chinese Medicine Education; Talent Training; Independent Colleges and Universities of Traditional Chinese Medicine in China

V Cultural Communication

Abstract: Traditional Chinese Medicine (TCM) has received attention and recognition from different countries for its unique role in the prevention, control and treatment of the COVID −19. The success of TCM combating the COVID − 19 as laid the foundation for the spread of TCM culture and further enhanced the image of TCM at home and abroad. This paper takes WeiBo, WeChat, public articles included in CNKI as the research objects to analyze information communication power of TCM combating the COVID −19 and summarize the experience of TCM cultural media platforms by studying the communication subjects, audiences, contents and effects of the different media platforms, in order to provide reference for the related researches.
Keywords: TCM Culture; COVID − 19; Information Communication Power Research

Abstract: Traditional Chinese Medicine (TMC) has accumulated abundant experience to control and treat infectious disease in epidemic in history of Chinese Civilization and made important and lasting contributions in battle against coronavirus disease − 19 (COVID −19) epidemic. In this review, the authors investigate 3014 academic papers about application of TMC on SARS, Influenza A

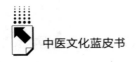

H1N1, H7N9 avian influenza, dengue and COVID - 19, focusing on research the top 100 academic references, as well as more than 10 TMC anti-epidemic monographs and 309 TMC academic papers included in SCIE, not only provides a reference for the academic achievements and clinical experience of TMC in anti-epidemic, but also serves as an evidence-based for in-depth research on value of TMC in anti-epidemic career.

Keywords: Traditional Chinese Medicine (TMC); Academic Paper; COVID -19

B. 13 Dynamic Analysis of Chinese Medicine Science
and Technology Plan in 2011 -2020   *Li Jingyi* / 224

Abstract: With the increasing emphasis and support from the party and the country on traditional Chinese medicine (TCM), TCM, as a treasure of Chinese traditional culture for thousands of years, has once again blossomed in the 21st century. This article analyzes the development trends of the TCM science and technology plan (special project) in the past ten years from five aspects: the research and development of the TCM industry special project, the 973 plan, the national science and technology support project, the research key special project of TCM modernization, and the technology-assisted economic plan.

Keywords: Traditional Chinese Medicine; Science and Technology Plan; Special Project

B. 14 Dynamic Analysis of Scientific and Technological
Achievements in Traditional Chinese Medicine in 2011 -2020
Li Jingyi, Zhao Yuanchen and Wang Xiaoqi / 253

Abstract: Since 2011, there have been tremendous achievements in many aspects in China, such as new thoughts and new methods for clinical diagnosis and treatment in traditional Chinese medicines (TCM), new drug research and development of TCM, laboratory basic research in TCM, clinical classic of TCM and the inheritance of the experience, the establishment of new system and platform, and the standardized construction of TCM standardization. This article has evaluated the dynamic changes of TCM scientific and technological achievements between 2011 and 2020 from three aspects. These aspects are national award winning TCM scientific and technological achievements, achievements transformation in TCM, and the scientific and technological input and output of TCM colleges and universities, based on regional distribution.

Keywords: Traditional Chinese Medicine; Science and Technology; Achievement Transformation; Institutions

皮 书

智库成果出版与传播平台

❖ 皮书定义 ❖

皮书是对中国与世界发展状况和热点问题进行年度监测,以专业的角度、专家的视野和实证研究方法,针对某一领域或区域现状与发展态势展开分析和预测,具备前沿性、原创性、实证性、连续性、时效性等特点的公开出版物,由一系列权威研究报告组成。

❖ 皮书作者 ❖

皮书系列报告作者以国内外一流研究机构、知名高校等重点智库的研究人员为主,多为相关领域一流专家学者,他们的观点代表了当下学界对中国与世界的现实和未来最高水平的解读与分析。截至2021年底,皮书研创机构逾千家,报告作者累计超过10万人。

❖ 皮书荣誉 ❖

皮书作为中国社会科学院基础理论研究与应用对策研究融合发展的代表性成果,不仅是哲学社会科学工作者服务中国特色社会主义现代化建设的重要成果,更是助力中国特色新型智库建设、构建中国特色哲学社会科学"三大体系"的重要平台。皮书系列先后被列入"十二五""十三五""十四五"时期国家重点出版物出版专项规划项目;2013~2022年,重点皮书列入中国社会科学院国家哲学社会科学创新工程项目。

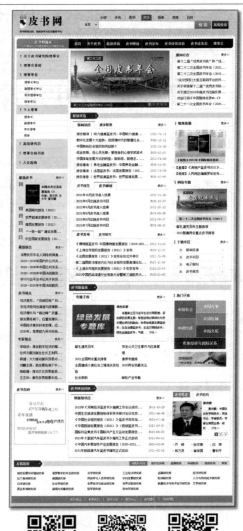

权威报告·连续出版·独家资源

皮书数据库
ANNUAL REPORT(YEARBOOK)
DATABASE

分析解读当下中国发展变迁的高端智库平台

所获荣誉

- 2020年，入选全国新闻出版深度融合发展创新案例
- 2019年，入选国家新闻出版署数字出版精品遴选推荐计划
- 2016年，入选"十三五"国家重点电子出版物出版规划骨干工程
- 2013年，荣获"中国出版政府奖·网络出版物奖"提名奖
- 连续多年荣获中国数字出版博览会"数字出版·优秀品牌"奖

皮书数据库

"社科数托邦"
微信公众号

成为会员

登录网址www.pishu.com.cn访问皮书数据库网站或下载皮书数据库APP，通过手机号码验证或邮箱验证即可成为皮书数据库会员。

会员福利

- 已注册用户购书后可免费获赠100元皮书数据库充值卡。刮开充值卡涂层获取充值密码，登录并进入"会员中心"—"在线充值"—"充值卡充值"，充值成功即可购买和查看数据库内容。
- 会员福利最终解释权归社会科学文献出版社所有。

社会科学文献出版社 皮书系列
SOCIAL SCIENCES ACADEMIC PRESS (CHINA)

卡号： 871412717596
密码：

数据库服务热线：400-008-6695
数据库服务QQ：2475522410
数据库服务邮箱：database@ssap.cn
图书销售热线：010-59367070/7028
图书服务QQ：1265056568
图书服务邮箱：duzhe@ssap.cn

S 基本子库
SUB DATABASE

中国社会发展数据库（下设 12 个专题子库）

紧扣人口、政治、外交、法律、教育、医疗卫生、资源环境等 12 个社会发展领域的前沿和热点，全面整合专业著作、智库报告、学术资讯、调研数据等类型资源，帮助用户追踪中国社会发展动态、研究社会发展战略与政策、了解社会热点问题、分析社会发展趋势。

中国经济发展数据库（下设 12 专题子库）

内容涵盖宏观经济、产业经济、工业经济、农业经济、财政金融、房地产经济、城市经济、商业贸易等 12 个重点经济领域，为把握经济运行态势、洞察经济发展规律、研判经济发展趋势、进行经济调控决策提供参考和依据。

中国行业发展数据库（下设 17 个专题子库）

以中国国民经济行业分类为依据，覆盖金融业、旅游业、交通运输业、能源矿产业、制造业等 100 多个行业，跟踪分析国民经济相关行业市场运行状况和政策导向，汇集行业发展前沿资讯，为投资、从业及各种经济决策提供理论支撑和实践指导。

中国区域发展数据库（下设 4 个专题子库）

对中国特定区域内的经济、社会、文化等领域现状与发展情况进行深度分析和预测，涉及省级行政区、城市群、城市、农村等不同维度，研究层级至县及县以下行政区，为学者研究地方经济社会宏观态势、经验模式、发展案例提供支撑，为地方政府决策提供参考。

中国文化传媒数据库（下设 18 个专题子库）

内容覆盖文化产业、新闻传播、电影娱乐、文学艺术、群众文化、图书情报等 18 个重点研究领域，聚焦文化传媒领域发展前沿、热点话题、行业实践，服务用户的教学科研、文化投资、企业规划等需要。

世界经济与国际关系数据库（下设 6 个专题子库）

整合世界经济、国际政治、世界文化与科技、全球性问题、国际组织与国际法、区域研究 6 大领域研究成果，对世界经济形势、国际形势进行连续性深度分析，对年度热点问题进行专题解读，为研判全球发展趋势提供事实和数据支持。

法律声明

"皮书系列"（含蓝皮书、绿皮书、黄皮书）之品牌由社会科学文献出版社最早使用并持续至今，现已被中国图书行业所熟知。"皮书系列"的相关商标已在国家商标管理部门商标局注册，包括但不限于LOGO（ ▓ ）、皮书、Pishu、经济蓝皮书、社会蓝皮书等。"皮书系列"图书的注册商标专用权及封面设计、版式设计的著作权均为社会科学文献出版社所有。未经社会科学文献出版社书面授权许可，任何使用与"皮书系列"图书注册商标、封面设计、版式设计相同或者近似的文字、图形或其组合的行为均系侵权行为。

经作者授权，本书的专有出版权及信息网络传播权等为社会科学文献出版社享有。未经社会科学文献出版社书面授权许可，任何就本书内容的复制、发行或以数字形式进行网络传播的行为均系侵权行为。

社会科学文献出版社将通过法律途径追究上述侵权行为的法律责任，维护自身合法权益。

欢迎社会各界人士对侵犯社会科学文献出版社上述权利的侵权行为进行举报。电话：010-59367121，电子邮箱：fawubu@ssap.cn。

社会科学文献出版社